# 卫生应急管理关键技术的开发与应用

## The Development and Application of Key Technology of Health Emergency Management

主　编　王亚东

副主编　李　军

编　者　（按姓氏汉语拼音排序）

　　　　崔　娜　胡雪军　刘燕燕

　　　　王明亮　张洪伟　周志衡

北京大学医学出版社

WEISHENG YINGJI GUANLI GUANJIAN JISHU DE KAIFA YU YINGYONG

图书在版编目（CIP）数据

卫生应急管理关键技术的开发与应用/王亚东主编
. —北京：北京大学医学出版社，2017.11
ISBN 978-7-5659-1604-5

Ⅰ．①卫…　Ⅱ．①王…　Ⅲ．①卫生管理—应急系统—
研究 Ⅳ．①R19

中国版本图书馆 CIP 数据核字（2017）第 091890 号

**卫生应急管理关键技术的开发与应用**

主　　编：王亚东
出版发行：北京大学医学出版社
地　　址：(100191) 北京市海淀区学院路 38 号　北京大学医学部院内
电　　话：发行部 010-82802230；图书邮购 010-82802495
网　　址：http://www.pumpress.com.cn
E - mail：booksale@bjmu.edu.cn
印　　刷：北京佳信达欣艺术印刷有限公司
经　　销：新华书店
责任编辑：袁朝阳　　责任校对：金彤文　　责任印制：
开　　本：710mm×1000mm　1/16　印张：24.25　字数：489 千字
版　　次：2017 年 11 月第 1 版　　2017 年 11 月第 1 次印刷
书　　号：ISBN 978-7-5659-1604-5
定　　价：96.00 元
版权所有，违者必究
（凡属质量问题请与本社发行部联系退换）

# 前　言

2003 年 SARS 突发以后，我国卫生应急体系不断完善，"一案三制"建设不断加强，卫生应急工作成效不断显现。近年来，自然灾害、事故灾难、公共卫生事件和社会安全事件等各类突发公共事件频发，尤其是突发公共卫生事件的发生，严重威胁我国社会经济的发展和人民身体健康，因此，突发公共卫生事件应急管理能力亟待提高。

作为卫生公益性行业科研专项"基于卫生应急关键技术集成与创新的应急能力在线培训与演练信息平台构建及示范区建设（201002028）"的分课题，由首都医科大学王亚东教授带领的课题组牵头承担了"社区卫生应急预案编制""区县卫生应急队伍建设""社区脆弱性评估""社区卫生服务机构应急能力评估""区县卫生应急物资储备"和"卫生应急案例编写"等 6 项卫生应急管理关键技术的研发，现将研究结果付梓成书。书中内容包含了各项技术的研究现状、研究过程以及研究结果，清晰展现了研究设计与实施的科学性、严谨性以及可行性。一方面，各项技术的研究结果可为各级卫生应急行政主管部门推进卫生应急体系与能力建设提供政策性参考；另一方面，研究过程中所形成的一整套设计思路、研究程序、资料收集与分析方法以及总结方式，亦可为卫生应急管理领域科研教学机构提供学术性参考。

本书的出版要感谢国内外前辈专家学者在应急领域做出的卓越贡献，他们为本课题组提供了宝贵的经验和文献资料，使我们在研究过程中少走了很多弯路。感谢哈尔滨医科大学吴群红教授为首的总课题组对项目的总体设计和对分课题组的指导与建议；感谢复旦大学、安徽医科大学、国家卫计委卫生发展研究中心和黑龙江省疾病预防控制中心等单位的分课题组给予的支持与配合；感谢首都医科大学张柠、李星明、孟开、关丽征、吴妮娜等老师，以及孙静、赵君、丁璐、彭博、潘伊明等研究生在研究过程中做出的重要贡献。

由于本课题组水平有限，书中难免有缺陷甚至错误之处，希望各位同行学者、老师、学生批评指正。

编者

2017 年 3 月

# 目　　录

第1章　卫生应急预案 ······················································· 1
　第一节　概　述 ······························································· 1
　第二节　社区卫生应急预案编制技术 ··········································· 18
　第三节　社区卫生应急预案编制研究报告 ······································· 34

参考文献 ······································································· 70

附录 ··········································································· 72

第2章　卫生应急队伍 ······················································· 88
　第一节　卫生应急队伍建设概述 ··············································· 88
　第二节　区(县)级卫生应急分队建设技术 ······································· 94
　第三节　卫生应急队伍建设研究报告 ··········································· 102

参考文献 ······································································· 131

附录 ··········································································· 134

第3章　社区脆弱性评估 ····················································· 150
　第一节　概　述 ······························································· 150
　第二节　社区突发公共卫生事件脆弱性评估 ····································· 159
　第三节　广东省社区突发公共卫生事件脆弱性评估研究报告 ······················· 176

参考文献 ······································································· 191

附录 ··········································································· 193

第4章　社区卫生服务机构应急能力评估研究 ··································· 226
　第一节　卫生应急能力评估概述 ··············································· 226
　第二节　社区卫生服务机构卫生应急能力评估技术 ······························· 234
　第三节　社区卫生应急能力评估研究报告 ······································· 246

参考文献 ······································································· 271

附录 ··········································································· 274

第5章　卫生应急储备 ······················································· 300
　第一节　概　述 ······························································· 300
　第二节　区(县)级卫生应急储备技术 ··········································· 320

参考文献 ······································································· 328

附录 ··········································································· 330

第6章　卫生应急管理教学案例编写 …………………………………………… 332

　第一节　概　述 ………………………………………………………………… 332

　第二节　卫生应急管理教学案例编写技术 …………………………………… 343

　第三节　卫生应急管理教学案例编写研究报告 ……………………………… 361

参考文献 ……………………………………………………………………………… 380

# 第1章 卫生应急预案

## 第一节 概　述

　　人们在工作和生活中，会遇到许多平时状态下很少发生，然而一旦发生，会给人们的生命、财产、社会秩序和生活环境带来严重损失和破坏的紧急事件。由于事件发生的不确定性，发展演变过程的多向、多变性和结果的难以预测性，人们在临时应对时，常处于十分被动和惊慌混乱的局面。因此，人们开始针对这些紧急情况进行研究、总结，提出相应的应对办法，预先做出规范，提前准备，逐步发展为编制比较规范的应急预案。

## 一、基本概念

### （一）社区

　　"社区"一词最早来源于拉丁语，意思是共同的东西和亲密的伙伴关系。20世纪 30 年代初，费孝通先生翻译德国社会学家滕尼斯的著作 *Community and Society* 时，率先将 "community" 译为中文的 "社区"，定义是 "若干社会群体（家庭、氏族）或社会组织（机关、团体）聚集在某一地域里形成一个生活上相互关联的大集体"。此后，这个译名被一直沿用下来。

　　不同学科对于 "社区" 一词给出了不同的解释，社会学的解释是 "有一定地理区域、一定人口数量，居民之间有共同的意识和利益，并有密切社会交往的社会群体"；经济学的解释中，"社区" 是指具体的人群居住的地域概念。1974 年世界卫生组织提出社区的定义："社区是指固定地理区域范围内的社会团体，其成员有着共同的兴趣，彼此认识且互相来往，行使社会功能，创造社会规范，形成特有的价值体系和社会福利事业。每个成员均经由家庭、近邻、社区而融入更大的社区。"如今的街道、村庄、宿舍区等都属于 "社区" 范畴，小社区组成大社区，大社区形成地区、国家等。由此可见，社区是构成社会的基本单元。

我国民政部《关于在全国推进城市社区建设的意见》（〔2000〕23 号）中将社区定义为居住在一定地域范围内的人们所组成的社会生活共同体。目前，社区的范围指经过社区体制改革后做了规模调整的城区居民委员会辖区或乡镇人民政府所辖范围。在城市，社区指城市街道办所辖范围；在农村，社区指乡镇人民政府所辖范围。

### （二）应急预案

**1. 定义**　应急预案是针对可能发生的紧急事态，预先编制的应对办法的方案，是工作方案的一种类型，是应急行动组织与工作的基本规范，是应急计划的雏形。

**2. 应急预案的特点**　应急预案与一般工作方案有所不同，具有明显的特点。

（1）针对性：应急预案是针对各种紧急事态所编制的。常态工作下有相关法规、制度加以规范，形成了程序化、规范化的工作，不需要再用预案的方式进行规范。只有那些突破常态、情况紧急、平时不熟悉、难以预测和把握的事态，才需要编制应急预案。因此，应急预案都是针对某一类或某一种突发事件编制的，没有无指向性的预案。根据应急管理层级、业务特点及现实需求的不同，应急预案所针对的范围可以不同，调整的内容有所不同，但所指向的紧急事态的类型必须明确。通常，预案针对的事态范围越宽，涉及的范围越广，预案原则性越强，操作性就越差。预案针对的事态越具体，涉及的范围越窄，指挥和处置的办法越具体，越容易切合实际，操作性就越强。

（2）全面性：应急预案是应对突发事件工作的整体筹划。由于突发事件多样性、复杂性和多部门参与的特点，需要制订不同类型事件、不同组织体系的预案，才能全面覆盖所有应对内容。应急预案规范的内容表现出全面性，包括三个方面：一是预案针对突发事件范围完整，包括事件已经形成或事件尚未形成，但已出现迹象、征象，存在威胁及事件可能发生的情况。即使是发生概率很低的突发事件，也应有预案准备。二是预案规范内容全面，包括事件发生前的预防准备工作，事件中的应急响应、应急处置和救援工作，及事件后恢复重建期间的工作，贯穿突发事件应急管理的整个过程。三是预案规范对象周全，包括所有参与应对突发事件的各级政府、相关部门、各类应急业务保障机构，所有参与事件处置的各类人员、相关社会公众和涉及突发事件处理的所有利益关系者。

（3）规范性：编制应急预案的目的是把各种紧急情况的处置办法统一规范起来，使应急处置工作遵循基本的原则，逐步消除紧急情况下的混乱现象，有条不紊地开展处置工作。预案主要规范在什么情况下，应当做什么、谁来做、怎么做，从职能分工、相互关系、工作程序、行为规范的角度做出规定。因此，预案具有统一组织分工、明确指挥及工作关系、规范工作程序和规范工作行为的作用。应急预案经各级政府批准下达后，属于行政规章系列的规范性文件，是《中华人民共和国突发事件应对法》及其法规体系的延伸和补充，具有相应的法律效力和强制性作用。同时，也必须看到，应急预案规范的内容是有限的，在实际工作中，必须结合特定的环境条件、特定的工作内容、特定的需求和自身能力条件，在预案的指导下灵活实施。

（4）简洁性：语言简洁，容易理解。

（5）详尽性：预案内容应尽量具体，各项职责应具体到"谁来做、如何做"的程度。

（6）权威性：预案必须获得必要的法律或行政授权，以保证执行时畅通无阻。

（7）灵活性：预案的制订必须为那些不可预见的特殊情况留有余地，以便在事情发生后能快速做出反应。

（8）可扩展性：预案必须定期地维护和更新，必要时还可对其进行较大改动。

**3. 卫生应急预案**　卫生应急预案是针对可能的突发公共卫生事件及可能造成公共卫生威胁的其他类型突发事件，为保证有序、有效地开展卫生应急行动，减少事件造成的损失而预先制订的有关应对措施的方案，内容包括目标、依据、适用范围、组织与工作原则、适用条件、运行与监督机制等，是卫生工作方案中的一种类型，是确保卫生应急行动组织与工作的基本规范，是卫生应急计划的雏形。

编制应急预案的目的是在突发事件以前，建立起一套科学、有效的应对办法。突发事件发生时，为应急组织指挥和应急行动提供可遵循的基本原则和参照，争取先机，以最快的速度从常态转入应急状态，迅速、有序、高效地开展处置与救援工作，最大限度地减少突发事件带来的损失。同时，也为应急训练提供基本依据。应急预案应该明确回答在突发事件发生之前、发生过程中以及结束后，应对突发事件的工作由谁做、做什么、何时做、怎么做，有多少资源可以调用，采取怎样的应对策略等诸多问题。

更具体地说，预案是在辨识和评估潜在的危险因素、事故类型、发生的可能性、事件后果的严重程度及影响范围的基础上，对应急机构职责、人员、技术、物资、救援行动及其指挥与协调等方面预先做出的具体安排。通过卫生应急预案体系的建立和不断完善，逐步形成"统一指挥、分级负责、协调有序、运转高效"的应急联动体系，将日常工作和应急处置有机结合、常态和紧急事态工作有机结合，减少运行环节，降低行政成本，提高快速反应能力。

# 二、对预案的基本认识

## （一）预案是行为规范体系中的一种类型

应当把握预案在规范体系中的定位。管理者为了使一项活动有条不紊地进行，始终追求的是秩序的建立和行为的规范。在人们行为的规范体系中，有法律、法规、规章、制度、协议书、商议纪要、共识要点等，都有一定的规范作用。但根据发布单位的权威性和能级不同，其规范效力不同，强制作用不同，预案在其中具有规章、制度、协议书的性质。具有立法权的政府所编制、颁布的预案属于行政规章中的规范性文件，其他属于制度、协议性质。预案具有一定的规范性，同时又有一定的灵活性。

### （二）预案最终会被制度、法规所取代

应当正确看待法规和预案的关系，法规是行为规范的核心、主体、准则，制度、预案是针对不同情况的扩展。只有针对复杂、多变、不常出现、不熟悉、难以把握的活动，才需要制订预案。正因为人们对突发事件的认识还不够透彻和完整，大部分处在实践中摸索、总结、提炼阶段，因此才采用应急预案这种形式。当人们了解了活动特点、把握规律、熟悉过程时，逐步都会形成制度和法规，不再需要制订预案。各级各类预案中，基本的、取得共识的、行之有效的部分都将逐步纳入法规体系之中，最后会实现突发事件应对工作的法制管理。

### （三）预案不是计划，条件、任务明确后转换成计划

应当正确处理预案和行动计划之间的关系。由于突发事件的偶发性、多样性、多变性和人们实践经验少，因此，应急预案的许多方面是在预先想定、提前设计的基础上编制出来的，必然与实际情况存在差别和距离。另外，预案规范的只是能够提前规范的一部分内容，如职能分工、指挥关系、基本原则等，在实际工作中，许多工作还需要随机应变、灵活处置。完全依赖预案开展工作是不实际、不可行的。想把预案写成涵盖各种复杂情况的方案也是不现实的。预案是行动计划的雏形，应急行动计划是预案的细化、实化；必须在应急响应、平战转换、启动预案的同时，在预案的基础上结合实际，提出应急行动计划。

## 三、应急预案编制的思想与原则

### （一）编制思想

应急预案的编制工作应当以科学发展观为指导，以相关法律、法规为依据，贯彻以人为本、预防为主、全面协调的思想，坚持统一领导、分级负责、快速反应、协同应对、加强管理、科学处置的基本原则，认真汲取古今中外的有益经验，广泛征询各方意见，密切结合实际，充分预估与预设，科学合理规范，为应急行动提供基本依据，为应急训练提供指导。

## （二）基本原则

**1. 科学性原则**　应急预案的编制是对实际处置工作的设计和规范，必须在充分把握客观实际特点和规律的基础上进行。编制工作必须在全面调查分析的基础上，在充分研究掌握突发事件发生、发展规律，充分把握本系统、本单位卫生资源及保障能力的基础上进行。在预案编制的指导思想、编制程序和规范组织形式、工作方法及实施措施中，都必须遵循科学规律，按照应急行动的特点和要求、事态发展的阶段性、医学科学技术规律组织与实施。只有在科学理论指导下，密切结合实际，以科学态度进行编制的应急预案，才能在实际应用中发挥作用。

**2. 系统性原则**　卫生应急预案的编制涉及多个部门的相关工作，涉及卫生处置和医学救援的方方面面，必须全面考虑、系统设计。一方面，每个预案本身要有系统性，预案应当完整覆盖突发事件应对工作的各个部门、各项业务和各个环节，同时，还要兼顾预防与应急准备、监测与预警、应急处置与救援、事后恢复与重建各阶段的工作。另一方面，各个预案之间要有系统性，既要有总体（综合）预案，又要有不同类型事件的专项预案，还要有不同层次、不同部门、不同卫生机构（分队）的应急预案，形成一个完整的预案体系。

**3. 动态性原则**　各种突发事件都是不断发展变化的，各种应对行动也是随机应变的。在预案编制中，必须考虑到所采取的应对行动以及所应对的突发事件的动态变化及发展进程，预测不同阶段的卫生需求和工作重点，根据应对行动及突发事件动态变化及发展规律采取不同的应对措施。根据事态的发展变化，设定不同的情况，规定在什么样的情况下、什么样的时机，应当采取什么样的组织措施、技术措施或防护措施等，把预案所能遇到的主要动态变化情况充分考虑进去，把预案写活，使其适应性更强。同时，应急预案不是一成不变的，应当定期调整完善。

**4. 可操作性原则**　应急预案是指导实际行动和规范处置救援行为的，应急预案的编制必须强调实用性和可操作性。应急预案所规定的职能任务、协同关系、工作程序、工作方法，均应当尽量符合当前我国和各地方的客观实际情况，在特定情况下有条件、能够做、做得到。预案不可虚无缥缈，不可过于抽象概括，应当具有很强的针对性和可操作性，否则，预案就失去了应有的指导和规范价值。在预案的编制过程中，每一项职能的赋予都应当考虑能力的适应程度，每一步行动的规范都应当考虑环境因素、资源因素、人员素质因素和时间因素，充分考虑实际工作中的可行性，不可超越实际进行盲目预测和规范，造成无法运行和操作而陷入混乱。

**5. 预见性原则**　突发事件及其应对行动是千变万化、难以全面把握的，只有在科学预见的基础上编制的预案，才能切实指导应急处置的实际工作，达到应急处置的最佳效果。预案的编制必须对可能发生的情况，在已有经验和充分预估、预见的基础上进行设计和规范。预估、预想和预见越切合实际、越具体，预案的实际应用价值越高。通常，应当对紧急事态的性质及原因、事件可能发展的方向、医疗卫生需求、可能动用的各种卫生资源、应对事件采取的针对性措施等方面做出相应的预见、预测和预计。同时，预案的制订还必须为那些不可预见的特殊情况留有余地，以便在事情发生后能快速做出反应。

## 四、应急预案体系

《中华人民共和国突发事件应对法》和《国家突发公共事件总体应急预案》提出了我国应对突发事件的应急预案体系框架。

### （一）应急预案体系框架

根据《国家突发公共事件总体应急预案》提出的各类预案的基本样式，分析其体系的逻辑结构关系，可以看出预案体系的网络构架。

预案体系的层次结构包括国家级、地方级、单位级和分队级，贯穿各级各类组织机构。预案的分类结构包括总体综合（总体）、不同类型事件（专项）、不同业务系统（部门）和局部综合（大型活动），形成横向到边、纵向到底的网络体系（表1-1）。

表1-1　应急预案体系框架

| 预案级别 | 编制机构 | 预案类型 | | | |
|---|---|---|---|---|---|
| | | 总体预案 | 专项预案 | 部门预案 | 大型活动预案 |
| 国家级预案 | 国务院及其部门 | ∨ | ∨ | ∨ | ∨ |
| 地方级预案 | 省级政府 | ∨ | ∨ | ∨ | ∨ |
| | 各市（地）、县（市）人民政府 | ∨ | ∨ | ∨ | ∨ |
| | 基层政权组织 | ∨ | ∨ | ∨ | ∨ |
| 单位级预案 | 企事业单位行政机关 | ∨ | ∨ | ∨ | ∨ |
| 分队级预案 | 应急分队 | ∨ | ∨ | ∨ | ∨ |

总体应急预案通常是针对各类突发事件，对管辖范围内的所有组织机构应对突发事件所制订的预案，属于总体综合性预案，是国家、本系统、本单位应急预案体系的总纲，是下层各级各类应急预案的基本依据，通常由一级政府和行政机关统一编制、颁发。

专项应急预案是针对某一类型或某几种类型突发事件所制订的应急预案，是按照事件性质分类，体现事件发生、发展和应对特点的预案，由政府主责部门牵头，协调有关部门拟制，政府颁发。单项危急预案是专项危急预案的细化和延伸，是把某一类型事件分解成某一种事件，根据某一种事件的特点提出的应对方案。

部门应急预案是政府部门根据本部门、本系统职责，依据上级总体预案、专项预案赋予本部门的工作，对本业务系统和业务工作制订的应急预案，由业务主管部门牵头，联合有关部门拟制，政府颁发。

大型活动应急预案是针对举办大型国际会议、大型会展和文化体育等重大活动的安全威胁所制订的应急预案，属于应急备勤预案性质，具有局部综合的特点。由主办单位制订。

### （二）应急预案体系的特点

1. 预案体系覆盖各级各类突发事件，规范不同层级和各类组织机构，形成网络交织的预案体系。

2. 每一个组织系统均可以编制各类型的预案，根据管理层次、应急任务、管理范围、针对的事态环境条件、把握的资源及能力不同，形成本系统或本单位的预案体系。

3. 上位预案指导下位预案，从宏观到微观紧密衔接。顶层预案重点规范的是组织工作，以及对基础、基本内容的规范，类似基本法，重点解决职能分工和相互关系问题。基层预案规范的重点是技术工作，类似程序法，重点解决职能编组和工作程序及方法问题，整体规范内容越来越细。

4. 应急预案留有不断修正、完善的余地，编制机关应当根据实际需要和情势变化，适时修订，不断补充、完善。

### （三）我国卫生应急预案体系

卫生应急预案是针对可能的突发公共卫生事件及可能造成公共卫生威胁的其他类型突发事件，为保证有序、有效地开展卫生应急行动，降低事件造成的损失而预先制订的有关应对措施的方案。

通过卫生应急预案体系的建立和不断完善，逐步形成"统一指挥、分级负责、协调有序、运转高效"的应急联动体系，将日常工作和应急处置有机结合、常态和紧急事态工作有机结合，减少运行环节，降低行政成本，提高快速反应能力。

我国卫生应急预案是以我国现行的《中华人民共和国突发事件应对法》《中华人民共和国传染病防治法》《中华人民共和国食品卫生法》《中华人民共和国职业病防治法》《突发公共卫生事件应急条例》等法律、法规为依据，在总结既往处理同类事件的经验和教训的基础上，参考了一些国家处理危机事件的经验及联合国、世界卫生组织等国际组织的各种规划、预案和指南的内容，组织大量有实践经验的专家进行编制的。其基本体系见表 1-2 和表 1-3。

**表 1-2　卫生应急预案体系**

| | 预案分类 | | 预案名称 |
|---|---|---|---|
| 卫生应急预案体系 | 专项预案 | 公共卫生 | 《国家突发公共卫生事件应急预案》 |
| | | 医疗救援 | 《国家突发公共事件医疗卫生救援应急预案》 |
| | 单项预案 | 自然灾害类 | 《全国救灾防病预案》等 4 项 |
| | | 事故灾难类 | 《卫生部核事故与辐射事故卫生应急预案》 |
| | | 传染病类 | 《国家鼠疫控制应急预案》等 10 项 |
| | | 中毒事件类 | 《非职业性一氧化碳中毒事件应急预案》等 3 项 |
| | | 恐怖事件类 | 《卫生部处置核和辐射恐怖袭击事件医学应急预案》等 4 项 |
| | 部门预案 | 外事 | 《国际医疗卫生救援应急预案》 |
| | | 药材 | 《国家医药储备应急预案》 |
| | | 航空 | 《突发公共卫生事件民用航空应急控制预案》 |
| | | 铁路 | 《铁路突发公共卫生事件应急预案》 |
| | | 公路 | 《公路交通突发公共事件应急预案》 |
| | | 水路 | 《水路交通突发公共事件应急预案》 |
| | | 海关 | 《口岸应对突发公共卫生事件及核与辐射恐怖事件处置预案》 |
| | 重大活动 | | 《重大活动卫生保障应急预案》 |

**表 1-3　卫生单项预案体系**

| | 预案分类 | 预案名称 | 拟制与颁布 |
|---|---|---|---|
| 卫生单项预案 | 自然灾害类 | 《全国救灾防病预案》 | 已颁发 |
| | | 《全国抗旱救灾防病预案》 | 已颁发 |
| | | 《全国破坏性地震医疗救护卫生防疫防病应急预案》 | 已颁发 |
| | | 《高温中暑事件卫生应急预案》 | 已颁发 |
| | 事故灾难类 | 《卫生部核事故与放射事故应急预案》 | 已颁发 |

续表

| | 预案分类 | 预案名称 | 拟制与颁布 |
|---|---|---|---|
| 卫生单项预案 | 传染病类 | 《国家鼠疫控制应急预案》 | 已颁发 |
| | | 《卫生部应对流感大流行准备计划与应急预案》 | 已颁发 |
| | | 《人感染高致病性禽流感应急预案》 | 已颁发 |
| | | 《全国肠出血性大肠杆菌 O157：H7 感染性腹泻应急处理预案》 | 已颁发 |
| | | 《青藏铁路鼠疫控制应急预案》 | 已颁发 |
| | | 《新发传染病应急处理预案》 | 准备制订 |
| | | 《天花应急处理预案》 | 准备制订 |
| | | 《脊髓灰质炎应急处理预案》 | 准备制订 |
| | | 《埃博拉、马尔堡出血热应急预案》 | 准备制订 |
| | | 《传染性非典型肺炎应急预案》 | 准备制订 |
| | 中毒事件类 | 《非职业性一氧化碳中毒事件应急预案》 | 已颁发 |
| | | 《国家突发中毒事件医疗卫生应急预案》 | 正在制订 |
| | | 《全国食物中毒突发事件应急预案》 | 正在制订 |
| | 恐怖事件类 | 《卫生部处置核和辐射恐怖袭击事件医学应急预案》 | 已颁发 |
| | | 《卫生部处置生物、化学恐怖袭击事件医学应急预案》 | 已颁发 |
| | | 《全国炭疽生物恐怖紧急应对与控制预案》 | 已颁发 |
| | | 《卫生部处置爆炸恐怖袭击事件医学应急预案》 | 准备制订 |

## 五、预案编制的内容

《中华人民共和国突发事件应对法》第十八条指出："应急预案应当根据本法和其他有关法律、法规的规定，针对突发事件的性质、特点和可能造成的社会危害，具体规定突发事件应急管理工作的组织指挥体系与职责和突发事件的预防与预警机制、处置程序、应急保障措施以及事后恢复与重建措施等内容。"

### （一）预案基本结构

**1. 总体规范**　提出预案编制的目的、依据，对预案进行总体定位，对应急工作提出基础规范、基本指导和工作原则等。基础规范主要体现在最高层次的总体预案中，包括事件分类和分级、判定标准及预案体系等。

**2. 职责规范**　明确应对突发事件的组织体系，包括指挥体系和专业保障体系，规范相关机构、部门职责，理顺指挥与保障的关系。

**3. 工作规范**　对监测与预警、应急响应、应急处置与救援、事后恢复与重建等工作内容及应急保障内容分章节进行规范。

**4. 预案管理**　通常包括预案体系、编制部门、预案发布、预案修订和报批报备要求等。

## （二）预案各部分基本内容

**1. 总则**　由编制目的、编制依据、适用范围、基础规范、工作原则组成。

适用范围包括预案针对的事件范围、适用工作范围和适用对象范围，各类预案侧重不同。事件范围应当明确事件类型和事件级别。工作范围应当明确在整体处置工作中，规范的是哪一部分工作。适用对象范围应当明确预案适用的条件或机构和人员，如"本预案适用于涉及跨省级行政区划的，或超出事发地省级人民政府处置能力的特别重大突发公共事件应对工作"。

基础规范包括事件的分类、分级，事件等级判定标准等。

**2. 应急组织体系及职责**　由应急领导及指挥机构职责和专业及保障机构职责组成。

（1）应急领导及指挥机构职责：组织体系包括领导小组及其办事机构、应急管理及指挥机构、专家委员会（组）。领导小组由上级领导和相关部门领导组成。指挥机构由指挥员和相关部门成员组成，在统一领导下，平时协同建设和管理，应急时协同组织指挥。预案对各级、各类机构及其相关部门在突发事件应急处理工作中的职责进行明确规范。

（2）应急专业及保障机构职责：医药卫生应急专业及保障机构包括医疗机构、疾病预防控制机构、卫生监督机构、出入境检验检疫机构、药材保障机构等。预案对各级、各类医药卫生专业及保障机构在突发事件应急处理工作中的职责进行明确规范。

**3. 预警和预防机制**　由信息监测与报告、预警预防行动、预警支持系统和预警级别及发布组成。

（1）信息监测与报告：对信息监测方法与程序进行规范，建立信息来源与分析、常规数据监测、风险分析与分级等制度，建立审批程序、监督管理、责任制等，包括发生在境外、有可能对我国造成重大影响事件的信息收集与传报。明确报告范围、报告渠道、时限要求等。

（2）预警预防行动：明确预警预防方式方法、渠道以及监督检查措施，事件迹象、征象的核查与排查，信息交流与通报，新闻和公众信息发布程序。

（3）预警支持系统：要求建立相关技术支持平台，做到信息传递及反馈高效、快捷。应急指挥信息系统要保证资源共享、运转正常、指挥高效。

（4）预警级别及发布：明确预警级别的确定原则、信息的确认与发布程序等，按照突发事件性质和紧急程度，建议分为特别严重（Ⅰ级）、严重（Ⅱ级）、较重（Ⅲ级）、一般（Ⅳ级）四级预警，颜色依次为红色、橙色、黄色和蓝色。

**4. 应急响应**　由分级响应程序、信息共享和处理、通讯、新闻报道组成。

（1）分级响应程序：规定分级响应标准。明确指挥机构和预案启动时机，原则上按特别重大（Ⅰ级）、重大（Ⅱ级）、较大（Ⅲ级）、一般（Ⅳ级）四级启动相应级别的应急预案。明确指挥机构的工作内容、程序及方法。明确突发事件发生后，协同与通报的组织、顺序、时间要求，主要联络人及备用联络人等。

（2）信息共享和处理：启动突发公共卫生事件快速应急信息系统。明确常规信息、现场信息采集的范围、内容、方式、传输渠道和要求，以及信息分析和共享的方式、方法，报送及反馈程序，提出政府信息公开的规定，特别是明确涉外和涉港、澳、台人员伤害时的信息通报方式，以及对国际援助相关信息的管理。

（3）通讯：明确参与应急活动所有部门的通讯方式、远程会诊方式、分别联系方式及备用方案，确保指挥机关及现场指挥通讯畅通的办法。

（4）新闻报道：明确新闻发布原则、内容、规范性格式和机构，以及审查、发布等程序。

**5. 应急处置**　由现场指挥和协调、现场处置与救援、安全防护、社会力量动员与参与组成。

（1）现场指挥和协调：明确现场指挥遵循属地化为主的原则，建立政府统一领导下的以突发事件主管部门为主、各部门参与的应急救援协调机制。明确现场指挥机构的职能和任务，建立决策机制，报告、请示制度，信息分析、专家咨询、损失评估等程序。

（2）现场处置与救援：制订详细、科学的应对突发公共卫生事件的处置技术方案。明确各级指挥机构调派处置队伍的权限和数量，处置措施，队伍集中、部署的方式，专用设备、器械、药品等物资的调用程序，不同处置队伍间的分工协作程序。如果是国际行动，必须符合国际机构行动要求。

（3）安全防护：包括应急人员的安全防护和群众的安全防护。提供不同类型突发事件救援人员的装备及发放与使用要求。规定进入和离开事件现场的程序，包括人员安全、预防措施以及医学监测、人员和设备去污程序等。明确保护群众安全的必要防护措施和基本生活保障措施，应急情况下的群众医疗救助、疾病控制、生活救助，以及疏散撤离方式、程序，疏散撤离的范围、路线、紧急避难场所。

（4）社会力量动员与参与：明确社会力量动员的范围、组织程序、决策程序，社会卫生力量的保障方法及卫生工作相关志愿者管理等。

**6. 应急结束与后期处理**　由效果评估、应急结束、善后处置、社会救助与保险、总结组成。

（1）效果评估：明确评估机构、职责与程序等。明确检查评估内容及范围，通常应当对突发事件、应急处置工作及处置效果进行评估。明确评估报告的基本格式等。

(2) 应急结束：明确应急状态解除的标准、程序、机构或人员，并注意区别于现场抢救活动的结束。明确应急结束信息发布机构。

(3) 善后处置：明确人员安置、补偿，物资和劳务的征用补偿，灾后重建、污染物收集、清理与处理程序、卫生工作的交接等。

(4) 社会救助与保险：明确社会、个人或国外机构的组织协调、捐赠资金和物资的管理与监督等事项。明确保险机构的工作程序和内容，包括应急救援人员保险和受灾人员保险。

(5) 总结：提出突发事件调查报告内容和总结报告的内容，报告程序、时限，明确主办机构、审议机构和程序。

**7. 保障措施** 由通信与信息保障，应急支援与装备保障，技术储备与保障，宣传、培训和演习组成。

(1) 通信与信息保障：建立通信系统维护及信息采集等制度，确保应急期间信息通畅。

(2) 应急支援与装备保障：包括现场救援和工程抢险保障、应急队伍保障、交通运输保障、医疗卫生保障、治安保障、物资保障、经费保障、社会动员保障、紧急避难场所保障等，其中医疗卫生保障包括医疗救治资源分布、救治能力与专长、疾控机构能力与分布，及其各单位的应急准备保障措施、被调用方案等。

(3) 技术储备与保障：成立相应的专家组，提供多种联系方式，并依托相应的科研机构，建立相应技术信息系统。组织有关机构和单位开展突发事件预警、预测、预防和应急处置技术研究，加强技术储备。

(4) 宣传、培训和演习：与公众进行信息交流，各级应急管理和救援人员需要参加上岗培训、常规培训，演习时应提出明确要求。

**8. 附则与附录**

(1) 附则：对预案中的名词术语、缩写语、编码进行定义说明，明确预案的管理与更新，明确国际沟通与协作方式，明确奖励方式与责任，注明制订与解释部门，明确预案实施或生效时间。

(2) 附录：提供与本部门突发公共卫生事件相关的应急预案，预案总体目录、分预案目录，各种规范化格式文本，相关机构和人员通讯录。

# 六、当前预案编制工作中存在的主要问题

## （一）预案体系不健全

按照预案体系"横向到边、纵向到底"的要求，还有许多单位没有编制相应

的预案。重庆市对社区调查的结果显示，605 个社区中只有 188 个社区制订有卫生应急预案，制订率为 31.07%。

### （二）预案内容不完整

据上海市卢湾区的调查，该区 38 个卫生应急预案中，按照预案 15 项要素进行评价，要素完整性低于 60% 的预案占 53%。其中，应急处置操作流程一项的缺失率为 100%。预案往往重视组织工作规范，但忽略了工作程序规范。

### （三）预案条文不实用

据重庆市调查，社区已制订的卫生应急预案中，能够结合本社区实际情况的只占 27%。预案大多是按照上级预案制订，原则性太强，没有结合具体环境条件和工作内容，针对实际问题进行撰写，内容不翔实，难以在实际中操作。

### （四）预案撰写不规范

不熟悉法规的体例，以及关系调整、行为规范的表达方式，不会从规范和要求的角度撰写。往往加入许多认识性、渲染和形容性的语言，文字不够准确、精练，写得不好理解、不实在。

究其原因，一是对预案编制工作的重视程度不够，还没有把应急工作纳入法制管理的轨道。二是缺乏对各类预案框架内容的统一规范。三是缺乏对应急工作的深入研究和了解。四是编制人员立法素质不高，锻炼不够。

## 七、关于预案转换成行动计划

### （一）分析形势，把握重点

事件发生后，或接到行动命令、指示后，首要的问题是情况分析与判定。情况分析的出发点是判断任务情况、力量和部署。情况分析的要点是：①事件分析，包括事件性质、规模、强度、范围等；②伤害分析，包括人员伤害因素、人员伤害规模、伤害分类、伤害特点等；③需求分析，包括疾病控制、医疗救援、药材保障力量需求，人力、物力、运力、财力需求，以及能力需求等；④时机把握，包括行动时机、到达时机、措施时机把握，以及事态发展阶段的把握等。⑤地理环境把握，包括事件发生的地理位置、区域，周围邻界区域情况，自然地理、医学地理、社会地理状况等。需要重点处理：①需求-提供的关系；②力量选择-编组方式-组织关系；③分队任务-部署位置-到达时机的关系；④事件性质-组织形式-工作方式的关系。在此基础上进行组织指挥。

## （二）提出应急行动计划

提出应急行动计划的基本依据：①上级下达的指示、命令和任务；②本级应急预案；③本级权力和能够掌握的卫生资源状况；④任务区的自然、社会、医学地理情况。应急行动计划必须结合特定的环境条件、特定的工作内容、特定的需求和自身能力条件，在预案的指导下制订。应急行动计划的主要内容：一是形势判定与需求分析。对事件性质、规模、发展趋势进行初步判断；对人员伤害总量、分类比例做出评估，对所处置与救援力量需求进行估算和预计。二是力量调集与部署。根据力量需求提出调集、抽组机动力量方案；明确各支力量的基本任务、技术范围、部署位置；提出力量集结地点、行军输送方式和通信联络方法。三是指挥协同规定。根据实际情况，进一步明确指挥领导关系，部门、军民、救援力量之间的协同关系和协调方法，明确伤病员后送、药材申请与保障的具体程序和方法、区域控制协同内容及方式等。四是医学技术运用的基本规定和要求。五是信息管理的方法及要求。六是临战准备及应急行动要求。七是提请上级解决的问题。计划上报主管领导，批准后实施。

## （三）解决实际工作中的问题

一是对应急分队下达的任务不清，或过于笼统，或缺乏技术要求，或与现场环境条件、时机、地点不符，难以执行。二是对分队在任务区的指挥领导关系阐述不明，领导关系和指挥关系混淆，支援与配属关系阐述不清，引起疑惑。三是对基层指挥员的权力没有明确，在组织形式、救援方式、处理方式调整和人员调配方面的权力赋予不够明确，出现依赖现象。四是事件引发原因判定不清时，现场、临床、实验室结论产生矛盾，难以确定技术方案。五是对现场救护伤病员及伤病员后送信息规范不够，对首次信息采集强调不够，造成原信息的失真和统计分析困难。

# 八、社区卫生应急预案概况

## （一）卫生应急预案的制订现状仍存在较多问题

我国是突发事件发生种类多、频率高和损失重的国家之一。2003 年以后，突发公共卫生事件的预防和控制受到广泛重视。我国政府加强了对公共卫生的投入和突发事件的应急体系建设，要求用三年时间建立突发公共卫生事件的应急机制，全国开始了从上而下的突发公共卫生事件应急体系的建设，其中各级应急预案的制订和完善是很重要的一项工作。

经过坚持不懈的努力，我国国家行政应急体系的大致轮廓开始清晰起来，它由应急管理的"一案三制"构成，其中的"一案"是指应急预案。《中华人民共和国突发事件应对法》《国家突发公共事件总体应急预案》提出了我国应对突发事件应急预案体系框架（表 1-1）。

多年来，我国在国家、省、市、区（县）层面上已陆续制订了应急预案，但是针对社区层面的预案仍较少，已有社区应急预案的质量也参差不齐，不能很好地用于指导社区突发公共卫生事件的应急工作。

街道乡镇一级的预案体系很不规范。许多街道乡镇从实际工作角度，建立了若干专项预案，而大部分街道乡镇则缺乏总体预案。某地区调查显示，街道乡镇一级目前所建立的预案最多的有 25 个，而最少的只有 4～6 个。预案体例形式和内容差别较大。这些预案与相应区县级预案和相关委办局的预案的衔接性较差。

## （二）预案编制研究进展

在制订应急预案的过程中，国外城市都很重视对现有资源的评估分析。澳大利亚的应急指南就强调：需要哪些资源，现有哪些资源，在应急中可能发生哪些变化等。美国紧急救援中心的应急预案编制和管理经验值得参考，它通过对过去发生的突发公共事件的总结，不断修改预案，使之更详细、实用，更接近实际，更具有可操作性，同时注意对新的突发事件及时制订标准，随着科学技术的进步适时修订旧标准。目前国内对国家、省市、区县层面的应急预案的研究比较多，但是，对于社区层面应急预案的研究很少，有的也仅仅是针对某个社区应对某种具体突发事件的研究，如《社区应对突发公共卫生事件应急预案的研究》是上海某社区卫生服务中心针对传染病的应急预案。对于预案的编制程序，WHO 编写的《社区应急准备》中提出需要成立计划小组、分析潜在问题、分析资源、描述任务与责任，最后制订计划；我国学者孙波介绍了突发性环境污染事故应急预案的编制程序，提出其过程首先是对可能发生突发性环境污染事故的环境因素进行评价，确定重要环境因素，然后针对主要环节提出预防性措施和控制手段，最后是对环境污染事故的应急计划宣传与演练。

对应急预案的评价主要集中于对应急预案在突发事件发生前的事前评价，主要分为以下几类。

**1. 关于预案评价标准（指标）的研究**　研究分为两类：通用的预案评价标准及专项预案的评价标准。前者主要是提出编制预案的一般标准（standard）及指导方针（guideline），并以此为基准来衡量预案文本内容的好坏，如 Perry（2003）等为应急预案编制（emergency planning）提出了一些指导性的方针，并认为可以以此为基础评价预案的价值大小。David Alexander（2005）针对目前预案编制缺乏同质性、一致性及质量控制的问题，为预案编制提出了 18 条建议，以帮助预案编制部门把握预案编制的原则和预案应该包括的内容，从而使人们对于预案好坏的评价有了一个可以对比的基准和模板。专项预案的评价标准研究从一般性的预案标准细化到研究具体事件的预案评价指标，如 2007 年美国 CRS (congressional research service) 对各州的流行病防治预案进行了整体评估，抽取了 80 个指标对预案进行衡量，然后分别对比各州预案中是否包括这些指标来进行评估，其中给出了流行病防治预案的 8 个主题及其详细的指标，对于流行病防治预案的评价具有一定的参考价值。高薇指出，应按照科学性、可行性、代表性、层次性、实用性等原则来设置预案评价指标体系，在定性分析的基础上确定了包括 4 个一级指标、10 个二级指标和 26 个三级指标的评价指标体系，并对每项指标都给出了相应的权重，用以评价预案的科学性、可操作性和可执行性。

**2. 针对预案演练、培训效果的评价研究**　从国内外研究文献看，此类研究主要集中于对医疗部门的预案演练、培训效果进行评价，如针对目前医疗机构进行的应急医疗演练缺乏一种通用的、可靠的标准来评价其效果或者结果；霍普金斯大学的实践研究中心在医疗质量研究机构（agency for healthcare research and quality，aHRQ）的资助下，于 2004 年 4 月开发了专门用来评价医疗部门演练效果的工具。Kaji 和 Lewis 将此评价工具应用于评价洛杉矶多家医院的应急演练中，来证明该工具的可靠性，通过对演练结果数据的统计分析发现该工具具有很高的内部一致性信度，表明医院关于应急预案的建设是有效的；相反，工具不具有良好的评定者之间的一致性，表明该评价工具还需要进一步的修正和完善，以确保使用之前具有良好的评定者之间的一致性。也有相关文献评价了美国哈特福德医院的空中医疗救援项目的应急演练结果：成立评价小组，选择和确认演练计划中的关键活动（作为评价演练效果的主要指标），准备数据，按照规定好的打分标准分别从行动和时间两个维度来进行评价。

## （三）社区在突发公共卫生事件应对中发挥着重要的作用

社区作为国家公共行政结构中最基本的构成单位，在整个社会管理过程中的作用是巨大的。WHO 认为，突发事件往往是发生在某个具体的社区，相应社区应是即刻反应和恢复行动的中心，社区的成员、资源、组织和管理机构应当是突发事件准备和应急的基础。就绝大多数情况而言，突发公共事件的现场都在基层。第一时间、第一现场的基层干部、群众怎样应对突发事件，对于控制事态、抢险救援、战胜灾难有着至关重要的作用。他们不慌不乱、镇静有序，按预案自救、互救，可大大减少生命和财产损失。基于这个认识，2006 年发布的《国家突发公共事件总体应急预案》特别要求：充分动员和发挥乡镇、社区、企事业单位、社会团体和志愿者队伍的作用，依靠公众力量，形成统一指挥、反应灵敏、功能齐全、协调有序、运转高效的应急管理机制。

社区是宣传应急知识和培育居民应急意识的基地。社区是社会外部组织和居民的衔接点，负责应急信息的上传下达，承担着枢纽的作用。在应急反应过程中，个人、社区、私人公司、非营利组织的支持是一种真正的需要。一个地区或一个社区在应急反应方面的能力建设是多方面的，如果他们能够更多地了解自己的可用资源，假设在发生灾难性事件、与外界又中断联系的情况下，依靠社区的能力实行自救，既可以减少损失，也可使政府的计划富于弹性。

社区在应急准备时，进行脆弱性分析、应急预案制订和隐患排查等日常应急管理工作起着重要作用，对突发事件进行紧急的、先期的处置有着十分重要的意义。首先，先期处置可以有效控制局面，扼杀事故苗头和防止事态扩大；其次，可以为抢救生命、减少损失赢得时间和提供人力保障；最后，也为事后调查、了解真相提供证据和创造有利条件。

联合国在 1999 年"国际防灾战略"（ISDR）中提出的"在 21 世纪建设更安全的世界"的三大战略之一就是重心下移，从强调"政府的作用"转变为重视"建设应对灾害能力强的社区"。许多国家积极从自身的实际情况出发，依据民众需求，在理念更新、制度建设、组织管理等方面采取了很多措施，加强紧急事态管理，保障国民的公共安全。其中，以居民为主体、立足于基层的应急管理工作模式日益得到各国的关注，并在实践过程中不断得到完善。WHO强调：社区应急准备必须对社区面临的各种危险和自身脆弱性进行评估。美国联邦紧急事务管理局实施的"防灾社区"建设中的一个重要环节就是进行"灾害危险性和易损性评估"，以确定可能造成的灾害后果，然后再制订社区减灾计划。德国开展了"社区风险管理"，印度发动了"社区减灾行动"。联合国区域发展研究中心在亚洲开展了"可持续社区减灾试点活动"，通过居民参与风险评估过程来加强社区对脆弱性的认识，挖掘居民防灾应急的"土"办法和完善传统应对机制。日本的灾害风险管理做法是政府在编制地区应急预案时，首先做好地区的危险性和易损性分析，或是和居民一起在掌握基本资料的基础上进行风险评估，然后制订不同比例尺的危险图和面向家庭的应急疏散避难图。

当前我国正处在构建和谐社会的进程中，不可避免地会遇到各种各样的突发事件，不仅是"非典"，还有洪水、雪灾、汶川及玉树地震、舟曲泥石流、手足口病、甲型 H1N1 流感等，严重危害到社会的公共安全和人民的生命财产安全，做好对各类突发事件的管理即应急管理是非常必要的。政府是管理的主体，但是政府并不是万能的，处理突发事件更需要社会、公民和各类组织的共同参与。社区作为部分社会职能的承担者和社会主要力量及资源的承载者，既是各类突发事件的承受主体，又是预防和应对的前沿阵地。2006 年，国务院《关于加强和改进社区服务工作的意见》（国发〔2006〕14 号）指出，随着社会主义市场经济的发展和城镇化进程的加快，城市社区在经济社会发展中的地位越来越重要，做好社区服务工作对提高居民生活质量、化解社会矛盾、促进和谐社会建设都具有重要意义。同年，国务院发布的《关于全面加强应急管理工作的意见》中强调，要以社区、乡村、学校、企业等基层单位为重点，全面加强应急管理工作。因此，加强社区应急管理，改善社区应急运转功能，是社区安定有序的具体体现，也是整个社会和谐稳定的有力保障。

## （四）社区预案重要性日益受到重视

2007 年，《中华人民共和国突发事件应对法》（主席令第六十九号）第十七条规定，国家要建立健全突发事件应急预案体系。国务院办公厅《关于加强基层应急管理工作的意见》（国办发〔2007〕52 号）指出："力争到 2008 年年底，所有街道、乡镇、社区、村庄和各类企事业单位完成应急预案编制工作。建立健全基层应急管理组织体系，相关法规政策进一步健全，基层应急保障能力全面加强，广大群众公共安全意识和自救互救能力普遍提升。"

在突发公共卫生事件的应对中，社区、乡镇等基层组织发挥着基础作用，制订社区层面的应急预案，对于提高基层政府和专业卫生组织的卫生应急能力以及卫生应急工作的总体水平，均具有重大意义。2006 年，原卫生部（现简称卫计委）颁发了《突发公共卫生事件社区（乡镇）应急预案编制指南（试行）》，以规范社区卫生应急预案的编制。

最近几年，在应急管理工作实践和突发事件应急处置应用中发现，在一些突发事件的处理过程中仍存在一些问题，因此《中华人民共和国突发事件应对法》《突发公共卫生事件应急条例》都在进行修订。针对应急预案，各类预案交叉重复、格式雷同，难以发现地区之间存在的差异；强调文本文件，实用性和操作性不够，以及内容形式固定，缺乏弹性与灵活性等问题也逐渐凸显出来。如何建立适用社区的应急预案，加强社区预案的完善和修订也日益受到重视。

# 第二节　社区卫生应急预案编制技术

## 一、前言

### （一）编制依据

社区卫生应急预案的编制依据为原卫生部发布的《突发公共卫生事件社区（乡镇）应急预案编制指南（试行）》（以下简称《编制指南》）。

### （二）编制目的

规范基层突发公共卫生事件应对工作，指导城市街道办事处（乡镇人民政府）（以下简称社区政府）编制社区（乡镇）的突发公共卫生事件应急预案（以下简称社区预案），依法规范、科学有序、及时有效地处置突发公共卫生事件。

### （三）适用范围

适用于社区政府的应急预案编制。

## 二、预案编制流程

社区预案的编制一般包括以下基本步骤，即成立组织、制订计划，编写提纲，开展脆弱性评估与应对能力评估，撰写预案条文，征求各方意见、形成预案征求意见稿，上报审批、下发执行，组织演练、预案维护等。

### （一）成立组织，制订计划

社区预案的编制须在社区政府的领导下，由负责卫生应急管理工作的部门组织实施。一旦决定编制预案，第一项工作是成立预案编制小组。

编制小组在社区政府领导下开展工作，一般由分管应急或卫生工作的主管领导任组长，全面负责预案编制的准备、起草、论证、审核与发布。编制小组成员须包括社区政府负责卫生应急工作的人员、社区卫生服务中心（乡镇卫生院）的分管领导和负责防保工作的技术人员，小组成员应明确分工，制订具体工作计划，建立工作机制，提出需要上级解决的问题。区县卫生和计划生育委员会应急管理人员、疾病预防控制中心（CDC）技术人员等可为预案的编制提供技术指导。预案编制小组组织结构见图 1-1。

编制社区预案是一项政府工作，需要在政府组织下制订，切不可由社区卫生服务中心独立完成。

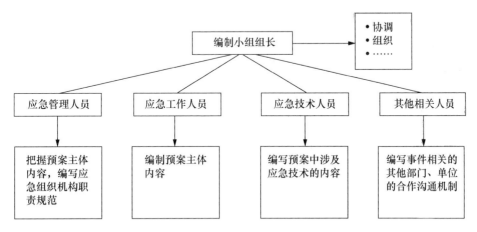

图 1-1　预案编制小组组织结构

### （二）编写提纲

在预案编制之前，编制小组应共同工作，通过分别学习、小组讨论等方式，完成以下工作。

**1. 复习文献**　编制前，应先收集和学习与突发公共卫生事件相关的法律、条例、管理办法以及上位预案和有关经验性文章及资料。

**2. 了解本社区的实际情况**　开展社区针对突发公共卫生事件的脆弱性和应对能力的评估工作，明确本社区的突出问题和主要矛盾。

**3. 理清思路**　了解本社区应急预案的编制现况及以往应对突发事件的经验等，有针对性地讨论本社区应急工作的主要内容、基本环节、涉及的内外关系、工作程序和相关标准，理清工作思路。

**4. 编写预案提纲**　按照《编制指南》确定的预案提纲，结合本社区的实际情况，提出详细的预案编写提纲，形成编写大纲和条旨。必要时请区应急办、卫生和计划生育委员会、CDC 和医院的专家对大纲和条旨进行评议和把关。

将所收集到的各类资料归类整理，进行细致阅读、总结、分析，了解现今国家政策、法律法规对应急预案的要求，分析现有预案存在的优势与不足，总结以往事件处置的经验，结合社区（乡镇）自身的特点为社区预案的编制提供依据（表 1-4）。

表 1-4　具体准备资料

| 准备资料 | 数量 |
| --- | --- |
| 政策、法律、条例、管理办法 | 国家级（　）份、地方（　）份 |
| 突发事件处置报告 | 辖区内各级突发事件应急处置报告（　）份 |
| 现有预案 | 总体、专项、部门、单项等分别（　）份 |
| 社区（乡镇）基本信息 | 辖区面积、人口、环境、经济等基本信息 |

### （三）脆弱性评估与应对能力评估

**1. 脆弱性评估**　脆弱性评估是社区应急预案编制的基础，即对社区可能存在的外部威胁、内部薄弱环节和应对能力的不足进行综合评估。脆弱性评估涉及社区的各个方面，一般由社区政府负责组织评估工作，社区卫生服务中心是其中一个具体执行单位。社区脆弱性评估的主要内容包括：评估突发事件可能对本社区产生的威胁，即最可能发生的事件，如各类传染病疫情、急性中毒、事故灾难、自然灾害等，以及事件一旦发生，最容易受到冲击破坏的地区或单位、最可能出现波动或激变的环节，如学校、建筑工地、流动人口聚集地等。目前本社区在应对突发事件方面存在的薄弱环节，如社区应急队伍是否能充分发挥作用、社区各相关部门和单位是否做好充分准备、应急物资是否有保障等。

脆弱性分析结果应提供下列信息：可能发生的事件及其可能产生的危害；可能受突发事件严重影响的区域，以及该区域的影响因素（例如地形、交通、风向等）；预计位于脆弱带中的人口数量和类型（例如居民、职员、敏感人群—如医院、学校、疗养院、托儿所人员）；可能的环境影响；可以标明最需要保护的地区、单位和人群。这些信息将为社区预案的制订提供基础数据，明确工作重点，发现薄弱环节。

具体技术参见第 3 章。

**2. 社区卫生服务中心应急能力评估**　社区卫生服务中心是社区应对突发公共卫生事件的具体执行单位，因其所具有的地理、技术和人才优势，在应对突发事件，特别是应对突发公共卫生事件和各类事件的医学救援中发挥独特的作用。应急能力评估是依据社区脆弱性评估的结果，针对本社区可能存在的风险和薄弱环节，评估已有的应急资源和应急能力，包括应急管理组织体系是否健全、职责分工是否明确、专业应急队伍所具有的应急能力、各类保障措施是否落实到位等。应急能力评估还应注意发现社区应急体系中的缺陷和不足。编制预案时，应当在评价与潜在危险相适应的应急资源和能力的基础上，选择最现实、有效的应急策略。

具体技术参见本书第 4 章。

### （四）撰写预案条文

在全面把握应急工作的基础上，按照预案编写大纲和条旨撰写条文，提出预案初稿。根据以往存在的问题和预案编制过程中的问题，如基本概念、职能分工、工作协调、工作程序、相关标准等问题，组织管理人员、操作人员及专家讨论。对于需要重点研究的问题，安排专题研究，解决主要矛盾和关键问题。经补充修改后形成预案（征求意见稿）。

可按照下述"三、预案编制格式与内容"逐条编写。

### （五）征求各方意见，形成预案征求意见稿

**1. 征询内部意见**　预案（征求意见稿）完成后，先在社区内部征求意见，将征求意见稿发给社区所属相关单位，如社区卫生服务中心、各居委会、派出所等，请他们从完整性、科学性、操作性多个角度提出修改意见，特别在涉及本单位职责相关内容、部门间协调与信息沟通等方面提出意见，编制小组根据修改意见进一步完善预案。

**2. 征询外部意见**　在内部基本形成统一认识后，征求社区以外相关单位与部门的意见，如区（县）卫生和计划生育委员会、CDC、医院、驻本社区的非社区所属单位等，特别是学校、工地、大型企事业单位，强调部门之间沟通与协调的相关规定，经过充分的论证，争取通过预案的规定，预先解决矛盾、理顺关系。

在完成上述程序后，由预案编制小组提请政府批准，形成预案送审稿。

## （六）上报审批，下发执行

应急预案编制完成后，应当报区县政府应急办、卫生和计划生育委员会审定。编制小组应根据上级审核的意见和要求，进一步完善预案。

经审批后的预案，应当以政府的名义，形成正式文件颁布实施，同时报送区县政府应急办与卫生和计划生育委员会备案。

## （七）组织演练，预案维护

预案下达后，应当组织机关和任务单位、应急分队人员认真学习预案内容，明确各自的分工、工作流程和相互关系。组织机关和任务单位、分队按照预案反复进行演练和演习，进一步熟悉预案、程序与方法，落实预案要求的内容。在训练演习和实际应急工作中不断提高应急响应、现场处置、紧急救援能力，以及对实战场景的心理适应能力。同时，通过训练演习和实际应急工作，可以发现预案中存在的问题和不足，从而对预案进行反复修改，使预案不断完善。

# 三、预案编制格式与内容

## （一）预案的基本格式

依据国家卫计委《编制指南》的要求，社区预案的基本格式框架见表1-5。

表1-5    社区预案的基本格式框架

| | |
|---|---|
| | （1）编制目的 |
| | （2）编制依据和要求 |
| 1. 总则 | （3）突发公共卫生事件的分级 |
| | （4）适用范围 |
| | （5）工作原则 |
| | （1）社区应急指挥机构 |
| | （2）社区应急处理日常管理机构 |
| 2. 应急组织机构及职责 | （3）社区卫生应急技术机构 |
| | （4）社区（乡镇）其他相关机构 |

续表

| 3. 突发公共卫生事件的监测、报告与通报 | （1）监测 |
| | （2）报告 |
| | （3）通报 |
| 4. 突发公共卫生事件应急反应和终止 | （1）应急反应原则 |
| | （2）应急反应措施 |
| | （3）突发公共卫生事件应急反应的终止 |
| 5. 善后处理 | （1）评估 |
| | （2）恢复与重建 |
| | （3）奖励与表彰 |
| | （4）责任 |
| | （5）抚恤和补助 |
| | （6）征用物资、劳务的补偿 |
| 6. 突发公共卫生事件应急处置的保障 | （1）信息系统 |
| | （2）疾病预防控制队伍 |
| | （3）医疗救治队伍 |
| | （4）志愿者队伍 |
| | （5）培训与演练 |
| | （6）经费和物资保障 |
| | （7）应急避难场所保障 |
| | （8）社会公众的宣传教育 |
| | （9）驻社区（乡镇）各类社会单位的管理 |
| 7. 附则 | （1）预案的制订与更新 |
| | （2）预案实施时间 |

　　编制要求：预案的表达方式应统一、规范，基本结构一致；根据本社区的实际情况，突出重点和本社区的特性。

## （二）具体内容

### 1. 总则

　　（1）编制目的：在突发事件之前，建立起一套科学、有效的应对办法，为应急组织指挥和应急行动提供一个基本的遵循和参照，争取先机，以最快的速度从常态转入应急状态，迅速、有序、高效地开展处置与救援工作，最大限度地减少突发事件带来的损失。同时，也为突发事件的预防、应急准备与训练提供基本依据。

编制要求：目的应简明、具体、针对性强和体现社区特点。

（2）编制依据：主要依据国家相关政策、法律、法规的规定，符合区县预案对社区乡镇的具体要求。

编制要求：列出编制本预案时的主要依据。

（3）突发公共卫生事件的分级与应急机制启动标准

1）突发公共卫生事件的分级：国家将突发公共卫生事件分为特别重大（Ⅰ级）、重大（Ⅱ级）、较大（Ⅲ级）和一般（Ⅳ级）四级，应急主体分别是国务院、省级、地市和县级人民政府。

2）社区应急机制启动标准：社区不作为上述四级突发公共卫生应急事件的应对主体，但各类、各级突发事件往往需要所在社区的配合与支持。社区应急组织可根据上级要求或本社区的实际情况，决定启动相应的应急机制。启动应急机制的标准在社区间可存在差异，视本地各级政府的要求和社区的实际情况而定。

编制要求：标准应具体和明确，可根据脆弱性评估的结果，选择发生频率高且后果较重的事件作为启动标准。

（4）适用范围：包括在本社区内的各类组织与居民，包括政府机关、企业事业单位、群众组织等。

编制要求：明确预案适用的各类组织与人员，对例外情况应予以说明。

（5）工作原则：制订明确、具体、指导性强的工作原则，可参照以下内容。

1）政府主导，社会参与。社区政府应在上级人民政府的统一领导和指挥下，组织协调各职能部门、基层卫生组织、社区居委会、村民委员会、驻社区单位、群众组织、社会团体、企业及个人等共同参与突发公共卫生事件应急处理工作。

2）预防为主，常备不懈。社区应定期开展突发公共卫生事件危险因素的调查，及时发现各类危险因素，制订并落实相应的监测预警和预防控制措施；普及卫生知识，提高居民自救、互救、避险、逃生技能，开展演练，提高各类组织和居民对突发公共卫生事件的防范意识和应对能力；落实各项防范措施，做好人员、技术、物资和设备的应急储备工作。

3）快速反应，依法处置。社区应加强突发公共卫生事件信息系统建设；提高基层卫生专业人员对各类突发公共卫生事件的识别和应急处理能力，做到早发现、早报告、及时正确处理；普及法律知识，加强执法监督，保证各类突发公共卫生事件应急处理措施依法得到严格执行。

4）群专结合，科学防控。应明确社区组织与专业防控机构的职责分工，发挥社区优势，广泛动员社区各种力量，培育志愿者队伍，积极配合、协助专业防控机构，依法、科学、规范、有序地开展突发公共卫生事件的应急处理工作。同时，强调突发公共卫生事件属地管理的原则，实现条块间的有机结合。

编制要求：可以仅列出提纲，也可对提纲进行解释。

**2. 社区应急组织机构及职责**　社区预案应明确社区各类应急组织机构及其职责、权利和义务。社区可根据当地实际情况并参照以下原则，设置组织机构，明确相应职责。

（1）社区卫生应急指挥机构：一般称为社区（乡镇）突发公共卫生事件应急领导小组（简称应急领导小组），是本社区卫生应急工作的最高指挥决策机构，负责社区突发公共卫生事件的应急指挥和日常准备。

1）应急领导小组的组成：由街道办事处（乡镇人民政府）主要领导任组长，分管领导任副组长，成员由相关职能部门、居委会（村委会）、社区卫生服务中心（乡镇卫生院）、派出所、红十字会、驻社区（乡镇）相关单位及其他民间组织等负责人组成。

2）应急领导小组的职责：①组织和动员社区力量，做好和配合上级职能部门做好突发公共卫生事件的应急处理工作；②负责辖区内突发公共卫生事件应急工作的指挥、组织和协调工作；③监督检查本社区各部门、各单位、各村镇在突发公共卫生事件应急处理工作中履行职责情况；④评估和总结突发公共卫生事件应急处理工作，完善预案；⑤组织开展突发公共卫生事件相关知识、技能的培训和演练；⑥培育社区服务民间组织，组织开展社区志愿者服务活动。

3）应急领导小组的运行机制：①定期召开领导小组会议，审批社区卫生应急工作计划，就社区重大卫生应急活动做出决策；②在突发卫生事件达到一定风险，即进入卫生应急状态时，启动小组功能，按上述职能开展相应的工作；③根据上级要求和本社区的实际需要，启动小组功能。

4）应急工作组：应急领导小组可根据工作需要，设立多个工作组，并承担相应职责。

①综合协调组。负责协调突发公共卫生事件现场处理和控制过程中的有关工作；协调做好社会稳定和安全保卫等工作；负责社区内外联络及日常事务，交流工作情况，及时汇报防治工作的动态。

②应对防控组。协助卫生部门落实突发公共卫生事件的防控、救治、信息的收集分析及上报等工作；组织和动员居委会（村委会）力量，开展自救和互救，参与群防群治。

③宣传动员组。负责突发公共卫生事件预防控制中的社会宣传、新闻报道、普及防病知识等工作。

④后勤保障组。根据突发公共卫生事件预防控制工作的需要，做好物资供应、经费筹集和后勤保障等工作；并做好物资和资金使用的监督管理等工作。

编制要求：在制订预案时，应急领导小组的组织结构一般用组织结构图（图1-2）表示，用连接线表示各组成部分之间的组织关系，用表格列出小组组长、副组长、成员的名单、单位、职务及在小组中的职责（表1-6）。

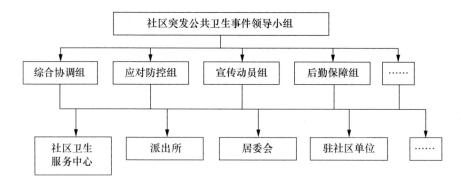

图 1-2　某社区突发公共卫生事件组织结构

表 1-6　某社区突发公共卫生事件应急领导小组

| 职务 | 姓名 | 工作部门 | 工作职务 | 联系方式 |
|---|---|---|---|---|
| 组长 | ＊＊＊ | 镇政府 | 镇长 | ＊＊＊＊＊＊＊＊＊＊＊ |
| 副组长 | ＊＊＊ | 镇政府 | 副镇长 | ＊＊＊＊＊＊＊＊＊＊＊ |
| | ＊＊＊ | | | ＊＊＊＊＊＊＊＊＊＊＊ |
| …… | | | | |
| 成员 | ＊＊＊ | 派出所 | 所长 | ＊＊＊＊＊＊＊＊＊＊＊ |
| | ＊＊＊ | 社区卫生服务中心 | 主任 | ＊＊＊＊＊＊＊＊＊＊＊ |
| …… | | | | |

　　（2）社区应急处理日常管理机构：在社区政府内，应设有相应的部门承担社区卫生应急处理日常管理工作，其职责一般包括：负责本社区突发公共卫生事件应急处理的日常协调工作；组织制订、修改社区预案；组织对辖区内突发公共卫生事件危险因素的调查和隐患排查；组织技术培训和演练；监督检查各项防控措施的落实情况，重点做好学校、建筑工地等高危场所防控措施的落实工作；组织应急物资储备等工作。

　　编制要求：应以表格的方式表示街道办事处（乡镇政府）内负责卫生应急的部门名称以及工作人员名单、职责及联系方式。

　　（3）社区卫生应急技术机构：社区卫生服务中心（乡镇卫生院）是社区卫生应急处理的技术机构，其职责包括以下几个方面。

　　1）能力建设。负责本单位专业人员的技术培训，提高医务人员应对突发公共卫生事件的能力。

　　2）技术支撑。参与制订社区预案，承担技术方案的编制工作，技术方案应与现有的技术规范、方案保持一致；指导、协助驻社区（乡镇）各单位、居委会（村委会）制订突发公共卫生事件应急预案；开展"社区卫生诊断"，分析社区

（乡镇）内各类公共卫生安全隐患，提出改进意见；开展社区（乡镇）居民的健康教育工作，普及突发公共卫生事件应急知识和技能。

3）信息收集。建立突发公共卫生事件相关信息管理组织，指定专人负责突发公共卫生事件相关信息管理，按照相关法律、法规规定的报告程序，及时报告本社区（乡镇）内突发公共卫生事件相关信息。

4）措施落实。配合卫生行政部门和专业防控机构，落实社区（乡镇）突发公共卫生事件的应急处置措施；协助社区（乡镇）突发公共卫生事件应急领导小组，监督、检查各项防控措施的落实情况；协助上级医疗卫生机构，开展病人的初诊、转诊和应急医疗救治工作；配合相关部门，做好社区（乡镇）突发公共卫生事件应急培训和演练。

编制要求：应以表格的方式表示社区卫生服务站负责各类突发公共卫生事件应急的团队负责人和团队成员的名单、职责及联系方式。

（4）社区（乡镇）其他相关机构：社区（乡镇）内各类组织，如居委会（村委会）、公安派出所、驻社区（乡镇）单位、各类医疗卫生机构及其他社会组织，在突发公共卫生事件应急处理中，可根据实际情况，承担如下职责。

1）居委会、村委会。建立、健全突发公共卫生事件应急组织及规章制度，明确职责分工，制订完善突发公共卫生事件应急预案；组织居民（村民）参与卫生应急知识的宣传教育、技能培训和演练；配合政府各职能部门做好各项防控措施的落实等工作。

2）公安派出所。依法查处、打击影响突发公共卫生事件防控、处置的各种违法活动，保证卫生等部门执行公务，加强流动人口管理，维护社会稳定。

3）驻社区单位。建立、健全单位内部突发公共卫生事件应急组织及规章制度，明确职责分工，制订并逐步完善本单位突发公共卫生事件应急预案，组织单位内部的卫生应急宣传教育和应急技能培训，配合政府各职能部门做好各项防控措施的落实等工作。

4）社区卫生服务站、村卫生室、个体诊所。及时发现和报告突发公共卫生事件相关信息；承担卫生行政部门、社区突发公共卫生事件应急领导小组交办的应急工作任务；协助有关部门开展突发公共卫生事件应急处理相关工作。

5）驻社区各类医疗卫生机构。及时发现和报告突发公共卫生事件相关信息，充分发挥自身的资源和技术优势，承担和协助开展社区突发公共卫生事件的应急处理工作，加强对社区卫生应急技术机构的业务指导和培训。

6）社区内其他社会团体与组织。社区红十字会、工会、共青团和妇联等社会团体及社区志愿者组织应发挥自身的资源优势，组织开展突发公共卫生事件应急知识与技能培训，积极配合有关部门做好突发公共卫生事件应急处理相关工作。

编制要求：列出相关机构卫生应急工作负责人的名单、联系方式及主要职责。

**3. 突发公共卫生事件的监测、报告与通报**　社区预案应按照国家相关法律法规的规定，明确突发公共卫生事件的监测、报告与通报内容。

（1）监测：社区卫生服务中心（乡镇卫生院）应协助上级部门，建立、运行、维护好法定传染病和突发公共卫生事件相关信息监测报告网络；开展突发公共卫生事件相关信息的日常监测；接受上级卫生行政部门的监督管理和专业防治机构的业务指导，保证监测质量。

（2）报告：任何单位和个人都有权向各级卫生行政部门及有关部门报告突发公共卫生事件及其隐患。社区突发公共卫生事件的责任报告人包括医疗卫生人员、个体开业医师等。

（3）通报：社区应急领导小组应按照上级部门的授权，及时、准确、客观、全面地向社区组织和居民通报突发公共卫生事件的预警信息和应对措施，充分利用社区或单位的有线电视、电话、广播、公告栏等手段，因地制宜地建设社区预警、信息通报系统。

编制要求：根据本社区实际情况，以流程图的方式表示各类法定传染病及各类突发公共卫生事件的报告程序（图 1-3）。

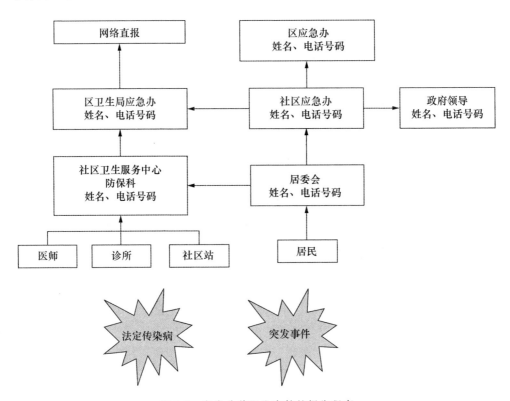

**图 1-3**　突发公共卫生事件的报告程序

**4. 突发公共卫生事件的应急反应**　社区预案应明确突发公共卫生事件的应急反应原则、应急反应措施及应急反应的终止条件。

（1）应急反应原则：接到上级政府发出的突发公共卫生事件预警时，社区政府应按照上级要求做出相应的应急响应；如突发公共卫生事件在本社区内发生，应及时报告，在专业卫生机构指导下，完成卫生应急工作。特殊情况下，可视社区的应急能力和事件性质，采取边调查、边处理、边抢救的方式，以争取有效的应急时机。

社区应急领导小组接到邻近社区或上级部门的突发公共卫生事件情况通报后，要及时通知社区各相关机构，组织做好应急处理所需的人员与物资准备，采取必要的预防控制措施，服从上级突发公共卫生事件应急指挥机构的统一指挥和调度，支援发生突发公共卫生事件社区的应急处理工作。

编制要求：简明，突出重点。

（2）应急反应措施：社区内一旦有突发公共卫生事件发生，各有关部门和单位可结合本社区的实际情况采取以下措施。

1）街道办事处、乡镇人民政府

①根据突发公共卫生事件应急处理的需要，开展社区动员，组织本社区内各有关单位、群众组织、社会团体，协调人员、物资、交通工具、相关设施和设备，参加应急处理工作。

②配合专业防治机构，对本社区内发生的突发公共卫生事件开展流行病学调查，提供相关信息；协助卫生部门做好患者的隔离、医学观察工作；根据实际需要和卫生部门的要求，建立临时隔离场所，对需要进行隔离的本社区居民、外来人员及外出返回人员，实施家庭隔离观察或集中隔离观察；协助做好应急接种、预防性服药等防控措施的组织与落实；协助有关部门做好疫区的封锁工作及疫区的公路、水路交通管理工作；协助开展公共场所的消毒、杀虫、灭鼠等工作；配合农业部门做好动物疫病的防治工作。对社区内禽畜和野生动物等异常病死情况，及时报告并保护现场。

③社区内发生疑似食物中毒或职业中毒时，及时向上级政府和相关部门报告，并协助卫生、安监及其他相关部门做好中毒样品的采集及其他各项公共卫生措施的落实工作；及时通知急救中心对中毒患者实施抢救；必要时通知公安部门，配合做好现场保护工作，组织群众疏散，协助专业机构开展中毒原因调查。

④根据政府发布的信息和宣传要求，在社区内做好宣传贯彻和解释工作；组织相关单位和个人开展健康教育和应急知识、技能的培训工作。

⑤采购、接收、分配突发公共卫生事件应急处理所需的相关设备、器械、防护用品。

⑥配合民政部门做好受灾群众的紧急转移、安置工作，对特困群众进行生活救助和医疗救助，做好死亡人员的火化和其他善后工作；配合劳动保障部门，落

实参与突发公共卫生事件应急处理工作人员的工伤待遇。

2）社区卫生服务中心、乡镇卫生院

①开展患者初诊、救治和转诊工作。

②指定专人负责突发公共卫生事件相关信息的报告与管理工作，按照相关法律法规规定的报告程序，对各类突发公共卫生事件及时报告。

③配合专业防治机构开展现场流行病学调查；设立传染病隔离留观室，对传染病病人、疑似患者采取隔离、医学观察等措施，对密切接触者根据情况采取集中或居家医学观察，对隔离者进行定期随访；协助相关部门做好辖区内疫点、疫区的封锁管理；指导患者做好家庭消毒。

④按专业机构要求，对本社区患者、疑似患者、密切接触者及其家庭成员进行造册登记，为专业防控机构提供基本信息。

⑤做好医疗机构内现场控制、消毒隔离、个人防护、医疗垃圾和污水的处理工作。

⑥开设咨询热线，解答相关问题。为集中避难的群众提供基本医疗服务。

⑦在专业防治机构的指导下，具体实施应急接种、预防性服药、现场消毒、杀虫、灭鼠等工作；分配发放应急药品和防护用品，并指导社区居民正确使用。

⑧做好出院患者的随访与医疗服务工作，落实康复期患者的各项防控措施。

⑨根据本社区突发公共卫生事件的性质和特点，对居民进行相关法律法规知识的宣传；开展有针对性的健康教育和自救、互救、避险、逃生等个人防护技能的培训。

⑩指导驻社区各单位突发公共卫生事件防控措施的制定与落实，协助做好对社区各单位突发公共卫生事件防控工作的监督、检查。

3）驻社区、乡镇单位

①按照社区和上级突发公共卫生事件应急指挥机构的要求，落实各项预防控制措施。指定专人负责突发公共卫生事件相关管理与报告工作；对本单位的患者、疑似患者进行登记造册；限制人员外出等，对外来人员、外出返回人员进行登记并及时报告。

②配合专业防治机构在本单位开展流行病学调查，落实现场消毒、应急接种、预防性服药等防控措施。

③执行政府对本单位实施的封锁、隔离措施。在卫生部门的指导下，建立单位内应急隔离场所，做好封锁、隔离期间本单位的生活保障工作。

④做好单位内防护用品、消毒设施的采购、供应、分配和使用工作。

⑤在单位内部做好相关法律法规知识的宣传解释和健康教育工作。

⑥开展单位及周边地区的消毒、杀虫、灭鼠和环境卫生整治工作，努力改善

卫生条件，做好单位宿舍、食堂及其他公共场所的清洁工作。

⑦驻社区各类医疗卫生机构在落实上述应急反应措施的同时，还应根据机构的类型和特点，按照突发公共卫生事件应急领导小组的要求，积极参与社区内病员、伤员的抢救与诊治工作；向所在社区提供人员和技术支持，加强对社区卫生应急技术机构的业务指导和培训。

4）公安派出所

①在落实疫区、疫点封锁及人员隔离措施时，对不服从管理的单位和个人依法强制执行。

②保护并配合专业防治机构人员进入现场，协助开展采样、技术分析和检验等现场防控工作。

③协助相关部门依法落实人员、车辆的卫生检查工作，对拒绝检查者依法强制执行。

④与卫生部门密切合作，加强流动人口管理，发现可疑情况及时报告。

5）居民委员会、村民委员会

①当社区内发生突发公共卫生事件时，对患者、疑似患者及密切接触者进行登记造册，为专业防治机构提供相关信息。

②当社区内发生重大食物中毒或职业中毒事件时，配合做好现场保护工作，组织群众疏散，及时通知公安部门，协助专业机构开展中毒原因调查。

③根据实际需要和卫生部门的要求，建立临时隔离场所，并对专业防治机构认为需要进行隔离的本社区居民、外来人员及外出返回人员，实施家庭隔离观察或集中隔离观察。

④接收、分配突发公共卫生事件应急处理所需的相关设备、器械、防护用品；为隔离者提供生活必需品，处理生活垃圾。

⑤按照专业防治机构的要求，动员群众开展公共场所和家庭内的消毒工作。

⑥根据突发公共卫生事件的特点及有关部门的要求，对社区居民做好相应的宣传贯彻和解释工作；组织社区居民参加健康教育和个人防护知识与应急技能的培训。

编制要求：根据本社区的实际情况，对上述内容进行增加或减少，对可能发生的各类事件均做出预先安排，要突出本社区的特点。社区卫生服务中心承担卫生应急的基本处置责任，可以流程图的方式表示各类突发公共卫生事件的处置程序（图1-4）。

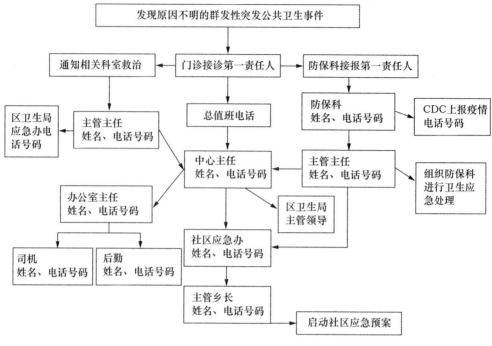

**图 1-4**　突发公共卫生事件的处置程序

（3）未发生突发公共卫生事件的社区：未发生突发公共卫生事件的社区应根据其他地区发生突发公共卫生事件的性质、特点、范围和发展趋势，分析本社区受到波及的可能性和程度，做好以下工作：

1）与上级突发公共卫生事件应急指挥机构保持联系，密切关注事件发生地区的相关信息。

2）组织好本社区内应急处理所需的人员和物资准备。

3）开展社区内重点单位、重点人群、重点场所和重点环节的监督检查工作，及时发现并处理公共卫生安全隐患。

4）配合专业防治机构，开展疾病及相关因素的监测和预防控制工作，加强突发公共事件相关信息管理报告工作。

5）根据事件发生地区的突发公共卫生事件特点，对本社区居民做好相关法律法规的宣传贯彻和解释工作；开展有针对性的健康教育和自救、互救、避险、逃生等个人防护技能的培训。

编制要求：简明、具体，符合本社区特点，不要求完全重复上述内容。

（4）突发公共卫生事件应急反应的终止：社区突发公共卫生事件应急领导小组应根据上级政府做出的突发公共卫生事件的终止决定，确定本社区突发公共卫生事件终止。

**5. 评估与总结**　突发公共卫生事件结束后，社区突发公共卫生事件应急领导小组应配合上级部门，对突发公共卫生事件的处理情况进行评估，同时对社区突发公共卫生事件进行自我评估与总结。

编制要求：规范评估与总结内容，一般应包括事件概况、现场调查处理概况、患者救治情况、处理措施效果评价、社区资源的动员与组织情况、社区各相关组织的协调与配合情况、对上级职能机构开展现场处理工作的配合情况、物资及经费使用情况、应急处理过程中存在的问题和取得的经验及改进建议。

**6. 突发公共卫生事件应急处置的保障**　社区预案应对社区突发公共卫生事件的信息系统建设、疾病预防控制队伍建设、医疗救治队伍建设、志愿者队伍建设、培训与演练、经费和物资保障、应急避难场所保障、社会公众的宣传教育等保障措施提出明确要求。

（1）信息系统：社区政府应协助上级部门建设社区突发公共卫生事件信息报告系统，完善社区信息报告、交流与沟通制度，为上级卫生行政部门、医疗救治机构、疾病预防控制机构与监督机构提供相关信息。

街道办事处（乡镇政府）、居委会（村委会）、驻社区各单位应完善社区的电话、广播、公告栏等基础设施，制订并及时更新社区成员通讯录，准确掌握社区居民基本信息。

编制要求：根据本社区实际情况，可对信息报告、宣传设施提出具体要求。

（2）疾病预防控制队伍：街道办事处（乡镇人民政府）应加强社区卫生服务站（村卫生室）等基层公共卫生组织的建设。

社区卫生服务中心（乡镇卫生院）应设立预防保健科（组），培训社区卫生服务站（村卫生室）等卫生服务人员，指导、组织、监督辖区内疾病预防控制工作的开展。

（3）医疗救治队伍：社区卫生服务中心（乡镇卫生院）应承担基本医疗卫生服务工作，并按照上级政府和卫生行政部门的规定，设置隔离和留观病床；承担或协助专业技术部门开展相应的突发公共卫生事件的应急处理、医疗救治和转运工作。

（4）志愿者队伍：街道办事处（乡镇政府）应发挥驻社区各单位和群众性组织的优势，组成突发公共卫生事件志愿者队伍，按照平战结合、分类管理的原则，形成不同功能的应急小分队，明确管理机构、管理制度及职责，建立人员数据库，加强志愿者队伍的培训与演练。

编制要求：根据本社区的实际情况，对社区志愿者队伍提出具体要求。

（5）培训与演练：加强社区卫生应急培训工作，形成定期培训制度，提高社区突发公共卫生事件应急处置能力。针对各类突发公共卫生事件的特点，开展卫生应急知识的宣传教育和自救、互救等技能的培训，重点对社区中的安全员、楼长、保安人员以及义务宣传员等开展突发公共卫生事件早期征兆的识别和应急反应等知识的培训。积极参与上级人民政府组织的突发公共卫生事件应急演练，并采取定期和不定期相结合的形式，在社区内组织开展模拟突发公共卫生事件的应急演练，以检验、改善和强化社区应急准备、协调和应对能力，并对演练结果进行总结和评估，进一步完善应急预案。

编制要求：对社区的培训演练工作提出具体要求。

（6）经费和物资保障：社区政府应配合相关部门，落实社区突发公共卫生事件应急处置的财政补助政策。应结合实际情况，做好相应的应急物资储备工作。

编制要求：具体明确，实事求是。

（7）应急避难场所保障：社区制订各类突发公共卫生事件应急避难和救助场所清单，绘制避难和救助场所分布图及标识，并报上级政府和专业防治机构备案。

编制要求：具体，明确。

**7. 附则**　社区预案应明确规定预案的制订、更新与实施时间；定期进行评审，及时进行更新、修订和补充。

## 四、预案评价

为了提高应急预案的编制质量，保证社区卫生应急预案的完整、结构统一，发现预案编制中存在的各种问题，需要对社区预案进行客观和规范的评价。社区预案评价指标体系是一套与《编制指南》相配套的评价工具，可用于对预案的自查及预案间的相互比较（本章附录1C）。

# 第三节　社区卫生应急预案编制研究报告

## 一、研究背景

近年来，不管是世界范围内还是在我国，重大突发公共卫生事件不断发生，给人民生命和财产带来巨大损失，对社会稳定、经济发展产生严重影响。2003年突如其来的严重急性呼吸综合征（SARS），使得如何预防和控制突发公共卫生事件受到广泛重视，我国政府要求用三年时间建立突发公共卫生事件的应急机制，全国开始了从上至下的突发公共卫生事件应急体系的建设。国家卫生和计划生育委员会行业基金项目紧紧围绕我国应急体系建设迫切的现实之需，以解决应急关键技术能力瓶颈为突破口，系统研究、整合、集成和开发卫生应急关键技术工具包、操作手册和技术指南；综合运用现代信息和计算机技术手段，构建基于卫生应急关键技术集成和创新的应急能力在线培训和演练信息平台。通过示范区以及多中心培训网的建设和推广，系统实践、运用和推广本项目的研究成果，为持续提升我国应急反应关键能力提供系统支持。

本研究即针对卫生应急中的关键环节——预案编制开展研究，研究现场选择突发公共卫生事件发生的最初地点——社区。

研究的意义：首先，有助于了解调查城市社区卫生应急预案的编制现状、存在的问题，以及社区人员对预案编制的认知和需求；其次，制订了社区预案的评价指标体系，有助为社区预案的评价提供指导；最后，通过分析影响社区应急预案编制的因素，为突发公共卫生事件社区应急预案的编制与修订提供参考，从而提高我国社区层面卫生应急预案的编制水平，增强社区在卫生应急中的作用。

# 二、研究目的

构建社区突发公共卫生事件应急预案评价指标，评价社区预案，了解目前社区机构预案的编制现状及社区人员对于社区预案编制的认知及需求，发现问题、分析问题并提出对策，以促进社区制订符合实际情况的应急预案。具体目标：①制订社区突发公共卫生事件应急预案评价指标体系；②评价现有社区卫生应急预案；③调查了解城市社区机构预案编制状况；④调查了解城市社区人员对预案编制的认知和需求；⑤分析存在的问题并提出改进建议。

# 三、研究内容

## （一）社区卫生应急预案评价指标体系

参考国家相关法律法规、原卫生部下发的《编制指南》《国家卫生应急综合示范县（市、区）评估标准》，国务院关于全面加强应急管理工作的意见等文件，拣选能够反映社区预案编制质量的指标，通过两轮专家咨询讨论会议，最终确定评价社区预案编制质量的指标体系及各指标权重。

## （二）社区卫生应急预案评价

通过网络、实地考察等方式搜集现有的社区层面的卫生应急预案，运用Delphi 法构建的突发公共卫生事件社区应急预案评价指标体系，对搜集到的社区预案进行评价，了解现有预案的结构、篇幅、编制目的、编制依据、组织结构、应急准备、应急反应等的现状并发现存在的问题。

### （三）调查城市社区机构应急预案编制

依据社区预案评价结果，结合《编制指南》编制机构调查问卷，选取东、中、西部地区的三个城市，把安徽合肥、北京（朝阳区）、甘肃兰州作为研究现场，通过调查了解各个社区机构卫生应急预案的编制状况。

### （四）调查城市社区人员对应急预案编制的认知和需求

结合《编制指南》编制社区人员认知需求问卷，将机构调查的三个城市作为研究现场，进行实地考察、访谈和问卷调查，了解各地区人员对于社区卫生应急预案、《编制指南》、编制程序、编制人员构成等内容的认知、需求及现存的问题。

### （五）针对研究中发现的问题进行分析，提出改进建议

针对上述研究中发现的问题进行分析，提出相应的改进建议以解决现如今在社区层面卫生应急预案编制中存在的问题，改善社区应急预案的编制现状，从而提高社区卫生应急能力。

## 四、研究对象与方法

### （一）研究思路（图 1-5）

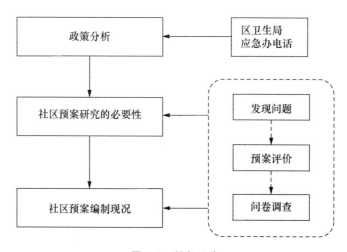

图 1-5　研究思路

### （二）研究对象

**1. 调查范围**　将全国除台湾省以及港澳特别行政区之外的 31 个省级行政中心（即省会或自治区首府）按照人均国民生产总值水平进行排序，分为经济发达城市（前 10 位）、经济中等发达城市（中间 11 位）和经济欠发达城市（后 10 位）3 层，从每层中选取 1 个城市开展调查研究。调查市的选取主要根据以下条件：①社区卫生应急工作开展较好，对社区应急预案编制有一定认识；②各级政府及卫生行政部门重视社区卫生应急工作，配合程度较好。

最终确定 3 个调查城市。分别为北京市、合肥市、兰州市。鉴于北京市属于省级单位，其辖区范围内社区应急工作开展水平不一，因此依据调查社区数目相当的原则，选取北京市社区应急开展较好的朝阳区作为研究现场。

选定调查市（区）后，选择每个市（区）所有城市社区进行现场调查。最终调查了 3 个市（区）的 140 个街道办事处的 154 家社区。其中，北京朝阳区 41 家社区，安徽合肥 57 家社区，甘肃兰州 56 家社区。

**2. 研究对象的选择**

（1）预案搜集：全国范围内搜集社区卫生应急预案。

（2）问卷调查

1）机构调查：调查范围内所有的社区卫生服务中心，共 154 个。

2）人员调查：调查范围内社区卫生服务中心的工作人员，每个社区 2~4 人。

3）个人深入访谈。

与卫生和计划生育委员会应急办负责人、省（直辖市）卫生厅（局）应急办负责人、市（区）卫生局应急办负责人、社区应急管理人员、高校应急管理研究专家等进行深入访谈，共 23 人次。

### （三）资料收集方法

**1. 预案搜集**　社区预案的搜集方法：①网络检索，来源包括国家卫生和计划生育委员会网站、地方卫生机构网站以及网络搜索引擎如百度文库等，预案搜集的主要关键词有"社区应急""社区预案""社区卫生应急"等；②直接向有关部门索取，包括个别省市卫生和计划生育委员会、个别社区卫生机构等。

**2. 文献研究与政策分析**　主要的文献资料包括：①我国卫生应急相关政策文件；②社区应急职能相关文献；③预案编制、评价相关文献；④社区预案编制研究的相关文献等。

文献资料的搜集方法：利用国内外数据库，通过搜索关键词"卫生应急""应急预案""社区应急""社区预案""预案编制""预案评价""community health emergency""health emergency plan""health emergency plan evaluation"

等进行了解。

通过文献回顾主要获得的信息包括：国家对基层卫生应急工作政策支持的程度，社区在卫生应急过程中承担的职能；我国预案体系建立以及社区应急预案编制的现状，预案编制、评价的常用方法等。

**3. 个人深入访谈**　访谈主要通过面对面、电话、网络咨询等方式进行。访谈对象主要包括国家卫生和计划生育委员会应急办人员、各省市卫生和计划生育委员会应急办负责人员、社区应急管理人员、科研机构及高校卫生应急领域专家等。

通过个人深入访谈主要获取的信息包括：社区卫生应急的受重视程度；社区预案的编制与管理情况；社区预案编制与管理中存在的问题；现有《编制指南》在预案编制中发挥的作用和不足。

**4. 问卷调查**　问卷调查主要包括选取城市的社区卫生机构、社区卫生服务人员。

问卷调查主要获取的信息包括：调查社区的预案编制现况，参考《编制指南》的情况、预案编制程序、预案编制存在的问题，预案在应用中发挥的作用及效果；社区人员对预案编制步骤、编制人员构成的认知以及需求情况等。

## （四）资料分析方法

**1. 定性资料分析方法**　对收集的定性资料，采用文献综述和内容分析的方法进行整理，提取信息，并进行分类、汇总和整合。

**2. 定量资料分析方法**　定量资料采用 Epidata 3.1 软件建立数据库进行录入，后运用 Excel 2010、SPSS 17.0 等统计软件进行统计分析，主要的统计分析方法有描述性分析，对计数资料采用相对数、率、构成比进行统计描述，对计量资料采用均数、标准差进行统计描述，各项指标之间的差别比较采用卡方检验。

## （五）质量控制

为保证研究工作的顺利开展和调查数据的质量，对研究中的各个环节都努力实行了质量控制。

**1. 课题设计阶段**　充分收集国内外相关文献及政策文件，在前期大量文献研究的基础上，对研究计划进行整体设计、科学论证，检查项目的合理性和可行性，确保其科学严谨。查阅大量文献，收集相关资料，熟悉调查工具，对调查员和访谈员进行培训，保证其充分了解研究背景、目的和内容，掌握必要的研究方法和技巧。为现场调查工作的顺利开展奠定坚实的基础。

现场研究前，与参与人员充分沟通，使其清楚了解本研究的目的、意义及工作安排情况，确保现场研究工作的顺利进行以及所获得的信息真实可靠。

**2. 资料收集阶段**　　研究所需要的卫生应急培训有关数据向国家卫计委应急办公室索取，尽量不使用报纸、刊物等刊登的数据，以保证数据的真实可靠。

专题小组访谈和个人深入访谈时，充分说明本次调查的目的和意义，使被调查者积极合作，提供可靠信息。访谈对象选择有数年工作经验的管理者，确保其有代表性。一些敏感问题可采用间接询问法、对象转移法等，保证获取所需信息。对访谈过程进行记录并辅以录音，访谈完毕后及时整理转录录音和笔记。

问卷调查时，调查问卷在参考众多相关文献和文件，以及进行定性研究后设计，通过预调查修改问卷，并使问卷中每个问题的概念和解释尽量规范化，重点强调问卷中可能会出现的问题。问卷调查的调查员均经过统一规范化培训，对调查问卷中相关概念及各个选项的涵义进行界定，增强调查员的责任感，保证调查结果的一致性、可信性和准确性。问卷调查过程中，应从态度上对被调查对象表示尊重和友好，建立互信关系。

研究中将定性访谈与定量调查结合开展，以免出现偏差或遗漏。

问卷调查时需要调查员向调查对象详细说明填写要求、研究目的和研究意义，尽可能避免现场干扰，出现填写疑问时及时予以解答，但不提供诱导性信息。调查完成后，现场回收问卷，检查核实，避免重要信息缺漏或错误，及时进行补充。

访谈时，在取得访谈对象自愿知情同意的前提下进行录音，同时进行文字记录。访谈选在相对独立、安静的空间进行。

**3. 资料录入与分析阶段**　　问卷调查资料采取双次录入法，将填写项目缺失较多的问卷予以剔除，不进行分析；遇到遗漏或逻辑错误，经查不是录入错误时须询问原始记录，必要时重新调查，保证结果准确性。

将调查问卷进行统一编码，录入前进行逻辑检错与数据审查，发现错误及时与问卷填写人联系沟通，确保资料的真实性和有效性。利用 Excel 2010 建立数据库，进行资料录入。

将关键人物访谈录音及时转录成 Word 文档；将现场观察收集的各种信息及时进行文字描述，汇总分析。

## （六）技术路线图（图1-6）

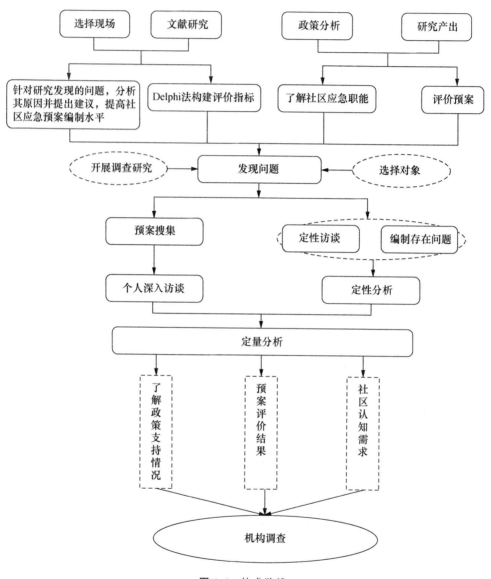

**图 1-6　技术路线**

## 五、研究结果与分析

### （一）预案现况研究结果

#### 1. 预案评价指标体系构建

（1）对象与方法

1）对象：选择具有丰富卫生应急领域工作经验或者从事卫生行政管理、公共卫生、疾病预防控制领域工作，具有相当于副高级及以上职称的国内专家学者和具有中级以上业务职称的社区卫生应急主管领导；另外，要求所选人员对基层突发公共卫生应急工作有兴趣，有时间和精力完成咨询工作。此次咨询的专家总数共 32 人。

2）方法

①指标选择：通过专家研讨，确立以"结构-过程-结果"为逻辑框架，开展文献研究，同时参考国家相关法律法规、原卫生部下发的《编制指南》《国家卫生应急综合示范县（市、区）评估标准》、国务院关于全面加强应急管理工作的意见等文件，在个人深入访谈的基础上初步确定 3 个一级指标、13 个二级指标和 50 个三级指标的指标体系，并以此作为第一轮专家咨询的基础。

②专家咨询：咨询前向专家简要介绍本研究的背景、目的以及 Delphi 法的工作原理，经专家同意后，采用电子邮件的方式发放咨询表，每轮间隔 3～4 周。共进行两轮，第二轮咨询指标是根据第一轮咨询结果和专家意见、建议调整形成的，评价内容与第一轮问卷一致。

③统计分析：采用 Excel 2010 对各指标进行描述性分析，包括均数、标准差、变异系数等。应用 SPSS17.0 统计软件计算 Kendall 协调系数，并进行 $\chi^2$ 检验，以检查专家对各级指标评价结果的一致性。

（2）结果

1）专家咨询情况：按照专家选择程序遴选了 32 名专家，参与第一轮专家咨询的有 31 人，参与第二轮的有 28 人。所选专家平均年龄 41.5 岁，平均工作年限 16.7 年，学历均在本科以上，58.1% 的专家具有副高级及以上职称。专家从事的工作是卫生行政管理、公共卫生、教学科研等，工作单位主要是省（市）级 CDC、省（市）级卫生行政部门、社区卫生服务机构、医学院校等（表 1-7）。

表 1-7　咨询专家基本情况 [$n$（%）]

| 项目 | 第一轮咨询 | 第二轮咨询 |
| --- | --- | --- |
| 性别 | | |
| 　男 | 21（67.7） | 19（67.9） |
| 　女 | 10（32.3） | 9（32.1） |
| 年龄（岁） | | |
| 　<40 | 14（45.2） | 13（46.4） |
| 　40~ | 9（29.0） | 7（25.0） |
| 　≥50 | 8（25.8） | 8（28.6） |
| 工作年限（年） | | |
| 　<10 | 7（22.6） | 6（21.4） |
| 　10~ | 11（35.5） | 11（39.3） |
| 　20~ | 10（32.2） | 8（28.6） |
| 　≥30 | 3（9.7） | 3（10.7） |
| 学历 | | |
| 　本科 | 10（32.2） | 10（35.7） |
| 　硕士 | 10（32.2） | 8（28.6） |
| 　博士 | 11（35.6） | 10（35.7） |
| 职称 | | |
| 　正高级 | 6（19.4） | 6（21.4） |
| 　副高级 | 12（38.7） | 10（35.7） |
| 　中级 | 13（41.9） | 12（42.9） |
| 工作性质 | | |
| 　卫生行政管理 | 16（51.6） | 14（50.0） |
| 　公共卫生服务 | 3（9.7） | 2（7.1） |
| 　教学科研 | 12（38.7） | 12（42.9） |

　　2）专家的积极性和权威程度：进行两轮专家咨询。第一轮共发出 32 份专家问卷，收回 31 份，回收率 96.9%；第二轮共发出 31 份，收回 28 份，回收率 90.3%。

　　专家的权威系数（Cr）一般由专家熟悉程度（Cs）和判断系数（Ca）两个因素决定。熟悉程度分为 5 个等级：较不熟悉、一般、比较熟悉、熟悉和很熟悉，对应系数分别是 0.1、0.3、0.5、0.7 和 0.9。判断系数即专家的判断依据及影响程度，从实践经验、理论分析、参考国内外资料和直觉等 4 个方面进行赋值量化（表 1-8）。专家权威程度等于专家判断系数与熟悉程度系数的算数平均值，其计算公式为 Cr＝（Ca＋Cs）/2，其中 Cr 表示专家权威程度，Ca 表示判断系数，Cs 表示熟悉程度。

**表 1-8　专家判断依据及其影响程度**

| 判断依据赋值 | 大 | 中 | 小 |
|---|---|---|---|
| 理论分析 | 0.3 | 0.2 | 0.1 |
| 实践经验 | 0.5 | 0.4 | 0.3 |
| 国内外同行了解 | 0.1 | 0.1 | 0.1 |
| 直观选择 | 0.1 | 0.1 | 0.1 |

依据专家熟悉程度系数、判断依据系数，对专家权威程度的计算结果（表 1-9）。两轮专家咨询的专家权威系数分别为 0.75、0.77。

**表 1-9　两轮咨询的专家权威系数**

| 咨询轮别 | 熟悉程度 Cs | 判断系数 Ca | 权威系数 Cr |
|---|---|---|---|
| 第一轮 | 0.66 | 0.85 | 0.75 |
| 第二轮 | 0.69 | 0.85 | 0.77 |

3）专家意见的协调程度：专家的协调程度用协调系数 W 来表示，用于判断专家对指标的评价是否存在较大分歧，是咨询结果可信度指标。根据两轮咨询结果，分别计算两轮咨询一、二级指标重要性及三级指标重要性和可行性的协调系数，并作协调系数的 $\chi^2$ 检验。第一轮咨询的协调系数分别为 0.24、0.76、0.18、0.19（表 1-10），经 $\chi^2$ 检验后差异均有统计学意义（$P<0.05$）；第二轮专家咨询协调系数分别为 0.89、0.91、0.40、0.43（表 1-11），较第一轮均有所上升，且经 $\chi^2$ 检验均具有统计学意义（$P<0.05$）。

**表 1-10　第一轮专家意见协调性检验**

| 指标等级 | | 参评专家数 | Kendall 协调系数 W | $\chi^2$ 值 | 自由度 | $P$ 值 |
|---|---|---|---|---|---|---|
| 一级指标 | 重要性 | 31 | 0.24 | 14.85 | 2 | 0.001 |
| 二级指标 | 重要性 | 30 | 0.76 | 273.11 | 12 | 0.000 |
| 三级指标 | 重要性 | 31 | 0.18 | 269.36 | 49 | 0.000 |
| | 可行性 | 30 | 0.19 | 280.12 | 49 | 0.000 |

表 1-11    第二轮专家意见协调性检验

| 指标等级 | | 参评专家数 | Kendall 协调系数 W | $\chi^2$ 值 | 自由度 | $P$ 值 |
|---|---|---|---|---|---|---|
| 一级指标 | 重要性 | 28 | 0.89 | 49.65 | 2 | 0.000 |
| 二级指标 | 重要性 | 28 | 0.91 | 307.22 | 12 | 0.000 |
| 三级指标 | 重要性 | 28 | 0.40 | 513.89 | 46 | 0.000 |
| | 可行性 | 27 | 0.43 | 528.13 | 46 | 0.000 |

4）卫生应急能力评估指标的筛选

①第一轮专家咨询结果及修正情况：针对一级指标，所有专家均赞同"结构-过程-结果"的逻辑框架，个别专家认为此种表述会导致指标内涵不清晰，因此，对一级指标进行注释，即"结构-过程-结果"界定为"预案的基本框架-预案编制及应用-预案应用效果及影响"。

针对二级指标，专家意见认为，指标体系存在表述不清、不规范的情况，如：根据《中华人民共和国突发事件应对法》规定，县级政府对本行政区域内应急工作负责，社区主要起协助作用，指标"1.2 指挥协调"中的"指挥"不属于社区的职责范围，因此改为"协调机制"；根据《编制指南》中的表述，将"1.5 应急处置"统一为"应急反应"。

针对三级指标，咨询结果显示，61.2%专家建议三级指标个数在 40 个以下，因此，通过总结专家意见、项目组讨论以及文献检索，最终将直接评分均值排序在 45 位以后的指标及变异系数超过 0.30 的指标删除，合计删除 12 个三级指标。专家指出，社区承担着协助上级部门开展突发公共卫生事件日常监测的任务，同时需要接受上级行政部门监督，因此在"1.4 监测、报告及通报"二级指标下增加该两项指标；部分"结果"指标主观性太强、可行性较差，应增加一些定量评价指标，因此在"结果"评价指标增加了"社区机构参与度、社区卫生应急工作的完成情况、上级考核结果、社区投入成本变化、社区正常工作秩序的恢复速度、社区应对突发事件的损失、社区居民满意度"7 个指标，合计增加 9 个三级指标。

经过第一轮专家咨询统计分析和调整后，把社区卫生应急预案评价指标体系最后确定为 3 个一级指标、13 个二级指标、47 个三级指标的指标体系进行第二轮咨询。

②第二轮专家咨询结果及修正情况：第二轮咨询结果显示，一、二级指标重要性评分的变异系数均<0.30（表 1-12），三级指标的重要性、可行性评分均>3.00，且变异系数均<0.30（表 1-13），根据各级指标的重要性、可行性评分及变异系数，同时结合专家咨询意见和相关文件规定，没有进一步增删、修改指标。

表 1-12　一、二级指标的重要性评分及变异系数（CV）

| 指标 | 重要性 | |
|---|---|---|
| | 评分 | CV |
| 1. 结构（预案的基本框架） | 41.64 | 0.07 |
| 　1.1 组织体系 | 16.71 | 0.14 |
| 　1.2 指挥协调 | 13.36 | 0.22 |
| 　1.3 应急准备 | 17.21 | 0.15 |
| 　1.4 监测、报告及通报 | 17.11 | 0.17 |
| 　1.5 应急处置 | 17.69 | 0.14 |
| 　1.6 总结评估 | 9.10 | 0.26 |
| 　1.7 社会动员 | 8.81 | 0.23 |
| 2. 过程（预案编制及应用） | 33.32 | 0.11 |
| 　2.1 编制过程 | 29.07 | 0.13 |
| 　2.2 日常应用 | 34.73 | 0.14 |
| 　2.3 战时应用 | 36.20 | 0.14 |
| 3. 结果（预案应用效果及影响） | 25.39 | 0.13 |
| 　3.1 效果 | 43.25 | 0.10 |
| 　3.2 社会经济影响（外部影响） | 30.18 | 0.14 |
| 　3.3 资源配置改变（内部影响） | 26.93 | 0.13 |

表 1-13　三级指标的重要性、可行性评分及变异系数（CV）

| 指标 | 重要性 | | 可行性 | |
|---|---|---|---|---|
| | 评分 | CV | 评分 | CV |
| 1. 结构（预案的基本框架） | | | | |
| 1.1 组织体系 | | | | |
| 　目标明确 | 4.82 | 0.05 | 4.79 | 0.06 |
| 　社区卫生应急组结构合理 | 4.71 | 0.06 | 4.21 | 0.12 |
| 　职能分工明确 | 4.76 | 0.04 | 4.27 | 0.10 |
| 　社区乡镇有人负责应急工作 | 4.71 | 0.07 | 4.17 | 0.13 |
| 　编制依据充分 | 3.90 | 0.11 | 3.97 | 0.11 |
| 1.2 指挥协调 | | | | |

续表

| 指标 | 重要性 | | 可行性 | |
|---|---|---|---|---|
| | 评分 | CV | 评分 | CV |
| 与政府卫生行政部门卫生应急机构建立指挥协调机制 | 4.73 | 0.07 | 4.49 | 0.08 |
| 社区是否与专业公共卫生技术机构（疾控中心、妇幼保健院、精防所、急救中心等）建立卫生应急协调联动机制 | 4.78 | 0.05 | 4.24 | 0.10 |
| 1.3 应急准备 | | | | |
| 制订实施社区卫生应急培训计划 | 4.56 | 0.08 | 4.33 | 0.08 |
| 制订实施社区卫生应急培训演练计划 | 4.45 | 0.08 | 4.13 | 0.11 |
| 是否建立社区卫生应急队伍 | 4.59 | 0.10 | 4.13 | 0.11 |
| 建立社区卫生应急医疗救治队伍并规范其职责管理制度 | 4.50 | 0.08 | 4.03 | 0.08 |
| 是否建立应急避难场所保障 | 4.14 | 0.10 | 3.75 | 0.16 |
| 是否建立社区卫生应急信息报告系统 | 4.80 | 0.04 | 4.25 | 0.08 |
| 是否建立社区应急物资储备保障机制 | 4.21 | 0.09 | 3.68 | 0.12 |
| 1.4 监测、报告及通报 | | | | |
| 规定社区应协助上级部门开展突发公共卫生事件相关信息日常监测工作 | 4.56 | 0.11 | 4.15 | 0.13 |
| 接受上级卫生行政部门的监督管理及业务指导 | 4.15 | 0.25 | 4.20 | 0.22 |
| 规定社区向上级报告应急信息的内容、程序、方式和时限等 | 4.46 | 0.09 | 4.25 | 0.10 |
| 1.5 应急处置 | | | | |
| 是否规定社区的应对措施 | 4.61 | 0.07 | 4.06 | 0.11 |
| 是否规定社区卫生机构的应对措施 | 4.80 | 0.05 | 4.54 | 0.08 |
| 是否规定了属地内其他单位的应对措施 | 4.26 | 0.07 | 3.67 | 0.12 |
| 1.6 总结评估 | | | | |
| 是否规定事件结束后社区卫生应急组织开展事件评价 | 4.22 | 0.08 | 3.59 | 0.11 |
| 是否制订对卫生应急工作人员的补助和奖励措施 | 4.21 | 0.10 | 3.60 | 0.15 |

| 指标 | 重要性 | | 可行性 | |
|------|------|------|------|------|
| | 评分 | CV | 评分 | CV |
| **1.7 社会动员** | | | | |
| 是否规定在社区开展卫生应急、健康教育工作并制订计划 | 4.56 | 0.08 | 4.27 | 0.09 |
| 是否组建社区卫生应急志愿者队伍 | 4.08 | 0.10 | 3.68 | 0.15 |
| **2. 过程（预案的编制及应用）** | | | | |
| **2.1 编制过程** | | | | |
| 是否成立应急预案编制小组 | 4.07 | 0.08 | 4.33 | 0.09 |
| 是否征求各利益相关者的意见与建议 | 4.44 | 0.09 | 4.09 | 0.08 |
| 预案编制目的是否明确 | 4.76 | 0.06 | 4.36 | 0.09 |
| 是否对本社区进行风险分析和应对能力评估 | 4.59 | 0.07 | 3.46 | 0.13 |
| **2.2 日常应用** | | | | |
| 预案是否用于日常演练 | 4.58 | 0.07 | 4.12 | 0.07 |
| 预案是否进行修订 | 4.49 | 0.07 | 3.85 | 0.15 |
| 预案是否用于开展宣传教育 | 4.20 | 0.10 | 3.87 | 0.13 |
| 是否用于申请人力、财力、物资等资源 | 4.45 | 0.07 | 3.36 | 0.15 |
| **2.3 战时应用** | | | | |
| 预案是否按照规定时限启动 | 4.83 | 0.05 | 4.19 | 0.09 |
| 事件应对者职责是否明确 | 4.83 | 0.05 | 4.18 | 0.08 |
| 能否在预案指导下，结合实际情况，制订应对措施 | 4.67 | 0.06 | 3.84 | 0.11 |
| 应急物资是否及时调配 | 4.46 | 0.08 | 3.70 | 0.12 |
| 能否根据预案中存在的问题，及时提出修订意见 | 4.35 | 0.08 | 3.41 | 0.15 |
| **3. 结果（预案的应用效果及影响）** | | | | |
| **3.1 效果** | | | | |
| 开展社区卫生应急工作时社区内机构的参与度 | 4.49 | 0.09 | 4.01 | 0.13 |
| 社区卫生应急、健康教育、培训演练等工作活动开展完成情况 | 4.48 | 0.09 | 4.18 | 0.13 |

续表

| 指标 | 重要性 | | 可行性 | |
|---|---|---|---|---|
| | 评分 | CV | 评分 | CV |
| 上级对于社区卫生应急工作的考核情况 | 4.20 | 0.12 | 4.11 | 0.12 |
| 3.2 社会经济影响 | | | | |
| 社区在应对突发事件时所投入成本的改变 | 4.11 | 0.15 | 3.71 | 0.17 |
| 社区正常生活工作秩序的恢复速度 | 4.28 | 0.13 | 3.74 | 0.16 |
| 社区在突发事件中所造成损失的改变 | 4.24 | 0.14 | 3.73 | 0.19 |
| 社区居民满意度 | 4.44 | 0.10 | 4.26 | 0.14 |
| 3.3 资源配置改变 | | | | |
| 上级对社区开展针对性的卫生应急培训 | 4.19 | 0.10 | 3.63 | 0.15 |
| 上级增加社区卫生应急的资金投入 | 4.00 | 0.13 | 3.35 | 0.12 |
| 上级加大提供公共卫生服务的力度 | 4.01 | 0.14 | 3.45 | 0.13 |

根据表 1-13 中所得到的评价指标体系,依据专家打分确认各指标的权重(表 1-14)。

表 1-14　第二轮函询最后确认的各级指标权重

| 一级指标及权重 | 二级指标及权重 | 三级指标及权重 | 三级指标权重 |
|---|---|---|---|
| 1 结构 0.415 | 1.1 组织体系 0.167 | 1.1.1 目标明确 | 0.024 |
| | | 1.1.2 社区卫生应急组结构合理 | 0.023 |
| | | 1.1.3 职能分工明确 | 0.023 |
| | | 1.1.4 社区乡镇有人负责应急工作 | 0.022 |
| | | 1.1.5 编制依据充分 | 0.020 |
| | 1.2 指挥协调 0.134 | 1.2.1 与政府卫生行政部门卫生应急机构建立指挥协调机制 | 0.023 |
| | | 1.2.2 社区是否与专业公共卫生技术机构(疾控中心、妇幼保健院、精防所、急救中心等)建立卫生应急协调联动机制 | 0.023 |
| | 1.3 应急准备 0.172 | 1.3.1 制订实施社区卫生应急培训计划 | 0.022 |
| | | 1.3.2 制订实施社区卫生应急培训演练计划 | 0.022 |

续表

| 一级指标及权重 | 二级指标及权重 | 三级指标及权重 | 三级指标权重 |
|---|---|---|---|
| | | 1.3.3 是否建立社区卫生应急队伍 | 0.022 |
| | | 1.3.4 建立社区卫生应急医疗救治队伍并规范其职责管理制度 | 0.022 |
| | | 1.3.5 是否建立应急避难场所 | 0.020 |
| | | 1.3.6 是否建立社区卫生应急信息报告系统 | 0.022 |
| | | 1.3.7 是否建立社区应急物资储备保障机制 | 0.020 |
| | 1.4 监测、报告及通报 0.171 | 1.4.1 规定社区应协助上级部门开展突发公共卫生事件相关信息日常监测 | 0.022 |
| | | 1.4.2 接受上级卫生行政部门的监督管理及业务指导 | 0.021 |
| | | 1.4.3 规定社区向上级报告应急信息的内容、程序、方式和时限等 | 0.022 |
| | 1.5 应急处置 0.177 | 1.5.1 是否规定社区的应对措施 | 0.022 |
| | | 1.5.2 是否规定社区卫生机构的应对措施 | 0.024 |
| | | 1.5.3 是否规定了属地内其他单位的应对措施 | 0.020 |
| | 1.6 总结评估 0.091 | 1.6.1 是否规定事件结束后社区卫生应急组织开展事件评价 | 0.020 |
| | | 1.6.2 是否制订对卫生应急工作人员的补助和奖励措施 | 0.020 |
| | 1.7 社会动员 0.088 | 1.7.1 是否规定在社区开展卫生应急、健康教育工作并制订计划 | 0.022 |
| | | 1.7.2 是否组建社区卫生应急志愿者队伍 | 0.020 |
| 2. 过程 0.332 | 2.1 编制过程 0.291 | 2.1.1 是否成立应急预案编制小组 | 0.021 |
| | | 2.1.2 是否征求各利益相关者的意见与建议 | 0.022 |
| | | 2.1.3 预案编制目的是否明确 | 0.023 |

| 一级指标及权重 | 二级指标及权重 | 三级指标及权重 | 三级指标权重 |
|---|---|---|---|
| | | 2.1.4 是否对本社区进行风险分析和应对能力评估 | 0.020 |
| | 2.2 日常应用 0.347 | 2.2.1 预案是否用于日常演练 | 0.022 |
| | | 2.2.2 预案是否进行修订 | 0.021 |
| | | 2.2.3 预案是否用于开展宣传教育 | 0.020 |
| | | 2.2.4 是否用于申请人力、财力、物资等资源 | 0.020 |
| | 2.3 战时应用 0.362 | 2.3.1 预案是否按照规定时限启动 | 0.023 |
| | | 2.3.2 事件应对者职责是否明确 | 0.023 |
| | | 2.3.3 能否在预案指导下，结合实际情况，制订应对措施 | 0.021 |
| | | 2.3.4 应急物资是否及时调配 | 0.021 |
| | | 2.3.5 能否根据预案中存在的问题，及时提出修订意见 | 0.020 |
| 3. 结果 0.253 | 3.1 效果 0.432 | 3.1.1 开展社区卫生应急工作时社区内机构的参与度 | 0.021 |
| | | 3.1.2 社区卫生应急、健康教育、培训演练等工作活动开展完成情况 | 0.022 |
| | | 3.1.3 上级对于社区卫生应急工作的考核情况 | 0.021 |
| | 3.2 社会经济影响 0.301 | 3.2.1 社区在应对突发事件时所投入成本的改变 | 0.020 |
| | | 3.2.2 社区正常生活工作秩序的恢复速度 | 0.020 |
| | | 3.2.3 社区在突发事件中所造成损失的改变 | 0.020 |
| | | 3.2.4 社区居民满意度 | 0.022 |
| | 3.3 资源配置改变 0.267 | 3.3.1 上级对社区开展针对性的卫生应急培训 | 0.020 |
| | | 3.3.2 上级增加社区卫生应急的资金投入 | 0.019 |
| | | 3.3.3 上级加大提供公共卫生服务的力度 | 0.019 |

**2. 预案评价结果**

（1）预案基本情况：本研究通过不同途径共搜集到社区突发公共卫生事件总体应急预案 132 份。预案从字数上看，最多为 21 938 字，最少为 557 字，平均字数有 4933 字。按照字数分层次看，搜集到的预案字数上差别较大，字数<1000 的最少，有 4 份，占 3.0%；字数为 3000～4999 的最多，有 50 份，占 37.9%。1000～2999 字的有 33 份，占 25.0%；5000～6999 字以及 7000～8999 字的均为 17 份，分别占 12.9%；≥9000 字的有 11 份，占 8.3%（表 1-15）。

表 1-15　预案基本情况

| 字数 | 预案份数 | 构成比（%） |
| --- | --- | --- |
| <1000 | 4 | 3.0 |
| 1000～ | 33 | 25.0 |
| 3000～ | 50 | 37.9 |
| 5000～ | 17 | 12.9 |
| 7000～ | 17 | 12.9 |
| 9000～ | 11 | 8.3 |
| 合计 | 132 | 100.0 |

（2）预案评价

1）评价工具：预案经各地索取、网络搜集等多种途径得来，很难从预案"过程—结果"进行评价，因此，利用评价指标体系的"结构"指标对搜集到的预案进行评价。定义预案"结构"评价指标部分满分为 100 分，根据 Delphi 法确定出的各评价指标及权重，得出预案文本评价指标参考得分（表 1-16）。

表 1-16　预案文本评价指标权重及参考得分

| 二级指标及权重 | 三级指标及权重 | 三级指标权重 | 参考得分 |
| --- | --- | --- | --- |
| 1.1 组织体系 0.167 | 1.1.1 目标明确 | 0.046 | 4.62 |
| | 1.1.2 社区卫生应急组织结构合理 | 0.044 | 4.41 |
| | 1.1.3 职能分工明确 | 0.044 | 4.41 |
| | 1.1.4 社区乡镇有人负责应急工作 | 0.042 | 4.22 |
| | 1.1.5 编制依据充分 | 0.038 | 3.84 |
| 1.2 指挥协调 0.134 | 1.2.1 与政府卫生行政部门卫生应急机构建立指挥协调机制 | 0.044 | 4.41 |
| | 1.2.2 社区是否与专业公共卫生技术机构（疾控中心、妇幼保健院、精防所、急救中心等）建立卫生应急协调联动机制 | 0.044 | 4.41 |

| 二级指标及权重 | 三级指标及权重 | 三级指标权重 | 参考得分 |
|---|---|---|---|
| 1.3 应急准备 0.172 | 1.3.1 制订实施社区卫生应急培训计划 | 0.042 | 4.22 |
| | 1.3.2 制订实施社区卫生应急培训演练计划 | 0.042 | 4.22 |
| | 1.3.3 是否建立社区卫生应急队伍 | 0.042 | 4.22 |
| | 1.3.4 制订并落实社区卫生应急医疗救治队伍并规范其职责管理制度 | 0.042 | 4.22 |
| | 1.3.5 是否建立应急避难场所保障 | 0.038 | 3.84 |
| | 1.3.6 是否建立社区卫生应急信息报告系统 | 0.042 | 4.22 |
| | 1.3.7 是否建立社区应急物资储备保障机制 | 0.038 | 3.84 |
| 1.4 监测、报告及通报 0.171 | 1.4.1 规定社区应协助上级部门开展突发公共卫生事件相关信息日常监测工作 | 0.042 | 4.22 |
| | 1.4.2 接受上级卫生行政部门的监督管理及业务指导 | 0.040 | 4.03 |
| | 1.4.3 规定社区向上级报告应急信息的内容、程序、方式和时限等 | 0.042 | 4.22 |
| 1.5 应急处置 0.177 | 1.5.1 是否规定社区的应对措施 | 0.042 | 4.22 |
| | 1.5.2 是否规定社区卫生机构的应对措施 | 0.046 | 4.61 |
| | 1.5.3 是否规定了属地内其他单位的应对措施 | 0.038 | 3.84 |
| 1.6 总结评估 0.091 | 1.6.1 是否规定事件结束后社区卫生应急组织开展事件评价工作 | 0.038 | 3.85 |
| | 1.6.2 是否制订对卫生应急工作人员的补助和奖励措施 | 0.038 | 3.85 |
| 1.7 社会动员 0.088 | 1.7.1 是否规定在社区开展卫生应急、健康教育工作并制订计划 | 0.042 | 4.22 |
| | 1.7.2 是否组建社区卫生应急志愿者队伍 | 0.038 | 3.84 |

　　2）评价得分：预案评分而采取"全"或"无"的判断形式：若预案中有针对某项指标的描述，则认为该份预案能够拿到相应指标的全部得分，反之则为零分。由此得出各预案得分最低为 13.04，最高为 100 分，平均得分 63.77。随着字数的增多，预案得分平均水平有所增高，按照字数分层来看，各层"＜1000""1000～""3000～""5000～""7000～""9000～"的平均得分分别为 36.27、48.41、56.62、73.16、90.39、96.68（表 1-17）。

表 1-17　预案基本情况

| 字数分层 | 最低分 | 最高分 | 平均分 |
|---|---|---|---|
| <1000 | 13.04 | 50.85 | 36.27 |
| 1000～ | 17.66 | 65.31 | 48.41 |
| 3000～ | 36.93 | 80.04 | 56.62 |
| 5000～ | 55.84 | 80.04 | 73.16 |
| 7000～ | 55.84 | 100.00 | 90.39 |
| 9000～ | 71.40 | 100.00 | 96.68 |

3）预案各指标的完成情况：评价结果显示，现搜集到的社区卫生应急预案指标"1.1.2 社区卫生应急组织结构合理"完成率最高，占 99.2%；其余较好的指标为"1.1.1 目标明确""1.1.3 职能分工明确""1.1.4 社区乡镇有人负责应急工作""1.3.6 是否建立社区卫生应急信息报告系统""1.4.2 接受上级卫生行政部门的监督管理及业务指导""1.5.2 是否规定社区卫生机构的应对措施"，其完成率分别为：88.6%、90.2%、90.9%、82.6%、93.2%、90.9%。

现有社区预案完成率较低的指标有"1.2.2 社区是否与专业公共卫生技术机构（疾控中心、妇幼保健院、精防所、急救中心等）建立卫生应急协调联动机制""1.3.1 制订实施社区卫生应急培训计划""1.3.2 制订实施社区卫生应急培训演练计划""1.3.5 是否建立应急避难场所保障""1.3.7 是否建立社区应急物资储备保障机制""1.5.3 是否规定了属地内其他单位的应对措施""1.6.1 是否规定事件结束后社区卫生应急组织开展事件评价""1.6.2 是否制定对卫生应急工作人员的补助和奖励措施""1.7.1 是否规定在社区开展卫生应急、健康教育并制订计划"　"1.7.2 是否组建社区卫生应急志愿者队伍"，完成率分别：59.8%、43.9%、35.6%、9.8%、53.8%、24.2%、38.6%、43.2%、56.8%、16.7%（表 1-18）。

表 1-18　预案文本评价指标选择情况及比例

| 二级指标 | 三级指标 | 选择情况（n） | 比例（%） |
|---|---|---|---|
| 1.1 组织体系 | 1.1.1 目标明确 | 117 | 88.6 |
|  | 1.1.2 社区卫生应急组织结构合理 | 131 | 99.2 |
|  | 1.1.3 职能分工明确 | 119 | 90.2 |
|  | 1.1.4 社区乡镇有人负责应急工作 | 120 | 90.9 |
|  | 1.1.5 编制依据充分 | 85 | 64.4 |
| 1.2 指挥协调 | 1.2.1 与政府卫生行政部门卫生应急机构建立指挥协调机制 | 102 | 77.3 |

续表

| 二级指标 | 三级指标 | 选择情况（n） | 比例（%） |
|---|---|---|---|
| | 1.2.2 社区是否与专业公共卫生技术机构（疾控中心、妇幼保健院、精防所、急救中心等）建立卫生应急协调联动机制 | 79 | 59.8 |
| 1.3 应急准备 | 1.3.1 制订实施社区卫生应急培训计划 | 58 | 43.9 |
| | 1.3.2 制订实施社区卫生应急培训演练计划 | 47 | 35.6 |
| | 1.3.3 是否建立社区卫生应急队伍 | 91 | 68.9 |
| | 1.3.4 制订并落实社区卫生应急医疗救治队伍并规范其职责管理制度 | 100 | 75.8 |
| | 1.3.5 是否建立应急避难场所保障 | 13 | 9.8 |
| | 1.3.6 是否建立社区卫生应急信息报告系统 | 109 | 82.6 |
| | 1.3.7 是否建立社区应急物资储备保障机制 | 71 | 53.8 |
| 1.4 监测、报告及通报 | 1.4.1 规定社区应协助上级部门开展突发公共卫生事件相关信息日常监测 | 81 | 61.4 |
| | 1.4.2 接受上级卫生行政部门的监督管理及业务指导 | 123 | 93.2 |
| | 1.4.3 规定社区向上级报告应急信息的内容、程序、方式和时限等 | 99 | 75.0 |
| 1.5 应急处置 | 1.5.1 是否规定社区的应对措施 | 81 | 61.4 |
| | 1.5.2 是否规定社区卫生机构的应对措施 | 120 | 90.9 |
| | 1.5.3 是否规定了属地内其他单位的应对措施 | 32 | 24.2 |
| 1.6 总结评估 | 1.6.1 是否规定事件结束后社区卫生应急组织开展事件评价工作 | 51 | 38.6 |
| | 1.6.2 是否制订对卫生应急工作人员的补助和奖励措施 | 57 | 43.2 |
| 1.7 社会动员 | 1.7.1 是否规定在社区开展卫生应急、健康教育工作并制订计划 | 75 | 56.8 |
| | 1.7.2 是否组建社区卫生应急志愿者队伍 | 22 | 16.7 |

## （二）社区卫生服务机构预案认知和需求调查分析

**1. 调查地区基本情况**　本研究所选的北京、安徽、甘肃三个省（直辖市）分别属于经济发达、中等发达、欠发达地区。所调查 3 个市（区）基本情况为：

北京市朝阳区截至 2011 年年末，地区常住人口①数 365.8 万，地区生产总值 3272.15 亿元；安徽合肥市截至 2011 年年末，地区常住人口数 706.13 万，地区生产总值 3636.62 亿元；甘肃省兰州市截至 2011 年 4 月 30 日，地区常住人口数为 360.35 万，2011 年地区生产总值 1360.03 亿元。

选择三个市（区）的所有城市社区进行调研。朝阳区选择辖区内的 41 个街道办事处的 41 家社区；合肥市选取 5 个区以及 1 个地级市，分别为瑶海区（含新站区）、庐阳区、蜀山区（含高新区）、包河区、经济技术开发区以及巢湖市所辖范围内 48 个街道办事处的 57 家社区；兰州市选择皋兰、榆中、永登三县和城关、七里河、西固、安宁、红古五区的 51 个街道办事处的 56 家社区。

**2. 社区机构预案认知及需求调查结果**

（1）调查社区的基本状况：调查发放问卷 154 份，覆盖调查城市的全部城市社区卫生服务中心，问卷回收 146 份，回收率 94.8%，经核查，回收问卷均有效，有效率 100%。各个城市回收情况见表 1-19。

表 1-19  调查问卷的回收情况

| | 朝阳区 | | 合肥市 | | 兰州市 | | 合计 | |
| --- | --- | --- | --- | --- | --- | --- | --- | --- |
| | 个数 | 构成比（%） | 个数 | 构成比（%） | 个数 | 构成比（%） | 个数 | 构成比（%） |
| 发放 | 41 | 26.6 | 57 | 37.0 | 56 | 36.4 | 154 | 100.0 |
| 回收 | 33 | 80.5 | 57 | 100.0 | 56 | 100.0 | 146 | 94.8 |
| 有效 | 33 | 100.0 | 57 | 100.0 | 56 | 100.0 | 146 | 100.0 |

（2）社区机构预案基本情况

1）预案制订情况：参与调查的 146 个社区中，合计 139 个制订了社区预案，占 95.2%。按照不同城市来分，朝阳区 33 个社区均制订了预案，比例达 100%；合肥市有 54 个社区制订了预案，占 94.7%；兰州市 52 个社区制订了预案，占 92.8%（表 1-20）。

---

① 常住人口是指截至统计日期当日零时的：居住在本乡镇街道、户口在本乡镇街道或户口待定的人，居住在本乡镇街道、离开户口所在的乡镇街道半年以上的人，户口在本乡镇街道、外出不满半年或在境外工作学习的人。

表 1-20　调查地区社区预案制订情况

| 预案制订 | 朝阳区 | | 合肥市 | | 兰州市 | | 合计 | |
|---|---|---|---|---|---|---|---|---|
| | 个数 | 构成比(%) | 个数 | 构成比(%) | 个数 | 构成比(%) | 个数 | 构成比(%) |
| 是 | 33 | 100 | 54 | 94.7 | 52 | 92.8 | 139 | 95.2 |
| 否 | 0 | 0 | 0 | 0 | 2 | 3.6 | 2 | 1.4 |
| 不知道 | 0 | 0 | 3 | 5.3 | 2 | 3.6 | 5 | 3.4 |

2)《编制指南》参考及发挥作用情况：在制订了预案的社区中，其中有 122 个社区参考了国家卫生和计划生育委员会颁发的《编制指南》，占 87.8%。按照城市划分来看，三个城市大多数社区预案均参考了《编制指南》，朝阳区所有社区均参考了《编制指南》；合肥市参考《编制指南》的单位有 48 家，占 88.9%；兰州市参考《编制指南》的单位有 42 家，占 80.8%（表 1-21）。

表 1-21　调查地区《编制指南》参考情况

| 参考《编制指南》 | 朝阳区 | | 合肥市 | | 兰州市 | | 合计 | |
|---|---|---|---|---|---|---|---|---|
| | 个数 | 构成比(%) | 个数 | 构成比(%) | 个数 | 构成比(%) | 个数 | 构成比(%) |
| 是 | 32 | 97.0 | 48 | 88.9 | 42 | 80.8 | 122 | 87.8 |
| 否 | 1 | 3.0 | 5 | 19.2 | 10 | 19.2 | 16 | 11.5 |
| 不知道 | 0 | 0 | 1 | 1.9 | 0 | 0 | 1 | 0.7 |

参考《编制指南》进行预案编制的社区中，总体来看，合计 112 家单位认为《编制指南》在指导预案编制中发挥的作用很大，占 91.8%，9 家单位认为《编制指南》作用一般，占 7.4%，仅有 1 家单位认为《编制指南》无作用，占 0.8%。按照城市划分来看，朝阳区所有参考了《编制指南》的单位均认为其发挥了很大的作用；合肥市参考《编制指南》的单位中，42 家认为《编制指南》发挥的作用很大，占 87.5%，有 5 家单位认为作用一般，1 家认为无作用；兰州市参考《编制指南》的单位中，认为《编制指南》发挥"作用很大"的单位有 38 家，所占比例为 90.5%（表 1-22）。

表 1-22　调查地区《编制指南》发挥作用的情况

| 《编制指南》作用 | 朝阳区 | | 合肥市 | | 兰州市 | | 合计 | |
|---|---|---|---|---|---|---|---|---|
| | 个数 | 构成比（%） | 个数 | 构成比（%） | 个数 | 构成比（%） | 个数 | 构成比（%） |
| 作用很大 | 32 | 100.0 | 42 | 87.5 | 38 | 90.5 | 112 | 91.8 |
| 作用一般 | 0 | 0 | 5 | 10.4 | 4 | 9.5 | 9 | 7.4 |
| 无作用 | 0 | 0 | 1 | 2.1 | 0 | 0 | 1 | 0.8 |

根据定性访谈，多数人认为《编制指南》的存在是很有必要的，应该有相应的规范来指导社区编制预案，但是目前《编制指南》的应用中也存在一些问题。

北京市朝阳区卫生和计划生育委员会应急办领导："我们根据 2006 年卫生部发布的《突发公共卫生事件社区（乡镇）应急预案编制指南》，针对各个社区开展了相应的预案编制培训，将如何编制预案在培训会上统一了标准，所以我们区的社区预案都比较规范，结构内容比较统一。"

北京门头沟卫生和计划生育委员会领导："预案是允许存在差异的，但是在结构上一定要是完整的。这就很需要有个指南、规范来指导预案编制。"

湖北省武汉市广水县某社区中心工作人员："没有听说过卫生部下发的《编制指南》，上级对于社区预案编制没有硬性规定。"

首都医科大学应急管理专家："《编制指南》的存在为社区预案编制提供了很好的参考，但是其仍然只是一个通用的框架，各单位还需要结合自身实际情况编制预案。"

3）预案编制步骤：预案编制一般要遵循一定的步骤，总结起来，主要步骤如下。

①成立突发公共卫生事件应急预案编制小组；

②明确应急预案的目的、适用对象、适用范围和编制的前提条件；

③复习与突发公共卫生事件相关的法律、条例、管理办法和上一级预案；

④风险识别、风险分析、脆弱性评价和应对能力评估；

⑤对突发公共卫生事件的现有预案和既往应对工作进行分析，获取有用信息；

⑥编制应急预案；

⑦预案的审核和发布；

⑧应急预案的维护、演练、更新和变更。

编制预案的单位其预案编制步骤不一。其中，采纳"成立编制小组、制订编制计划""复习相关法律和上级预案"两个步骤的单位所占比例较高，分别为98.5%、97.1%。在预案编制过程中进行"突发公共卫生事件风险评估""卫生应急资源和能力评估"的单位分别有 98 家、102 家，所占比例分别为 71.5%、74.5%。通过定性访谈了解到，由于技术水平的限制，各单位进行风险评估以及能力评估仅仅限于本社区曾经发生过的个别突发事件以及现存单位的人员、物资储备量，而并未通过科学的评估方法开展评估。有 73.0% 的单位在编制过程中进行"内、外部征求意见"，一定程度上了解社区内部人员，包括社区主管应急领导、社区公共卫生服务人员等，以及社区外部人员，包括分管社区工作的上级领导、卫生应急专家等的意见，但是各个单位开展程度不一致。访谈中得知，有些社区会邀请上述的内外部人员共同座谈，针对本社区的预案编制工作征求并汇总各方意见；有些社区则仅通过个别人员的意见来指导编制。各调查单位预案的审核和发布、维护与演练、更新或修订的比例均较低，分别为 46.0%、56.2%、42.3%（表 1-23）。

表 1-23　预案编制步骤情况（137 家单位回答）

| 编制步骤 | 朝阳区 | | 合肥市 | | 兰州市 | | 合计 | |
|---|---|---|---|---|---|---|---|---|
| | 个数 | 构成比（%） | 个数 | 构成比（%） | 个数 | 构成比（%） | 个数 | 构成比（%） |
| 成立应急预案编制小组，制订计划 | 30 | 93.8 | 54 | 100.0 | 51 | 100.0 | 135 | 98.5 |
| 复习相关法律和上一级预案 | 32 | 100.0 | 51 | 94.4 | 50 | 98.0 | 133 | 97.1 |
| 突发公共卫生事件风险评估 | 30 | 93.8 | 34 | 63.0 | 34 | 66.7 | 98 | 71.5 |
| 卫生应急资源和能力评估 | 30 | 93.8 | 39 | 72.2 | 33 | 64.7 | 102 | 74.5 |
| 内、外部征求意见 | 25 | 78.1 | 38 | 70.4 | 37 | 72.5 | 100 | 73.0 |
| 审核和发布 | 20 | 62.5 | 21 | 38.9 | 22 | 43.1 | 63 | 46.0 |
| 维护和演练 | 25 | 78.1 | 26 | 48.1 | 26 | 51.0 | 77 | 56.2 |
| 更新或修订 | 30 | 93.8 | 15 | 27.8 | 13 | 25.5 | 58 | 42.3 |

4) 社区预案应用效果

①能否满足实际需要：调查结果显示，编制社区预案的 139 家单位在预案的使用中，均能够在一定程度上满足各自需要。总体来看，认为现有预案基本能够满足需要的有 116 家，占 84.1%；认为完全能够满足需要的仅有 12 家，占 8.7%；有 9 家单位认为不能满足需要，占 6.5%。按照城市划分来看，三城市社区中认为现有预案基本能够满足需要的比例均最高，朝阳、合肥、兰州的比例分别为 90.9%、85.2%、78.4%，兰州市仍有 15.7% 的单位认为暂时不能满足需要（表 1-24）。

表 1-24　调查地区预案满足需要的情况（138 家单位作答）

| 能否满足需要 | 朝阳区 | | 合肥市 | | 兰州市 | | 合计 | |
|---|---|---|---|---|---|---|---|---|
| | 个数 | 构成比(%) | 个数 | 构成比(%) | 个数 | 构成比(%) | 个数 | 构成比(%) |
| 完全能够 | 3 | 9.1 | 6 | 11.1 | 3 | 5.9 | 12 | 8.7 |
| 基本能够 | 30 | 90.9 | 46 | 85.2 | 40 | 78.4 | 116 | 84.1 |
| 不能满足 | 0 | 0 | 1 | 1.9 | 8 | 15.7 | 9 | 6.5 |
| 不知道 | 0 | 0 | 1 | 1.9 | 0 | 0 | 1 | 0.7 |

②预案之间的协调程度：编制预案的单位在预案的使用中，均能够在一定程度上做到与上一级预案管理体系有所衔接和融合。总体来看，认为与上级衔接"非常好""好""一般"的单位有 10、78、49 家，构成比分别为 7.3%、56.9%、35.8%。按照城市划分来看，朝阳、合肥、兰州 3 个城市（区）编制有预案的社区，社区中认为现有预案与上级预案管理体系衔接及融合"非常好"的分别为 3（9.1%）、4（7.4%）、3（6.0%）；现有预案与上级预案管理体系衔接及融合"好"的分别为 25（75.8%）、27（50.0%）、26（52.0%）；现有预案与上级预案管理体系衔接及融合"一般"的分别为 5（15.2%）、23（42.6%）、21（42.0%）（表 1-25）。

表 1-25　调查地区预案与上级预案体系协商程度（137 家单位作答）

| 协调程度 | 朝阳区 | | 合肥市 | | 兰州市 | | 合计 | |
|---|---|---|---|---|---|---|---|---|
| | 个数 | 构成比(%) | 个数 | 构成比(%) | 个数 | 构成比(%) | 个数 | 构成比(%) |
| 非常好 | 3 | 9.1 | 4 | 7.4 | 3 | 6.0 | 10 | 7.3 |
| 好 | 25 | 75.8 | 27 | 50.0 | 26 | 52.0 | 78 | 56.9 |
| 一般 | 5 | 15.2 | 23 | 42.6 | 21 | 42.0 | 49 | 35.8 |

③预案在应急处置中发挥的作用大小：调查结果显示，编制预案的单位在突

发公共卫生事件的应急处置中，均发挥出一定的作用。总体来看，认为"作用很大"的有 52 家单位，占 37.7%；认为"作用一般"的有 84 家，占 60.9%；"不清楚"的有 2 家，占 1.4%。按照城市划分来看，朝阳区各社区中心均认为社区预案发挥了作用，其中，认为"作用很大"的有 10 家，占 30.3%，"作用一般"的有 23 家，占 69.7%；合肥市各社区中心有 27 家认为预案在应急处置中发挥的"作用很大"，26 家认为"作用一般"；兰州市 15 家社区中心认为"作用很大"，35 家认为"作用一般"（表 1-26）。

表 1-26　调查地区预案在应急处置中发挥作用的大小（138 家单位作答）

| 预案作用 | 朝阳区 | | 合肥市 | | 兰州市 | | 合计 | |
|---|---|---|---|---|---|---|---|---|
| | 个数 | 构成比（%） | 个数 | 构成比（%） | 个数 | 构成比（%） | 个数 | 构成比（%） |
| 作用很大 | 10 | 30.3 | 27 | 50.0 | 15 | 29.4 | 52 | 37.7 |
| 作用一般 | 23 | 69.7 | 26 | 48.1 | 35 | 68.6 | 84 | 60.9 |
| 不清楚 | 0 | 0 | 1 | 1.9 | 1 | 2.0 | 2 | 1.4 |

## （三）社区人员对于预案编制的认知与需求调查结果

**1. 调查对象基本情况**　本次共调查 313 人，年龄最小者 21 岁，最大者 70 岁，平均 35 岁（30～40 岁者占 50.2%）；被调查者文化程度普遍较高，大专及以上学历占 89.5%；所学专业为应急管理、卫生管理、公共卫生等的被调查者占 25.6%，临床医学专业占 57.5%；工作年限在 5 年以上的占 34.5%；多为初、中级职称，具有初级以上职称的占 95.8%（表 1-27）。

表 1-27　调查人员基本情况（$n=313$）

| 项目 | 人数 | 构成比（%） |
|---|---|---|
| 性别 | | |
| 男 | 140 | 44.7 |
| 女 | 173 | 55.3 |
| 年龄（岁） | | |
| <30 | 69 | 22.0 |
| 30～ | 157 | 50.2 |
| 40～ | 76 | 24.3 |
| 50～ | 11 | 3.5 |
| 专业 | | |

续表

| 项目 | 人数 | 构成比（%） |
|---|---|---|
| 应急管理 | 8 | 2.6 |
| 卫生管理 | 16 | 5.1 |
| 公共卫生 | 56 | 17.9 |
| 临床医学 | 180 | 57.5 |
| 其他 | 53 | 16.9 |
| 工作年限（年） | | |
| ＜5 | 205 | 65.5 |
| 5～ | 62 | 19.8 |
| 10～ | 46 | 14.7 |
| 学历 | | |
| 中专或高中 | 33 | 10.5 |
| 大专 | 146 | 46.6 |
| 本科 | 126 | 40.3 |
| 硕士及以上 | 8 | 2.5 |
| 职称 | | |
| 正高 | 1 | 0.3 |
| 副高 | 10 | 3.2 |
| 中级 | 82 | 26.2 |
| 初级 | 207 | 66.1 |
| 其他 | 13 | 4.2 |
| 职务 | | |
| 单位负责人 | 29 | 9.3 |
| 科室负责人 | 91 | 29.1 |
| 工作人员 | 191 | 61.0 |
| 其他 | 2 | 0.6 |

**2. 社区人员对预案的认知调查结果**

（1）社区人员对预案的熟识程度：（调查）结果显示，调查对象知道社区预案的有 308 人，占 98.4%；知道《编制指南》的有 295 人，占 94.2%，其中，认识《编制指南》的方式主要是通过"会议""培训""下发文件""网络"等，各自所占的比例分别为 13.5%、37.5%、32.1%、13.2%（表 1-28）。59.7% 的人员对社区预案"熟悉"或"很熟悉"；熟悉程度"一般"的有 110 人，占 35.1%（表 1-29）。

表 1-28　被调查人员对预案及指南认识

| 项目 | 人数 | 百分比（%） |
|---|---|---|
| 知道社区预案 | 308 | 98.4 |
| 知道编制指南 | 295 | 94.2 |
| 会议 | 40 | 13.5 |
| 培训 | 111 | 37.5 |
| 下发文件 | 95 | 32.1 |
| 网络 | 39 | 13.2 |
| 其他 | 11 | 3.7 |
| 参与编制预案 | 203 | 64.9 |

表 1-29　调查人员对预案熟悉程度

| 熟悉程度 | 人数 | 百分比（%） |
|---|---|---|
| 很熟悉 | 27 | 8.6 |
| 熟悉 | 160 | 51.1 |
| 一般 | 110 | 35.1 |
| 不清楚 | 16 | 5.1 |

（2）社区预案存在的问题

①预案存在的问题：调查结果显示，在参与本单位社区预案编制的 203 名调查对象中，198 人认为现有的社区预案存在问题，具体表现为：31.8% 的人认为预案内容不完整；35.3% 的人认为现有预案的条文不实用，可操作性较差；17.2% 的人认为预案规定的内容，如物资储备、开展风险评估等，就目前现状来看，由于缺乏经费、技术等的支持，社区资源仍无法达到要求（表 1-30）。

表 1-30　预案存在的问题（$n=198$）

| 预案存在问题 | 人数 | 百分比（%） |
|---|---|---|
| 内容不完整 | 63 | 31.8 |
| 撰写不规范 | 44 | 22.2 |
| 条文不实用 | 70 | 35.3 |
| 各级预案缺乏有机联系 | 35 | 17.7 |
| 预案规定内容现实资源满足不了 | 34 | 17.2 |

现有预案编制中较少结合各地区的实际情况，多为原则性的条文，较难应用

于实际。因此预案的实用性及可操作性均较差。

北京门头沟卫生和计划生育委员会应急办领导："社区预案要适当缩减。实际工作中需要的是一个操作说明，需要简单明了。突发公共卫生事件分类很繁杂，社区工作人员作为第一批应对人员，需要的是能够迅速指导工作的工具。预案是写给各单位领导看的，具体工作人员需要的是将更加实用的技术细化在操作手册上。"

安徽省合肥市卫生和计划生育委员会应急办领导："我们一般不用预案，在实际工作中真正实用的是操作流程、技术规范，我们要求各个单位制订具体的操作流程、技术规范。"

中国军科院应急专家："预案是行动计划的雏形，培训演练的依据。预案不是直接拿来就可以用了，而是需要在预案的基础上进行具体化，来制订操作流程、技术方案等。"

北京市卫生和计划生育委员会应急办工作人员："现今对社区预案的定位正在不断修订，其重要性也逐渐被认识到。不论是哪一级别的预案，其框架结构还是需要保持完整性，这点还是很重要的。"

北京市卫生和计划生育委员会应急办主任："在应急处置中，不应该是只拿到了原则性的预案，同时应该附加具体的操作流程。"

②预案编制中存在的问题：参与预案编制的203人中，174人认为预案编制中存在需要改进的问题，占85.7%。问题主要集中在"预案编制组人员构成不合理""预案编制未开展风险评估""预案审批缺乏科学规范的流程""预案不能及时开展演练并更新""预案编制未与外部的相关部门进行充分沟通"，上述问题所占比例分别为43.7%、48.9%、40.2%、42.0%、46.6%（表1-31）。

表 1-31　预案编制中存在问题的情况 （$n=174$）

| 预案编制存在问题 | 人数 | 百分比（%） |
| --- | --- | --- |
| 预案编制组人员构成不合理 | 76 | 43.7 |
| 预案编制未开展风险评估 | 85 | 48.9 |
| 预案的审批缺乏科学规范的流程 | 70 | 40.2 |
| 预案不能及时开展演练并更新 | 73 | 42.0 |
| 制订过程缺乏科学依据 | 34 | 19.5 |
| 预案编制未与外部的相关部门进行充分沟通 | 81 | 46.6 |

现有预案编制中仍存在较多的问题，因为缺乏科学的编制程序的指导，社区

层面对于编制技术掌握不足，也不能针对本社区的实际情况开展风险评估，从而无法有针对性地编制预案。部分社区的预案在编制后并未被应用，而是被束之高阁。

国家卫生和计划生育委员会应急办领导："现有预案存在较多问题，'上下一般粗'，社区预案应该针对社区所能够承担的应急职能来编制预案，现在多数照搬上级预案，没有针对性，预案能否发挥出其该有的作用呢？"

北京市疾控中心应急办："一份质量好的预案是能够发挥巨大作用的，但是现在的预案在编制的时候往往是闭门造车，并不结合本单位本地区的实际情况，导致预案只是一份文件，不能发挥作用。"

广州医学院应急管理专家："社区卫生服务机构是社区突发公共卫生事件的第一反应单位，是公共卫生的'网底'。在编制社区预案时应把握住社区的定位，编制适合社区的预案。但目前的预案多数用来应付检查，并没有发挥出作用。"

（3）预案编制的认知情况：在313名调查对象中，231名对预案的编制程序较为清楚，占73.8%，具体表现为：60.2%的人认为预案编制需要技术规范的指导，56.7%的人认为可以为社区预案编制者提供预案框架或范例。231名熟悉预案编制程序的人员中，180人对于预案编制小组成员的构成较为了解，其中认为小组成员应包括卫生应急工作人员、专业技术人员、专家、卫生行政人员的比例分别为96.7%、95.6%、73.9%、69.4%（表1-32）。

表1-32　预案编制的认知情况

| 预案编制的认知 | 人数 | 百分比（%） |
| --- | --- | --- |
| 清楚编制程序 | 231 | 73.8 |
| 需要技术规范来指导 | 139 | 60.2 |
| 需要框架和范例 | 131 | 56.7 |
| 了解编制小组人员 | 180 | 77.9 |
| 卫生应急工作人员 | 174 | 96.7 |
| 专业技术人员 | 172 | 95.6 |
| 专家 | 133 | 73.9 |
| 卫生行政官员 | 125 | 69.4 |

（4）预案编制质量影响因素：依据定性访谈，得到各方认为的可能影响预案编制质量的因素，综合各个因素编制问卷，令社区人员对各项因素进行评分，每项因素满分10分。调查结果显示各因素评分均值较高的为"专家参与度""预案制订前针对性的调查研究""预案的培训和演练""预案的法律和制度保障"，分别为8.53、8.22、7.82、7.47分（表1-33）。

表 1-33　预案编制质量影响因素评分

| 影响因素 | 均值 | 标准差 | 中位数 |
|---|---|---|---|
| 编制人员职责分工是否明确 | 6.80 | 2.71 | 7 |
| 预案制订中本单位人员参与度 | 6.36 | 2.74 | 6 |
| 预案制订中专家参与度 | 8.53 | 2.94 | 7 |
| 预案与当地应急管理体系的协调程度 | 4.28 | 2.71 | 5 |
| 预案的法律和制度保障 | 7.47 | 2.90 | 8 |
| 预案制订前针对性的调查研究（风险、资源及应急能力的评估等） | 8.22 | 2.98 | 8 |
| 预案的可及性（可获得性） | 4.33 | 2.77 | 4 |
| 预案的培训和演练 | 7.82 | 2.74 | 7 |
| 预案的修订 | 5.54 | 2.82 | 5 |

# 六、研究讨论与建议

## （一）研究讨论

研究讨论的目的是要针对现有预案以及编制预案的地区开展调查，以发现预案及其编制过程中所存在的问题，因此选取的城市均为各个地区经济发展水平较好的，且当地领导对基层卫生应急工作较为重视，已经在社区应急预案编制领域开展了相应的工作。

**1. 预案质量参差不齐，与实际脱节**　应急预案是社区开展突发事件预防、准备、响应、恢复的行动指南，是提高社区应对突发事件能力的重要保证。然而，目前已制订的社区应急预案编制水平仍然参差不齐，存在着格式不规范、内容不全面、可操作性不足等问题。研究中所搜集到的社区预案在文本上存在较大差距：从预案长度来看，字数最少仅有 557 字，最多的有 21 938 字；依据研究构建的评价指标体系对现有预案的格式及内容构成进行评价，现有预案在"组织体系"方面做得较好，大多数预案对于社区卫生应急组织体系的构建都做出了规定，但是其他内容如"指挥协调""应急准备""应急处置""总结评估""社会动员"等仍做得较差，多数预案未对上述内容做出相应的规定，使得现有预案大多缺乏实用性。

对于目前社区预案的制订现状，某卫生和计划生育委员会应急办负责人认为"目前这个工作正在进行，进行速度与区域经济发展水平有关，经济发展水平高的城市可能要好些，落后地区则要慢些""上级没有硬性要求，目前很少有社区根据自身实际需要来制订，有的制订了预案也是一种应付手段"。

从预案格式上看，地区差异较大。朝阳区搜集到的预案均按照国家卫生和计划生育委员会发布的《编制指南》进行编制，格式较为统一；从其他地区搜集到的预案包括网络预案格式不一，有些地区侧重应急组织体系构建，较大篇幅是针对本社区的应急组织构成，有些则较为侧重应急处置过程，对社区应对突发事件的流程进行了较多阐述。目前社区预案制订的情况不乐观，某卫生和计划生育委员会领导认为"原因在于社区层面应急体系的建设处于初级阶段，应急预案的制订还处于探索时期"，仍有较多人认为社区制订应急预案实用价值小，因此大多数社区没有制订，有少数制订了的也是应付上级部门检查，而且目前一旦有突发事件发生，上级相关部门就会有文件，涉及怎么预防、怎么处理、社区应该做些什么事情等，这种情况也导致许多人认为社区没必要制订预案，只不过此类文件都是事件发生了之后才有，而且与各社区实际情况可能不相符合，因此不能达到尽可能减少社区居民的生命财产损失的目的。

**2. 社区预案编制存在问题**　经过几年的努力，尽管我国应急预案体系建设取得了长足进步，基本形成了"横向到边、纵向到底"的预案体系，但目前已有的预案仍存在较多的问题，在面对灾害事故时，领导决策层反映力不从心，总觉得部分预案"不好用""不实用""不敢用"，尤其是社区等基层应急预案，是目前预案体系中最重要也是最薄弱的环节。本研究发现现有社区预案在编制中确实存在一些问题，具体如下。

（1）生硬照搬上级预案或《编制指南》：目前社区预案编制没有针对当地实际情况进行科学的分析论证，在编制原则、组织机构、分级预警、物资储备、后勤保障等方面生硬照搬上级预案，导致预案可操作性不强，缺乏对具体工作的指导性。

（2）编制的预案过于简单或繁复：有些社区的预案过于简单，缺少必要的应急响应步骤，如有的预案中只规定了什么是突发公共卫生事件，之后只针对本单位的卫生应急组织体系做了规定，缺少事件应急处置的具体步骤等，使预案很难应用于实际应急事件处置；而有的预案又过于繁复，不能结合社区的实际特点，如社区一般只承担突发公共卫生事件发生初期的应急处置或协助上级政府开展应急工作，在社区预案中没必要对突发公共卫生事件的分级做过多阐述。

（3）缺乏针对性、可操作性：预案编制的基础就是要有针对性，没有针对性也是当前社区预案操作性不强的根源所在。有的社区预案照搬照抄上级的、他人的预案；有的预案通篇都是原则性用语，"上下一般粗"，没有可操作的实际内容等。

（4）缺乏衔接性：预案本身不能上下一致，还缺少与上级预案和同级其他预案的衔接，导致各自的资源和服务无法协调。

（5）预案编制指导评审存在不足，预案衔接性、整体性不够：预案编制工作涉及行业广、工作复杂、专业性强，指导、评审工作组由临时抽调的有关部门人员组成，缺乏专业知识和相互沟通，经验不足，在预案评审中，多注重预案形式、面临的风险、处置方式和单位特点等内容，就事论事情况居多，未能从预案编制的地区实际资源、信息互通、防范应对等机制方面去提出合理的建议，缺乏对预案涉及地区的整体性、衔接性等方面的思考。

**3. 社区预案编制影响因素**　　社区预案编制的影响因素主要是预案制订时是否按照一定的程序、是否针对本社区开展了相应的风险等评估工作、制订后是否经过演练、是否经过修改。社区要制订有效的预案就必须要根据本地的实际情况来分析存在的潜在危险，而不是一味地依照上级预案的框架来模仿，因此需要有相关知识的专家按照一定的程序来参与，当然对于社区来讲并不需要有相当专业知识的专家，社区应急预案发挥的作用应是如何让居民在第一时间实现避险和自救。

预案制订后应进行演练，发现其存在的不足或问题并做及时修改才能保证其可操作性。Glick 学者提出突发事件发生后，社区要做出充分的反应需要精密的计划组织，需要相关组织机构的密切配合，做好准备最重要的方法之一就是进行预案的演练。在社区的自然环境或社会环境发生改变后，还应及时根据当时的情况对预案进行修改完善，保证预案的实时性。在调查中，制订后经过演练的仅占 56.2%，经过修改的占 42.3%，所占的比例也较低。

对于预案的编制，多数人认为应由多个部门参与，定性访谈中有认为"应由街道办事处或乡镇政府来牵头，组织工业、农业、卫生所有相关部门人员讨论分析，然后提出这个社区、乡镇应该预防哪些可能出现的突发事件"，某区应急办负责人认为"一定要其他部门来参与，特别是专业部门，社区人员对于应急专业知识掌握仍较少，在制订预案时应邀请应急管理相关专家来协助"。

虽然目前已有部分社区制订了应急预案，但大多是根据上级部门的规定，社区并没有意识到制订自身预案的重要性，因此，社区仅仅是参照上级有关预案的形式或内容来制订，正如某应急办负责人认为"社区制订也是一种形式，也不可能按预案来实施"。如果所制订预案并不符合社区本身的特点和要求，也就不能保证发生突发事件时社区有可行的预案来实施。因此，社区制订应急预案应按照一定的程序进行，重点是对社区危险的分析。依照程序对社区的危险进行全面而准确的分析，不遗漏任何潜在的危险，将社区应急资源的重点放在危险分级中位于前几位的危险上，使社区有限的资源发挥最大的作用。

## （二）建议

综合定性调查与定量调查的结果分析，目前社区层面应急预案的制订情况仍较差，影响其编制质量的因素是多方面的：上级政府对于社区应急工作的重视程度、预案编制程序的掌握程度、社区人员及专家的参与程度等。针对社区预案编制中存在的问题以及影响因素，特提出以下建议。

**1. 提高政府对社区层面应急预案的重视程度**　社区是突发公共卫生事件应急的"网底"，政府应提高对社区预案的重视程度，应增加相应经费的投入，经费主要用于应急预案编制、相关人员应急知识和技能的培训、应急预案的演练、应急物资的购买等，社区没有必要也不可能储备应急物资，但应随时更新可能需要的物资的购买地点、联系方式等信息。

应加强各级领导对社区在突发事件中的作用以及社区制订自身应急预案必要性的认识，有关部门应下发相关文件，加大宣传力度，使各级领导重视社区层面的应急工作。

**2. 遵循科学的编制程序，按照《编制指南》编制预案**　社区应急预案的编制是多人多部门经过一系列步骤的过程。美国有学者研究提出，社区卫生机构在社区的应急反应中应充分发挥其作用，应参与到社区应急预案的编制过程中。社区应根据自身的实际情况，成立由3～5个来自医疗、政府或公安等部门的人员组成的领导小组，收集社区相关资料，同时可参考类似社区所发生过的突发事件、进行专门的小组讨论或参考当地的历史资料或询问老居民、向地方政府索要相关信息、调查社区等方法确认本社区存在的危险，对危险的范围、强度、频率或可能性、时间段和可控程度进行描述，然后根据危险的"严重性""易管理性""急迫性"和"发展性"进行分级，确定优先处理的危险。根据存在的危险编制应急预案，重点将社区资源用于归为高档的危险。预案编写可按照"将要发生什么—会引发什么—有什么危害—哪些危害最严重—应当采取的控制措施—由谁来组织指挥—需要哪些资源—如何得到这些资源—如何实施抢救措施—如何恢复"的思路来进行。

研究中发现按照《编制指南》编写的预案得分较高，在框架结构上较为规范、完整，能够更好地被应用。因此应继续向全国社区推广《编制指南》，提高社区对于《编制指南》的利用度，进一步规范各地社区的卫生应急预案编制。

**3. 细化《编制指南》，加强预案编制技术培训**　社区要制订符合自身实际情况的应急预案，应邀请相关专家按照一定的程序来编制，预案的可操作性要通过演练来检验，随着时间和环境的变化，预案要进行适当的修改和补充。总之，社区的预案要避免"模仿"和"空泛"，应具有效用性和可行性。

为了更好地做好预案编制，应在细化《编制指南》，制订操作规范，提高其可操作性，使其更易为社区预案的编制提供服务。如社区作为突发公共卫生事件发生的第一场所，在进行预案编制时，一定要充分考虑社区存在的风险，对社区进行风险评估。研究发现，大多数社区人员对于风险评估知识的掌握不足，不能预先估计本社区存在的风险，因此在今后应加强对于相关知识的培训。同时，针对社区存在的每种危险，参与其中的各个部门都应加强相应的应急培训，尤其对社区卫生干事来说，应加强包括发生危险预警的识别、信息的快速传达、危险的应急处置和伤员的应急救援等方面的培训。预案编写完成后，应进行定期或不定期的演练，发现问题后及时修改完善；当社区环境或原来的危险发生改变时，应及时进行新的危险的评估，使预案的内容符合社区的实际情况。

**4. 适时修订《编制指南》**　　随着我国卫生应急体系的建设，以及在应对突发公共卫生事件中的经验的积累，《编制指南》经过一定时间的应用逐渐暴露出一些问题，比如太过原则化、缺乏可操作性等；并且随着《突发公共卫生事件应急条例》的修订以及《中华人民共和国突发公共卫生事件应对法》的出台等，《编制指南》也有必要进一步完善，适时进行修订，使其更加符合实际应用情况。

# 参考文献

［1］张义. 突发公共卫生事件中政府应急管理研究［D］. 吉林大学，2011.

［2］张宇. 我国突发公共卫生事件应急机制研究［D］. 天津大学，2005.

［3］郭智虹. 突发公共卫生事件应急风险沟通机制研究［D］. 南昌大学，2012.

［4］曹康泰. 突发公共卫生事件应急条例释义［M］. 北京：中国法制出版社，2003.

［5］安建民，蔡力民. 重大传染病政府决策与管理［M］. 北京：北京医科大学出版社，2005.

［6］曹宇环，时晓辉. 城市社区卫生服务发展形势［J］. 包头医学，2009，33（1）：24-27.

［7］贾海江，刘双跃，姜传胜，等. 基层应急体系现状调查分析［J］. 中国安全生产科学技术，2011，（06）：38-42.

［8］世界卫生组织. 社区应急准备［M］. 北京：人民军医出版社，2002：5-6

［9］郭太生. 美国公共安全危机事件应急管理研究［J］. 中国人民公安大学学报，2003，19（6）：16-25.

［10］顾林生. 国外基层灾害应急管理的机制评析［J］. 中国减灾，2007，6：30-35

［11］郭新彪，刘君卓. 突发公共卫生事件应急指引［M］. 化学工业出版社，2005，281-282

［12］Hayashi H，Kawata Y. Emergency and societal impacts of Great Hanshin-Awaji earthquake disaster of 17 January，1995. In：Proceeding of Third International Conference on Emergency Planning and Disaster Management，Lancaster，UK，1995. Preston，England，Lancaster City Council，1995.

［13］董瑞华. 论社区在灾害危机应急管理中的基础作用［J］. 理论前沿. 2004. 10：46-47

［14］袁宏永，苏国锋，李藐. 论应急文本预案、数字预案与智能方案［J］. 中国应急管理，2007，（4）：20-23.

［15］黄典剑，宁绪成. 石油化工企业应急预案评价方法研究［J］. 石油化工安全技术，2006，22（5）：17-19.

［16］张勇，贾传亮，王建军. 基于模糊综合评价方法的突发事件应急预案评估［J］. 中国管理科学，2004，12（专辑）：154-156.

［17］于瑛英，池宏. 基于网络计划的应急预案的可操作性研究［J］. 公共管理学报，2007，4（2）：100-107.

［18］刘吉夫，朱晶晶. 我国自然灾害类应急预案评价方法研究（I）：完备性评价［J］. 中国安全科学学报，2008，18（2）：6-11.

［19］刘吉夫，朱晶晶. 我国自然灾害类应急预案评价方法研究（Ⅱ）：责任矩阵评价［J］. 中国安全科学学报，2008，18（4）：6-15.

［20］Perry RW，Lindell，MK. Preparedness for emergency response：guidelines for the emergency planning process［J］. Disasters，2003，27（4）：336-350.

［21］Alexander D. Towards the development of a standard in emergency planning［J］.

Disaster Prevention and Management，2005，14（2）：158-175.

［22］CRS Report for Congress. Pandemic Influenza：An Analysis of State Preparedness and Response Plans ［R］. September24，2007.

［23］Nakanishiy. Assessing emergency preparedness of transit agencies：a focus on performance indicators ［C］. The 82nd Annual Meeting of the Transportation Research Board Washington，D. C.，January，2003.

［24］Lindell MK. Assessing emergency preparedness in support of Hazardous facility risk analyses：Application to sitting a US hazardous waste incinerator ［J］. Journal of Hazardous Materials，1995，40（3）：297-319.

［25］Kaji AH，Lewis RJ. Assessment of the reliability of the johns Hopkins/agency for healthcare research and quality hospital disaster drill evaluation tool ［Z］. Annals of Emergency Medicine. In Press，Corrected Proof 2004.

［26］Burns KJ，Robinsonk，Lowe EG. Evaluation of responses of an air medical helicopter program during a comprehensive emergency response drill ［J］. Air Medical Journal. 2007，26（3）：139-143.

［27］Wang C，Wei S，Xiang H，et al. Evaluating the effectiveness of an emergency preparedness training program for public health staff in China ［J］. Public Health，2008，122（5）：471-477.

［28］高微. 构建我国突发事件应急预案的评价指标体系 ［J］. 商业经济，2008，（11）：39-40，93. DOI：10. 3969/j. issn. 1009-6043. 2008. 11. 014.

［29］黎建明，刘益民，吴礼康，等. 社区应对突发公共卫生事件应急预案的研究 ［J］. 中国初级卫生保健，2005，19（10）：38-39. DOI：10. 3969/j. issn. 1001-568X. 2005. 10. 019.

［30］钟开斌，张佳. 论应急预案的编制与管理 ［J］. 甘肃社会科学，2006，（3）：240-243.

［31］胡国清，饶克勤，孙振球，等，突发公共卫生事件应急预案编制初探 ［J］. 中华医学杂志，2005，85（31）：2173-2175.

［32］杨琼. 突发公共卫生事件社区应急预案影响因素及编制程序研究 ［D］. 重庆医科大学，2008.

［33］王海涛. 突发公共卫生事件应急预案管理研究-以平顶山市为例 ［D］. 郑州大学，2010.

［34］刘家发，吕桂阳，朱建如，等. 卫生应急预案的编制方法 ［J］. 公共卫生与预防医学，2011，22（2）：1-4.

［35］邢娟娟. 重大事故的应急救援预案编制技术 ［J］. 中国安全科学学报，2004，14（1）：57-59.

［36］Hardy V，Roberts P. International emergency planning for facilities management ［J］. J Facilities Management，2003，1：7-25.

［37］Hua SL. Development of animal diseases plans ［J］. Chin J Veterinary Med，2000，5：59.

［38］华盛利. 动物防疫工作预案的编制 ［J］. 中国兽医杂志，2000，5：59.

# 附　　录

## 附录 1A　《社区突发公共卫生事件应急预案评价指标体系》专家咨询表

**尊敬的专家：**

您好！感谢您百忙中抽出时间参与本次专家咨询。

社区是卫生应急的基础，有效的应急准备对提高社区卫生应急能力具有重要作用。2006 年，卫生部发布了《突发公共卫生事件社区（乡镇）应急预案编制指南（试行）》（以下简称《编制指南》），用于指导社区卫生应急预案的编制。本研究是在《编制指南》的基础上，拟开发一套可行的《社区突发公共卫生事件应急预案评价指标体系》，为社区卫生应急预案评估提供评价工具。

指标体系以"结构-过程-结果"为逻辑框架，通过文献研究和小组讨论，初步建立起 13 个二级指标、50 个三级指标的指标体系。为了进一步筛选指标，更好地结合预案评价工作实际，现向您征询对该指标框架和具体指标的建议和意见。

首都医科大学课题组

## 第一部分　　咨询专家基本情况统计

1. 姓名：＿＿＿＿＿＿＿

2. 您的工作单位＿＿＿＿＿＿＿＿＿＿＿＿＿＿＿＿＿＿＿＿＿

3. 性别①男　②女

4. 年龄＿＿＿＿＿岁

5. 文化程度

①大专及以下　②本科　③硕士　④博士

6. 职称

①正高级　②副高级　③中级　④初级　⑤其他

7. 职务

①单位负责人　②科室负责人　③工作人员　④其他

8. 您的主要专业领域

①公共卫生　②卫生管理　③临床医疗　④其他

9. 工作性质

①教学科研   ②行政管理   ③业务技术   ④其他

10. 您的从业年限_____年

11. 您对卫生应急预案的熟悉程度

①很熟悉   ②熟悉   ③比较熟悉   ④一般   ⑤不熟悉

12. 您对应急预案评价指标体系的熟悉程度

①很熟悉   ②熟悉   ③比较熟悉   ④一般   ⑤不熟悉

13. 是否参与过卫生应急预案的编制、评价或研究工作_____

①是   ②否

14. 您的联系电话：_____

15. 您的 E-mail 地址：_____

16. 您的通讯地址：_____

# 第二部分   指标选择标准及权重评分说明

**1. "指标选择标准"说明**   本项研究中，对指标进行选择的标准为重要性、可行性，各位专家须通过比较指标进行添加、删除或修改。对于一级、二级指标只评价重要性，所有一级指标评分的总和为 100 分，同一级维度下的二级指标评分总和为 100 分；对于三级指标，既要评价其重要性，又要评价其可行性。

（1）指标的重要性：指在评价指标体系中该指标的重要程度和敏感程度。指标的重要性又分为：①指标的重要意义。该指标是否反映了卫生应急管理的重要问题，这些问题是否会直接影响卫生应急处置工作。②政策的重要性。该指标是否反映了卫生行业、政府和社会公众所关注的问题。③干预的敏感性。该指标的变化是否与突发公共卫生事件产生的影响直接相关，通过改善卫生应急机制能否正面影响该指标的变化。指标越敏感，越具有政策重要意义和社会关注度，且改善卫生应急机制后，确能行之有效地减少不良事件的发生，则指标的重要性就越高。

（2）指标的可行性：①计算该指标所需的数据是否可得。②该指标所提供信息的价值是否大于搜集、统计和报告该指标的成本。在实际研究工作中，它指的是获取该指标的难易程度和成本代价。指标越容易获得，付出的成本代价越小，则该指标的可行性越高。如果指标数据难以获取，或者获取可靠数据比较困难，或者需要大量人力物力，指标的可行性则较低。

**2. "指标选择依据"的赋分**   评价一级、二级、三级指标的两个标准——重要性和可行性，两项总和为 100 分，您认为在指标选择中，如何分配它们之间的分值比较合适？（表 1A-1）

表 1A-1　"指标选择依据"的赋分

| 指标选择依据 | 分值（分） |
|---|---|
| 指标重要性 | 分 |
| 指标可行性 | 分 |
| 总分 | 100 分 |

# 第三部分　指标评价（表 1A-2～表 1A-7）

表 1A-2　社区突发公共卫生事件应急预案评价指标体系框架

| 一级指标（3 个） | 二级指标（13 个） | | 三级指标（50 个） |
|---|---|---|---|
| 1. 结构（预案内容） | 1.1 组织体系 | 6 | 27 个 |
| | 1.2 指挥协调 | 2 | |
| | 1.3 应急准备 | 7 | |
| | 1.4 监测、报告及通报 | 4 | |
| | 1.5 应急处置 | 3 | |
| | 1.6 总结评估 | 2 | |
| | 1.7 社会动员 | 3 | |
| 2. 过程（预案实施） | 2.1 编制过程 | 4 | 15 个 |
| | 2.2 日常应用 | 5 | |
| | 2.3 战时应用 | 6 | |
| 3. 结果（预案效果） | 3.1 效果 | 2 | 8 个 |
| | 3.2 社会经济影响 | 2 | |
| | 3.3 资源配置改变 | 4 | |

表 1A-3　一级指标评价表

| 指　　标 | 指标重要性评分（合计 100 分） |
|---|---|
| 1. 结构 | 分 |
| 2. 过程 | 分 |
| 3. 结果 | 分 |

＊您认为上述评价指标分类恰当吗？

①恰当　②基本恰当　③不恰当

＊如果您有需要改动的指标，请写在下面，并请简要说明理由。

### 表 1A-4　结构的二级指标评价表

| 一级指标 | 二级指标 | 重要性（合计 100 分） |
|---|---|---|
| 1. 结构 | 1.1 组织体系 | 分 |
| | 1.2 指挥协调 | 分 |
| | 1.3 应急准备 | 分 |
| | 1.4 监测、报告及通报 | 分 |
| | 1.5 应急处置 | 分 |
| | 1.6 总结评估 | 分 |
| | 1.7 社会动员 | 分 |

您认为上述评价指标分类恰当吗？

①恰当　②基本恰当　③不恰当

如果您有增加、修改、删除的指标或者其他构想，请写在下面，并简要说明理由。

### 表 1A-5　过程的二级指标评价表

| 一级指标 | 二级指标 | 重要性（合计 100 分） |
|---|---|---|
| 2. 过程 | 2.1 编制过程 | 分 |
| | 2.2 日常应用 | 分 |
| | 2.3 战时应用 | 分 |

您认为上述评价指标分类恰当吗？

①恰当　②基本恰当　③不恰当

如果您有增加、修改、删除的指标或者其他构想，请写在下面，并简要说明理由。

### 表 1A-6　结果的二级指标评价表

| 一级指标 | 二级指标 | 重要性（合计 100 分） |
|---|---|---|
| 3. 结果 | 3.1 效果 | 分 |
| | 3.2 社会经济影响 | 分 |
| | 3.3 资源配置影响 | 分 |

您认为上述评价指标分类恰当吗？

①恰当　②基本恰当　③不恰当

如果您有增加、修改、删除的指标或者其他构想，请写在下面，并简要说明理由。

表 1A-7　三级指标评价表

| 一级指标 | 二级指标 | 三级指标 | 5 很好 4 较好 3 一般 2 较差 1 很差 | |
|---|---|---|---|---|
| | | | 重要性（高→低） | 可行性（高→低） |
| 1. 结构 | 1.1 组织体系 | 1.1.1 目标明确 | 5　4　3　2　1 | 5　4　3　2　1 |
| | | 1.1.2 社区卫生应急组织结构合理 | 5　4　3　2　1 | 5　4　3　2　1 |
| | | 1.1.3 职能分工明确 | 5　4　3　2　1 | 5　4　3　2　1 |
| | | 1.1.4 社区乡镇有专人负责应急工作 | 5　4　3　2　1 | 5　4　3　2　1 |
| | | 1.1.5 社区卫生应急组织沟通协调机制 | 5　4　3　2　1 | 5　4　3　2　1 |
| | | 1.1.6 编制依据充分 | 5　4　3　2　1 | 5　4　3　2　1 |
| | 1.2 指挥协调 | 1.2.1 是否与政府卫生行政部门卫生应急机构建立指挥协调机制 | 5　4　3　2　1 | 5　4　3　2　1 |
| | | 1.2.2 社区是否与专业公共卫生技术机构（疾控中心、妇幼保健院、精防所、急救中心等）建立卫生应急协调联动机制 | 5　4　3　2　1 | 5　4　3　2　1 |
| | 1.3 应急准备 | 1.3.1 制订实施社区卫生应急培训计划 | 5　4　3　2　1 | 5　4　3　2　1 |
| | | 1.3.2 制订实施社区卫生应急培训演练计划 | 5　4　3　2　1 | 5　4　3　2　1 |
| | | 1.3.3 是否建立社区卫生应急队伍 | 5　4　3　2　1 | 5　4　3　2　1 |
| | | 1.3.4 是否建立社区医疗救治队伍并规范其职责 | 5　4　3　2　1 | 5　4　3　2　1 |
| | | 1.3.5 是否建立应急避难场所 | 5　4　3　2　1 | 5　4　3　2　1 |
| | | 1.3.6 是否建立社区卫生应急信息报告系统 | 5　4　3　2　1 | 5　4　3　2　1 |
| | | 1.3.7 是否建立社区应急物资储备保障机制 | 5　4　3　2　1 | 5　4　3　2　1 |
| | 1.4 监测报告通报 | 1.4.1 社区卫生服务中心、乡镇卫生院是否规范开展预检分诊工作，设立规范的发热门诊、肠道门诊（或合并为感染性疾病科），有效开展监测工作 | 5　4　3　2　1 | 5　4　3　2　1 |
| | | 1.4.2 按要求报告突发公共卫生事件相关信息和突发事件紧急医疗救援信息 | 5　4　3　2　1 | 5　4　3　2　1 |
| | | 1.4.3 对医疗机构和学校的突发公共卫生事件报告与监测工作进行指导 | 5　4　3　2　1 | 5　4　3　2　1 |
| | | 1.4.4 是否规定应急领导小组及时全面向群众通报预警信息和应对措施 | 5　4　3　2　1 | 5　4　3　2　1 |

续表

| 一级指标 | 二级指标 | 三级指标 | 5 很好 4 较好 3 一般 2 较差 1 很差 | |
|---|---|---|---|---|
| | | | 重要性（高→低） | 可行性（高→低） |
| 1. 结构 | 1.5 应急处置 | 1.5.1 是否规定社区的应对措施 | 5 4 3 2 1 | 5 4 3 2 1 |
| | | 1.5.2 是否规定社区卫生机构的应对措施 | 5 4 3 2 1 | 5 4 3 2 1 |
| | | 1.5.3 是否规定了属地内其他单位的应对措施 | 5 4 3 2 1 | 5 4 3 2 1 |
| | 1.6 总结评估 | 1.6.1 是否规定事件结束后社区卫生应急组织开展事件评价 | 5 4 3 2 1 | 5 4 3 2 1 |
| | | 1.6.2 是否制订对卫生应急工作人员的补助和奖励措施 | 5 4 3 2 1 | 5 4 3 2 1 |
| | 1.7 社会动员 | 1.7.1 是否规定在社区开展卫生应急、健康教育工作并制订计划 | 5 4 3 2 1 | 5 4 3 2 1 |
| | | 1.7.2 是否组建社区卫生应急志愿者队伍 | 5 4 3 2 1 | 5 4 3 2 1 |
| | | 1.7.3 是否建立志愿者队伍管理制度 | 5 4 3 2 1 | 5 4 3 2 1 |

您对"结构"中三级指标的意见与建议：

| 一级指标 | 二级指标 | 三级指标 | 重要性（高→低） | 可行性（高→低） |
|---|---|---|---|---|
| 2. 过程 | 2.1 编制过程 | 2.1.1 是否成立应急预案编制小组 | 5 4 3 2 1 | 5 4 3 2 1 |
| | | 2.1.2 是否征求各利益相关者的意见与建议 | 5 4 3 2 1 | 5 4 3 2 1 |
| | | 2.1.3 预案编制目的是否明确 | 5 4 3 2 1 | 5 4 3 2 1 |
| | | 2.1.4 是否对本社区进行风险分析和应对能力评估 | 5 4 3 2 1 | 5 4 3 2 1 |
| | 2.2 日常应用 | 2.2.1 预案是否用于日常演练 | 5 4 3 2 1 | 5 4 3 2 1 |
| | | 2.2.2 预案是否进行修订 | 5 4 3 2 1 | 5 4 3 2 1 |
| | | 2.2.3 预案修订的期限 | 5 4 3 2 1 | 5 4 3 2 1 |
| | | 2.2.4 预案是否用于开展宣传教育 | 5 4 3 2 1 | 5 4 3 2 1 |
| | | 2.2.5 是否用于申请人力、财力、物资等资源 | 5 4 3 2 1 | 5 4 3 2 1 |

| 一级指标 | 二级指标 | 三级指标 | 5 很好 4 较好 3 一般 2 较差 1 很差 | |
|---|---|---|---|---|
| | | | 重要性（高→低） | 可行性（高→低） |
| 2. 过程 | 2.3 战时应用 | 2.3.1 预案是否及时启动 | 5　4　3　2　1 | 5　4　3　2　1 |
| | | 2.3.2 预案是否有效应用 | 5　4　3　2　1 | 5　4　3　2　1 |
| | | 2.3.3 事件应对者职责是否明确 | 5　4　3　2　1 | 5　4　3　2　1 |
| | | 2.3.4 能否在预案指导下，结合实际情况，制订应对措施 | 5　4　3　2　1 | 5　4　3　2　1 |
| | | 2.3.5 应急物资是否及时调配及运送情况 | 5　4　3　2　1 | 5　4　3　2　1 |
| | | 2.3.6 能否根据预案中存在的问题，及时提出修订意见 | 5　4　3　2　1 | 5　4　3　2　1 |
| 您对"过程"中三级指标的意见与建议： | | | | |

| 一级指标 | 二级指标 | 三级指标 | 重要性（高→低） | 可行性（高→低） |
|---|---|---|---|---|
| 3. 结果 | 3.1 效果 | 3.1.1 社区卫生应急是否及时有效 | 5　4　3　2　1 | 5　4　3　2　1 |
| | | 3.1.2 社区预案发挥作用的程度 | 5　4　3　2　1 | 5　4　3　2　1 |
| | 3.2 社会经济影响 | 3.2.1 对社区居民生命健康的影响 | 5　4　3　2　1 | 5　4　3　2　1 |
| | | 3.2.2 对社区正常生活工作秩序的影响 | 5　4　3　2　1 | 5　4　3　2　1 |
| | 3.3 资源配置影响 | 3.3.1 因预案获得更多的技术支持 | 5　4　3　2　1 | 5　4　3　2　1 |
| | | 3.3.2 因预案申请到更多的资金 | 5　4　3　2　1 | 5　4　3　2　1 |
| | | 3.3.3 因预案申请到更多的物资 | 5　4　3　2　1 | 5　4　3　2　1 |
| | | 3.3.4 加大政府提供公共卫生服务的力度 | 5　4　3　2　1 | 5　4　3　2　1 |
| 您对"结果"中三级指标的意见与建议： | | | | |

您认为三级评价指标体系保留多少指标比较合适？

①10 以下　②10-20　③21-30　④31-40　⑤41-50　⑥50 以上

对本次调查还有其他的建议吗？如有请描述：

# 第四部分 专家权威程度与判断依据量化（表 1A-8、表 1A-9）

表 1A-8 一、二级指标熟悉程度评价表

| 评价因素 | 指标熟悉程度 | | | | | |
|---|---|---|---|---|---|---|
| 指标 ＼ 评语 | 很熟悉 0.9 | 熟悉 0.7 | 比较熟悉 0.5 | 一般 0.3 | 较不熟悉 0.1 | |
| 1. 结构 | | | | | | |
| 1.1 组织体系 | | | | | | |
| 1.2 指挥协调 | | | | | | |
| 1.3 应急准备 | | | | | | |
| 1.4 监测、报告及通报 | | | | | | |
| 1.5 应急处置 | | | | | | |
| 1.6 总结评估 | | | | | | |
| 1.7 社会动员 | | | | | | 二级指标 |
| 2. 过程 | | | | | | |
| 2.1 编制过程 | | | | | | |
| 2.2 日常应用 | | | | | | |
| 2.3 战时应用 | | | | | | |
| 3. 结果 | | | | | | |
| 3.1 效果 | | | | | | |
| 3.2 社会经济影响 | | | | | | |
| 3.3 资源配置影响 | | | | | | |

表 1A-9 判断依据及影响程度量化表

| 评价因素 | 理论分析 | | | 实践经验 | | | 国内外同行的了解 | | | 直觉 | | |
|---|---|---|---|---|---|---|---|---|---|---|---|---|
| 指标 ＼ 评语 | 大 0.3 | 中 0.2 | 小 0.1 | 大 0.5 | 中 0.4 | 小 0.3 | 大 0.1 | 中 0.1 | 小 0.1 | 大 0.1 | 中 0.1 | 小 0.1 |
| 1. 结构 | | | | | | | | | | | | |
| 1.1 组织体系 | | | | | | | | | | | | |
| 1.2 指挥协调 | | | | | | | | | | | | |

续表

| 评价因素<br>评语　指标 | 理论分析 | | | 实践经验 | | | 国内外<br>同行的了解 | | | 直觉 | | |
|---|---|---|---|---|---|---|---|---|---|---|---|---|
| | 大<br>0.3 | 中<br>0.2 | 小<br>0.1 | 大<br>0.5 | 中<br>0.4 | 小<br>0.3 | 大<br>0.1 | 中<br>0.1 | 小<br>0.1 | 大<br>0.1 | 中<br>0.1 | 小<br>0.1 |
| 1.3 应急准备 | | | | | | | | | | | | |
| 1.4 监测、报告及通报 | | | | | | | | | | | | |
| 1.5 应急处置 | | | | | | | | | | | | |
| 1.6 总结评估 | | | | | | | | | | | | |
| 1.7 社会动员 | | | | | | | | | | | | |
| 2. 过程 | | | | | | | | | | | | |
| 2.1 编制过程 | | | | | | | | | | | | |
| 2.2 日常应用 | | | | | | | | | | | | |
| 2.3 战时应用 | | | | | | | | | | | | |
| 3. 结果 | | | | | | | | | | | | |
| 3.1 效果 | | | | | | | | | | | | |
| 3.2 社会经济影响 | | | | | | | | | | | | |
| 3.3 资源配置影响 | | | | | | | | | | | | |

# 附录1B　突发公共卫生事件社区卫生应急预案认知及需求调查问卷

编号：＿＿＿＿＿＿

省市区（市、县）社区卫生服务中心：＿＿＿＿＿＿

填表人：＿＿＿＿＿联系电话：＿＿＿＿＿＿

## 一、基本信息

1. 您的性别

①男　②女

2. 您的年龄＿＿＿岁

3. 您的文化程度

①初中及以下　②中专或高中　③大专　④本科　⑤研究生及以上

4. 您所任职务

①单位负责人　②科室负责人　③工作人员　④其他

5. 您的职称

①正高级　②副高级　③中级　④初级　⑤其他

6、您从事应急相关工作已有＿＿＿年。

7. 您对社区应急预案编制工作的熟悉程度

①不清楚　②一般　③熟悉　④很熟悉

8. 您的专业背景（可多选）

①应急管理　②卫生管理　③公共卫生　④临床医学　⑤其他

## 二、认知和需求

1. 您是否听说过社区卫生应急预案？

①是　②否

2. 您是否知道卫生部颁发的《编制指南》？

①是　②否

3. 您是通过什么途径知道《编制指南》的？

①会议　②培训　③下发文件　④网络　⑤其他

4. 您所在单位是否制订了社区应急预案？

①是　②否　③不知道（如回答"②或③"，跳至10）

5. 贵单位应急预案编制是否参考了卫生部颁发的《编制指南》？

①是　②否（跳至 6）

（1）是否有必要参照《编制指南》编制预案？

①是　②否　③不知道

（2）《编制指南》在预案编制中是否发挥了作用？

①作用很大　②作用一般　③无作用

6. 您是否参与了本单位应急预案的编制工作？

①是　②否

7. 贵单位编制应急预案的过程包括下列环节（表 1B-1）中的哪些步骤？

表 1B-1　应急预案编制过程中的环节

| 序号 | 内容 | 是 | 否 |
|------|------|----|----|
| （1） | 成立应急预案编制小组，制订计划 | | |
| （2） | 复习与突发公共卫生事件相关的法律、条例、管理办法和上一级预案 | | |
| （3） | 公共卫生风险评估 | | |
| （4） | 卫生应急资源和能力评估 | | |
| （5） | 内、外部征求意见 | | |
| （6） | 上级政府审批后发布 | | |
| （7） | 应急预案的评审 | | |
| （8） | 应急预案的演练与改进 | | |
| （9） | 预案进行更新或修订 | | |

8. 您认为贵单位的卫生应急预案存在的问题有哪些？（可多选）

①预案内容不完整　②预案撰写不规范　③预案条文不实用

④各级预案缺乏有机联系　⑤预案规定内容现实资源满足不了

⑥预案中职责规定不明确　⑦预案种类不足以应对各类突发公共卫生事件

⑧其他（请注明）_____

9. 您认为贵单位在卫生应急预案编制过程中是否存在需要改进的问题？

①是　②否（跳至 10）

如"是"，请选择存在的问题有哪些？（可多选）

①编制组人员构成不合理　②未开展风险评估　③与实际拥有的资源不相适应

④预案的审批不科学、规范　⑤预案不能及时开展演练和更新　⑥制订过程中缺乏科学的依据，多依据主观想法来制订　⑦未与卫生系统外的相关部门进行充分的沟通　⑧其他（请注明）_____

10. 您是否清楚卫生应急预案编制的一般步骤？

①是　②否

11. 您认为卫生应急预案编制是否需要专门的技术规范来指导预案编制？

①很需要　②需要　③可有可无　④不需要　⑤完全没有必要

12. 你是否认为需要提供一个卫生应急预案的范例或框架作为参考？

①很需要　②需要　③可有可无　④不需要　⑤完全没有必要

13. 您是否了解预案编制小组应包括哪些人员？

①是　②否（跳至 14）

（1）如"是"，预案编制组成员包括哪些？（可多选）

①卫生应急工作人员　②专业技术人员　③专家　④卫生行政官员

⑤其他（请注明）_____

（2）预案编制小组成员是否需要扩展到本领域外的人员？

①是　②否

14. 您是否清楚预案的评审方法和流程？

①很清楚　②听说过，不过不太清楚（跳至 15）③不清楚（跳至 15）

如清楚，贵单位在预案评审时是否采用形式评审和要素评审？

①是　②否

15. 请您给以下影响预案编制质量及应用效果的因素（表 1B-2）按影响力大小进行评分（满分 10 分）。

表 1B-2　影响应急预案编制质量及应用效果的因素

| 影响因素 | 影响因素得分<br>（从 0～10 分，影响程度越来越大） |
| --- | --- |
| （1）预案种类是否齐全，是否完善 | |
| （2）职责分工具体，翔实明确，具有可操作性 | |
| （3）预案制订中本单位人员参与度 | |
| （4）预案制订中专家的参与度 | |
| （5）预案与当地应急管理体系的协调程度 | |
| （6）预案的法律和制度保障 | |
| （7）预案符合实际需要，适时修订 | |
| （8）预案的可及性（相关人员可以获得预案） | |
| （9）预案的培训和演练 | |
| （10）预案制订前是否组织人员进行过有针对性的调查研究（风险、资源及应急能力的评估等） | |

# 三、应用及效果（编制预案的单位回答）

1. 如有需要时，是否能够方便地获得预案？（例如，在工作场所、单位内部

网站或地方局域网络上都能获得）

①是　②否

2. 本单位卫生应急预案是否能够满足实际需要？

①完全能够　②基本能够　③不能满足　④不知道

3. 您认为，本单位预案与上一级预案管理体系的协调程度（是否有效衔接和融合）如何？

①非常好　②好　③一般　⑤差　⑥非常差

4. 卫生应急预案在处置突发公共卫生事件中能否起到作用？

①作用很大　②一定的作用　③无作用　④有时不利于事件处理

⑤不清楚

5. 预案是否用于日常卫生应急培训？

①是　②否　③不清楚（如回答"②或③"，跳至 6）

培训效果如何？

①非常好　②好　③一般　④差　⑤非常差

6. 预案是否用于日常卫生应急演练？

①是　②否　③不清楚（如回答"②或③"，跳至 7）

演练效果如何？

①非常好　②好　③一般　④差　⑤非常差

7. 预案是否用于申请人力、财力、物资等资源？

①是　②否　③不清楚（如回答"②或③"，跳至 8）

如"是"能否利于申请到人力、财力、物资等资源？

①能　②不能　③不清楚

8. 突发公共卫生事件发生时，应急预案启动时间为？

①＜30 min　②30～60 min　③60～120 min　④120 min 以上

9. 预案实施后，接警及出警时间是否缩短？

①是　②否　③不清楚

10. 预案实施后，本单位同各级各类单位卫生应急人员之间的沟通是否更加方便？

①是　②否　③不清楚

11. 预案实施后，是否利于应急物资及时有效的调配、运送？

①是　②否　③不清楚

12. 您认为预案对突发公共卫生事件的处置是否发挥作用？

①作用很大　②作用一般　③无作用

13. 预案中是否明确了应急事件处置中各人员的职责分工？

①是　②否　③不清楚

14. 有预案后，突发事件发生时能否较无预案时更快地组建起应急指挥领导小组？

　　①是　②否　③不清楚

　　15. 有预案后，能否更清楚本单位所在地区存在的风险？

　　①是　②否　③不清楚

## 四、建议

　　1. 您认为预案在制订过程中还存在哪些问题，需要如何改进？

　　2. 您认为《编制指南》存在哪些问题，需要如何改进？

# 附录 1C　突发公共卫生事件社区卫生应急预案评价量表（表 1C-1）

表 1C-1　突发公共卫生事件社区卫生应急预案评价量表

| 一级指标及权重 | 二级指标及权重 | 三级指标及权重 | 三级指标权重 |
|---|---|---|---|
| 1. 结构 0.415 | 1.1 组织体系 0.167 | 1.1.1 目标明确 | 0.024 |
| | | 1.1.2 社区卫生应急组结构合理 | 0.023 |
| | | 1.1.3 职能分工明确 | 0.023 |
| | | 1.1.4 社区乡镇有人负责应急工作 | 0.022 |
| | | 1.1.5 编制依据充分 | 0.020 |
| | 1.2 指挥协调 0.134 | 1.2.1 与政府卫生行政部门卫生应急机构建立指挥协调机制 | 0.023 |
| | | 1.2.2 社区是否与专业公共卫生技术机构（疾控中心、妇幼保健院、精防所、急救中心等）建立卫生应急协调联动机制 | 0.023 |
| | 1.3 应急准备 0.172 | 1.3.1 制订实施社区卫生应急培训计划 | 0.022 |
| | | 1.3.2 制订实施社区卫生应急培训演练计划 | 0.022 |
| | | 1.3.3 是否建立社区卫生应急队伍 | 0.022 |
| | | 1.3.4 建立社区卫生应急医疗救治队伍并规范其职责管理制度 | 0.022 |
| | | 1.3.5 是否建立应急避难场所 | 0.020 |
| | | 1.3.6 是否建立社区卫生应急信息报告系统 | 0.022 |
| | | 1.3.7 是否建立社区应急物资储备保障机制 | 0.020 |
| | 1.4 监测、报告及通报 0.171 | 1.4.1 规定社区应协助上级部门开展突发公共卫生事件相关信息日常监测 | 0.022 |
| | | 1.4.2 接受上级卫生行政部门的监督管理及业务指导 | 0.021 |
| | | 1.4.3 规定社区向上级报告应急信息的内容、程序、方式和时限等 | 0.022 |
| | 1.5 应急处置 0.177 | 1.5.1 是否规定社区的应对措施 | 0.022 |
| | | 1.5.2 是否规定社区卫生机构的应对措施 | 0.024 |
| | | 1.5.3 是否规定了属地内其他单位的应对措施 | 0.020 |

| 一级指标及权重 | 二级指标及权重 | 三级指标及权重 | 三级指标权重 |
|---|---|---|---|
| 1. 结构 0.415 | 1.6 总结评估 0.091 | 1.6.1 是否规定事件结束后社区卫生应急组织开展事件评价 | 0.020 |
| | | 1.6.2 是否制订对卫生应急工作人员的补助和奖励措施 | 0.020 |
| | 1.7 社会动员 0.088 | 1.7.1 是否规定在社区开展卫生应急、健康教育工作并制订计划 | 0.022 |
| | | 1.7.2 是否组建社区卫生应急志愿者队伍 | 0.02 |
| 2. 过程 0.332 | 2.1 编制过程 0.291 | 2.1.1 是否成立应急预案编制小组 | 0.021 |
| | | 2.1.2 是否征求各利益相关者的意见与建议 | 0.022 |
| | | 2.1.3 预案编制目的是否明确 | 0.023 |
| | | 2.1.4 是否对本社区进行风险分析和应能力评估 | 0.020 |
| | 2.2 日常应用 0.347 | 2.2.1 预案是否用于日常演练 | 0.022 |
| | | 2.2.2 预案是否进行修订 | 0.021 |
| | | 2.2.3 预案是否用于开展宣传教育 | 0.020 |
| | | 2.2.4 是否用于申请人力、财力、物资等资源 | 0.020 |
| | 2.3 战时应用 0.362 | 2.3.1 预案是否按照规定时限启动 | 0.023 |
| | | 2.3.2 事件应对者职责是否明确 | 0.023 |
| | | 2.3.3 能否在预案指导下，结合实际情况制订应对措施 | 0.021 |
| | | 2.3.4 应急物资是否及时调配 | 0.021 |
| | | 2.3.5 能否根据预案中存在的问题，及时提出修订意见 | 0.020 |
| 3 结果 0.253 | 3.1 效果 0.432 | 3.1.1 开展社区卫生应急工作时社区内机构的参与度 | 0.021 |
| | | 3.1.2 社区卫生应急健康教育、培训演练等工作活动开展完成情况 | 0.022 |
| | | 3.1.3 上级对于社区卫生应急工作的考核情况 | 0.021 |
| | 3.2 社会经济影响 0.301 | 3.2.1 社区在应对突发事件时所投入成本的改变 | 0.020 |
| | | 3.2.2 社区正常生活工作秩序的恢复速度 | 0.020 |
| | | 3.2.3 社区在突发事件中所造成损失的改变 | 0.020 |
| | | 3.2.4 社区居民满意度 | 0.022 |
| | 3.3 资源配置改变 0.267 | 3.3.1 上级对社区开展针对性的卫生应急培训 | 0.020 |
| | | 3.3.2 上级增加社区卫生应急的资金投入 | 0.019 |
| | | 3.3.3 上级加大提供公共卫生服务的力度 | 0.019 |

# 第 2 章　卫生应急队伍

## 第一节　卫生应急队伍建设概述

卫生应急队伍作为卫生应急体系的重要组成部分，是应对突发公共卫生事件、为其他突发事件提供医疗卫生救援的重要力量。建设好各级各类卫生应急队伍，对于全面推进卫生应急工作、保障人民群众生命健康安全、维护社会稳定具有重要的现实意义。近年来，我国卫生应急队伍不断发展，特别是在"十二五"期间，中央和地方加大卫生应急现场处置能力建设，累计投入近 5 亿元，在全国 23 个省份分区域建成紧急医学救援、突发急性传染病防控、突发中毒事件处置、核和辐射突发事件卫生应急等 4 大类 37 支国家卫生应急队伍，形成了卫生应急专业队伍的拳头力量，在四川芦山地震、天津港特大火灾爆炸事故等国内重特大突发事件卫生应急处置和埃博拉出血热疫情防控等国际救援中发挥了重要作用。基于各地重点关注和防范的突发事件类型和危害程度以及人力、物资等资源情况不同，分析和评估各地各单位等基层卫生应急队伍建设需求，加强基层卫生应急队伍的建设与管理已成为一项重要的任务。

## 一、基本概念

### （一）卫生应急队伍

关于卫生应急队伍这个词，很少有专家学者专门对它进行界定，学者金朝宽认为："卫生应急队伍是针对突发工作事件组织的救援工作队伍。"

### （二）国家卫生应急队伍

原卫生部（现简称卫计委）在 2010 年印发的《国家卫生应急队伍管理办法（试行）》中对国家卫生应急队伍的概念进行了比较清楚的界定。国家卫生应急队伍是指由国务院卫生行政部门建设与管理，参与特别重大及其他需要响应的突发事件现场卫生应急处置的专业医疗卫生救援队伍。

## （三）基层卫生应急队伍

基层卫生应急队伍没有标准的定义，但是参照卫计委对国家卫生应急队伍的定义，我们可以将基层卫生应急队伍定义为：由区（县）卫生和计划生育委员会建设与管理，依托区（县）疾病预防控制中心组建，参与一般及其他需要响应的突发公共卫生事件处置的救援工作队伍。

基层卫生应急队伍是专门针对区（县）内突然发生，造成或者可能造成本区（县）居民身心健康严重损害的传染病、群体性不明原因疾病、食物中毒和职业中毒以及因自然灾害、事故灾难或突发社会安全事件等引起的严重影响公众身心健康的公共卫生事件的应急现场处置工作而建立起来的。

# 二、卫生应急队伍的分类和特点

## （一）卫生应急队伍的分类

基于突发公共卫生事件的多样性和卫生应急管理工作的复杂性，卫生应急队伍有不同的分类标准。按照级别的高低可分为国家卫生应急队伍、省级卫生应急队伍、地市级卫生应急队伍、区（县）级卫生应急队伍。按事件类别的不同，国家卫生应急队伍可分为紧急医学救援队伍、突发急性传染病防控队伍、突发中毒事件处置队伍、核和辐射突发事件卫生应急队伍，而区（县）卫生应急队伍没有统一的分类标准，根据当地实际情况而定，部分区（县）参照国家卫生应急队伍进行分类，部分区（县）按"现场处置任务"将队伍划分为流调、采样等应急工作小组，部分区（县）则组建综合应急队伍。

## （二）基层卫生应急队伍的特点

**1. 平战结合**　所谓的"平战结合"是指基层卫生应急人员平时主要负责公共卫生方面的日常工作，注重对风险进行识别评估、监测预警等工作；而在发生突发公共卫生事件时，他们迅速进入紧急待命状态，注重危机的应对处置与事后的恢复与评估等相关工作。

**2. 处置灵活，反应迅速**　基层卫生应急人员工作在基层，生活在当地，比较熟悉当地的社会经济文化状况，而且与当地的居民建立了较好的联系，往往对突发事件比较熟悉，获取的信息量也比较快速全面，因此在面对突发事件时能够迅速做出反应，处置方式也会相对灵活。

**3. 规模不等，类型不一**　基层卫生应急队伍的日常工作经费主要来源于当地政府，与当地的经济发展情况密切相关。而在我国由于区域发展的不平衡，各地经济发展水平差异较大，在卫生应急队伍的建设方面也存在比较大的差异。我国的基层卫生应急队伍规模不等、类型不一，某些区（县）有专职的卫生应急人员，而且人员数量较多；但某些区（县）则只有兼职的人员且数量较少。根据对八个城市区（县）疾病预防控制中心卫生应急队伍建设现状的分析发现，区（县）卫生应急队伍人数呈非正态分布，平均每支队伍人数中位数为 20 人，最多的 49 人，最少的 4 人；同时，各地根据自身的特点组建了不同类型的卫生应急队伍。

**4. 身兼多职，一专多能**　基层卫生应急人员较少，且大多数都是兼职人员，他们不仅从事卫生应急工作，同时还承担着其他公共卫生方面的任务，工作任务较繁杂，且身兼多职，所以大多数人员都是一专多能。

**5. 工作的可持续性强**　基层卫生应急队伍长期从事基础性工作，与人民群众联系密切，他们能够持续追踪突发事件，在工作上具有较好的可持续性。

## 三、基层卫生应急队伍的作用

### （一）预防和减少突发公共卫生事件的发生

基层卫生应急队伍在我国突发公共卫生事件的预防和应对中扮演着非常重要的角色。一方面，基层卫生应急队伍是信息、资料的收集者，基层需要收集各种信息、资料上报上级部门，这些信息是上级部门进行突发事件预防与处置的基础；另一方面，基层卫生应急队伍是很多突发事件处置的最终执行者。作为工作在第一线的队伍，基层卫生应急人员通过日常的风险评估、监测预警等手段，及时发现当地各种潜在的风险，并且利用自身资源或请求上级帮助等手段来消除或控制风险，以此预防和减少突发公共卫生事件的发生。

### （二）控制、减轻和消除突发公共卫生事件引起的严重社会危害

因为突发公共卫生事件具有突发性、紧迫性、破坏性、发生隐蔽性等特征，若是不迅速处置应对，则危机会迅速蔓延，给社会带来更为严重的损害。在突发公共卫生事件发生后的黄金时间内及时采取有效措施来应对处理突发公共卫生事件，能有效控制、减轻和消除突发事件引发的严重社会危害。而基层卫生应急队伍正好能利用自身反应迅速、处置灵活等特点，在快速应对和处置突发事件方面发挥关键作用。

### （三）促进人群健康，维护公共安全

历史和事实证明，公共卫生安全是与国防安全、信息安全一样重要的国家安全问题。基层卫生应急队伍通过突发事件应对活动等来促进人群健康水平，维护公共卫生安全，促进社会稳定。

# 四、国外应急队伍建设的现况

## （一）美国卫生应急队伍建设

美国的突发事件预警与应急管理能力在全球首屈一指。2002 年美国宣布成立国土安全部（DHS），以总统和国家安全委员会的应急办公室为核心，联合卫生部（NHHS）、联邦应急管理局、国防部、联邦调查局等，负责保卫国土安全和相关事务，在国土安全部内有负责应急工作的应急准备和反应分部。2003 年，美国颁布了"国土安全第 8 号总统令"（HSPD-8），旨在加强美国在应对恐怖袭击、重大灾害以及各种危害时的各项应急准备工作。2008 年，美国发布了国家应急反应框架（NRF），以明确开展协调和有效实施国家层面突发事件响应所需的程序和规程。

卫生应急作为应急体系的重要组成部分，美国也有自己高效运行的体系。在美国，疾病预防控制中心是实现其卫生应急功能的重要力量。美国的卫生应急体系由联邦疾病预防与控制系统（CDC）—地区/州医院应急准备系统（HRSA）—地方城市医疗应急系统（MMRS）3 级体系组成。在疾控中心内部，专职负责卫生应急工作的部门是公共卫生应急准备与应对办公室（OPHPR）。

在美国，各地的消防、警察、医疗救护人员等专业队伍是其应急队伍的中坚力量，而联邦军队、国民警卫队则在应急响应中扮演着重要的支援角色。同时，美国政府大力支持志愿者应急队伍的建设，以确保在大的灾害发生的时候，志愿者应急队伍向公民提供即时的服务，直至专业救援人员到达。此外，美国的非政府组织在美国联邦、州和地方政府应急管理工作中发挥着重要的作用，这些组织在应对突发事件时通常提供庇护场所、紧急食品供应，以及其他重要的支援服务，以此协助专业的应急队伍做好应急工作。

## （二）德国卫生应急队伍建设

德国应急救援队伍主要有消防、联邦技术救援署（THW）、红十字会、马耳他骑士战地服务中心、工人助人为乐联盟、生命救助协会、约翰尼特事故救援等综合救援、技术救援机构、医疗救护和专业救援组织。其中，THW 与德国其他救援机构不同，THW 是政府机构，在全国各地设有分支。THW 是一个主要由志愿者组成的机构，全职人员仅占全部人员的 1% 左右。THW 的组织体系共划分为四个层级，为使队伍配备合理化，THW 采取了一种标准化配备和按需配备相结合的方式。在每一个地方协会，都至少配备一支基础性的救援大队，由一个指挥小组和两个基础救援小队组成。除了基础救援大队外，THW 根据需要给每个地方协会配备 1～3 支专业救援小组，实现了基础力量和专业力量的有效结合（图 2-1）。

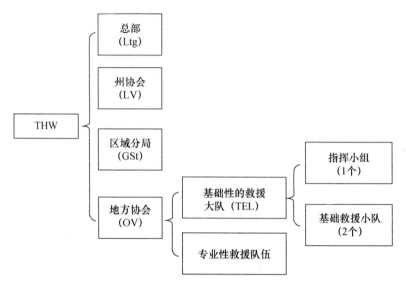

**图 2-1　德国 THW 的组织结构图**

### （三）日本卫生应急队伍建设

在日本，突发公共卫生事件被称之为"健康危机"。1996 年日本发生了重大突发事件，迫使日本政府将由医疗用品、食物中毒、传染病、饮用水以及自然灾害、犯罪等引发的威胁国民生命健康的突发公共卫生事件都作为"健康危机"的管理范畴，并纳入整个国家的应急管理体系建设中。同年，日本厚生省设置了"健康危机管理对策室"，标志着日本突发公共卫生事件应急管理体系建设的全面开展。日本的突发公共卫生事件应急管理组织体系是在国家危机管理体系的基础上建立的，由厚生劳动省、派驻地区分局、检疫所、国立大学医学院和附属医院、国立医院、国立疗养院、国立研究所等构成。同时对传统卫生行政机构保健所进行了功能、结构等方面的组织创新，使其成为地方上突发公共卫生事件应急管理的主体。人员储备方面日本建立了专职和兼职相结合的应急队伍，兼职队伍由公民自愿参加，接受专业培训，持有专业机构发放的应急救援资质证，是地区防灾和互助的骨干力量。

## 五、应急队伍建设的主要内容

### （一）区县卫生应急队伍建设的目标和原则

**1. 建设目标**　加强区（县）级卫生机构应急队伍建设和人才培养，提高区（县）卫生应急人才队伍的整体素质和服务水平，完善突发公共卫生事件应急队伍建设体系，规范基层突发公共卫生事件应对工作，促进区（县）卫生事业的发展。

**2. 建设原则**

（1）政府主导，单位参与：以政府推动建设为主，积极引导各相关专业机构参与，坚持专业化队伍建设，充分发挥各部门、各单位应急队伍的作用。

（2）分级负责，整合资源：按照属地为主、分级分类负责的原则，充分依托、整合现有卫生资源，组建卫生应急队伍，避免重复建设。

（3）立足实际，突出重点：结合实际，统筹规划，突出重点，针对当地实际情况确定队伍建设，先急后缓，逐步加强和完善，形成规模适度、管理规范的基层应急队伍体系。

### （二）应急队伍建设的理论

目前，没有专门的或是比较成熟的卫生应急队伍建设的理论。沈壮提出以"最小功能单元"为单位配置卫生应急队伍。最小功能单元借鉴了军事领域基本作战单元的定义，它是指每组卫生应急人员在数量上既能独立开展工作，也能相互配合展开现场处置的最小单位。一个最小功能单元能独立应对四级及以下的突发公共卫生事件的现场调查和处置工作，而当发生比较大的突发事件时，则把最小功能单元进行叠加调动，以此来实现资源利用的最大化。

### （三）应急队伍建设的方法

**1. 卫生应急人力资源配置方法**　在卫生应急队伍建设过程中，一个关键性的问题就是确定卫生应急人力需求量，只有人力配置在总量、结构和分布上与卫生应急工作需求相适应才能实现卫生应急人力资源配置的最优状态。1996 年世界卫生组织提出了卫生人力需要量预测的四种经典方法，即服务目标法、健康需要法、健康需求法及卫生人力/人口比值法。而在确定卫生应急人员需要量的过程中，健康需要法和健康需求法不太适用，而卫生人力/人口比值法和服务目标法则具有较好的适用性，下面将对这两种方法进行介绍。

（1）卫生人力/人口比值法（ratio of health care staffs and population approach）：是确定卫生人力需要量的比较常用的一种方法，简便易行。首先，通过国家现有的标准、德尔菲法或借鉴其他国家经验等方式来确定目标年应该具有的卫生应急人力/人口比值标准；然后，再利用趋势外推等方法来得到目标年预计人口数；最后，通过两者相乘计算得到卫生应急人员的应配备量。

（2）服务目标法：是根据目标年的服务目标来确定人员配置的一种方法。首先，通过经验积累的数据、专家调查得出的结论等方法得出目标年的服务目标，即预计的卫生应急工作总量；然后再根据每人每年的正常工作时间来确定每人每年能完成的服务工作量；最后通过相除计算得到卫生应急人员的应配备量。

**2. 应急队伍的组建模式**　很多专家学者提出了组建卫生应急队伍的方法，其中获得较多认可的是专业化应急队伍以基本功能单元（minimum unit）的方式组建，一支应急队伍由一个或多个具有独立功能的单元（小组）构成，表现为危机应对小组、快速反应小组、医学救援小组、紧急消防小组等；小组的成员数量、结构可以通过工作分析方法进行研究确定，也可通过实证研究探索小组结构与小组绩效之间的关系，如安德森开发的医疗行业"综合团队效率模型"，建立起工作效率与工作设计、小组构成、小组标准之间的数量关系，为优化小组人员结构提供依据。

## （四）卫生应急队伍建设的主要步骤（图 2-2）

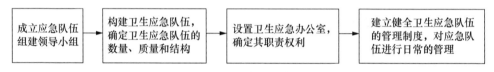

**图 2-2**　卫生应急队伍建设的主要步骤

## 六、我国应急队伍建设过程中的问题

自 2003 年以来，我国卫生应急队伍的建设得到了快速的发展，但是在队伍建设过程中尤其是基层卫生应急队伍建设过程中遇到了一些问题：①缺乏构建专业化卫生应急队伍的理论基础。以基本功能单元为基础的应急队伍建设的理论是否适合我国卫生应急队伍建设还有待研究。②专业卫生应急队伍人才缺乏，尤其是在基层。③基层卫生应急队伍组织管理不规范、任务不明确。④各个地区卫生应急队伍建设发展不平衡。所以，面对这些问题，迫切需要开发基层卫生应急队伍建设的关键技术，加快基层卫生应急队伍的建设，提升基层卫生应急能力，促进人群健康水平。

# 第二节　区（县）级卫生应急分队建设技术

## 一、总则

### （一）目的

为贯彻落实《国务院办公厅关于加强基层应急队伍建设的意见》（国发

〔2009〕59 号），加快区县级疾病预防控制机构应急队伍建设和人才培养，提高卫生应急队伍的整体素质和服务水平，完善突发公共卫生事件应急队伍建设体系，规范基层突发公共卫生事件应对工作，促进区（县）级卫生事业的发展，特编制区（县）级卫生应急分队建设手册。

**（二）编制依据和要求**

以《中华人民共和国突发事件应对法》《突发公共卫生事件应急条例》《国家突发公共卫生事件应急预案》《国务院关于全面加强应急管理工作的意见》《国家卫生应急队伍管理办法（试行）》等法律法规、政策和预案为依据，在分析掌握各类危险因素分布情况的基础上，结合区（县）自身实际情况，编制本区（县）疾控机构卫生应急队伍建设方案，明确应急队伍的责任主体、组建形式、力量构成、职责任务、工作程序和综合保障等具体内容。

**（三）适用范围**

适用于区（县）疾病预防控制中心（以下简称疾控中心）卫生应急队伍的建设和管理。该应急队伍专门针对区（县）内突然发生，造成或者可能造成本区（县）居民身心健康严重损害的传染病、群体性不明原因疾病、食物中毒和职业中毒以及自然灾害、事故灾难或突发社会安全事件等引起的严重影响公众身心健康的公共卫生事件的应急现场处置工作而建立。具体是指由区（县）卫生局建设与管理，依托区（县）疾病预防控制中心组建，参与一般及其他需要响应的突发公共卫生事件现场处置的专业防控队伍。

**（四）核心内容**

应着力解决区（县）级卫生应急队伍的三个核心问题，即建什么样的队伍，如何建设队伍，如何管理队伍，使区（县）级卫生应急队伍依法规范、科学有序、及时有效地处置突发公共卫生事件。

**（五）组建原则**

政府主导，单位参与。以政府推动建设为主，积极引导各相关专业机构参与，坚持专业化队伍建设，充分发挥各部门、各单位应急队伍的作用。

分级负责，整合资源。按照属地为主、分级分类负责的原则，充分依托、整合现有卫生资源，组建卫生应急队伍，避免重复建设。

立足实际，突出重点。结合实际，统筹规划，突出重点，针对当地实际情况确定队伍建设，先急后缓，逐步加强和完善，形成规模适度、管理规范的基层应急队伍体系。

### （六）应急队伍分类

区（县）级卫生应急队伍的分类由当地实际情况而定，无统一规定。具体包括以下三类：按"事件类别"主要分为突发急性传染病防控、突发中毒事件处置以及核和辐射防控的卫生应急队伍；按"现场处置任务"划分为流行病学调查（简称流调）、采样、消毒杀菌（简称消杀）等应急工作小组；部分人员可从相关医疗卫生机构的各业务科室抽调。

## 二、组织建设

### （一）卫生应急队伍组建领导组织

在区（县）疾控中心成立卫生应急工作领导小组，中心主任任组长，中心副主任任副组长，成员由各有关业务科室负责人组成。在同级卫生行政部门领导下，全面履行相关应急预案所赋予各类应急队伍的工作职能，做好各项卫生应急队伍建设工作，及时有效地处理各类突发公共卫生事件。

### （二）卫生应急队伍日常管理组织

各区（县）疾控中心设置卫生应急办公室（办公室可挂靠在其他科室），具体承担卫生应急日常管理工作，负责卫生应急队伍的管理及培训演练等的组织管理工作。

## 三、卫生应急队伍的组成

### （一）卫生应急队伍的结构

组建应急队伍时，应结合当地实际情况，根据本地卫生应急处置的需要、单位业务开展和人员编制等情况，按照有关政策文件规定，确定应急队伍的数量、质量及结构。

**1. 数量**　明确区（县）疾控中心应急队伍的数量（分队数量）、每支队伍的人数及人员名单；确定各分队名称，指定分队队长、副队长及其对队伍的管理职责。

应急分队的类别应依据对本地突发公共卫生事件风险评估的结果而定；应急分队的数量可根据当地实际情况，采用人力/人口比值法、卫生服务需要法及服务目标法等方法进行测算。

**2. 质量**　应急队员应具备相应的突发公共卫生事件现场处置知识和技能。各区（县）疾控中心要根据《全国卫生应急工作培训规划》《全国卫生应急培训大纲》的要求，制订本单位卫生应急队伍培训和演练计划，对卫生应急队员开展相关卫生应急管理知识、专业技能培训，印发相关知识和技能手册，使应急队员熟知应急工作的处置程序、技术标准、控制措施，提高卫生应急队伍素质；依托现有的设施和条件，开展实战演练、沙盘推演、联合演习，积极开展多种卫生应急队伍参加、多部门协同配合的综合性应急演练，提高协同应急能力。

**3. 结构**　每支应急分队的人员结构应符合卫生应急的工作特点，在年龄、性别、专业、学历、职称等方面保持较合理的结构。

应急队员应以中青年为主，包括具有丰富经验的技术骨干；应急队员应包括各类突发公共卫生事件现场处置所需的预防医学、流行病学、病原生物学、临床医学、卫生应急管理等各类相关专业；学历表示队员的专业素质，应根据本单位的实际情况，对学历进行一般性的要求；职称表示队员的专业技术水平，应急队员应包括高、中、初级职称三类专业技术人员。

区（县）级疾控中心构建应急队伍时，应综合数量、质量和结构因素，统筹规划，合理组建应急队伍。

### （二）应急队伍职责

发生突发公共卫生事件后，及时组织开展现场流行病学调查，核实事件，确定病例定义，搜索和鉴别病例，收集整理事件相关信息，确定事件高危区域和波及人群范围，对事态进行分析，提出实施和不断完善控制措施，并对现场调查工作进行评估。参与现场调查、现场检测的工作人员应做好个人防护。

**1. 病因调查**　对突发公共卫生事件开展流行病学或卫生学调查，以尽快明确病因，采取针对性措施控制事件危害。

**2. 现场处置**　根据疾病的传染源或危害源、传播或危害途径以及疾病的特征，确定并落实采取的预防控制措施，包括消除传染源或危害源、减少与暴露因素的接触、防止进一步暴露、保护易感或高危人群等。

**3. 评估与总结**　对现场调查与处置工作进行评估，发现问题，总结经验；根据调查分析结果及防治措施的效果评估，对发病原因、传播方式、流行特点、流行趋势、预防控制措施评价及暴发流行的经验教训等进行总结，形成书面材料向相关部门报告。

**4. 卫生学评价**　对事件可能波及的场所进行卫生学评价，包括公共场所、工作场所、生活场所以及可能影响到的其他场所。撰写卫生学评价报告，报告相关部门。

### （三）应急队员职责

应急队员根据不同的突发公共卫生事件，承担相应的应急任务，现以突发急性传染病为例，介绍应急队员职责。

**1. 现场流调人员职责**

（1）加强学习，关注卫生应急处理技术和方法的最新进展，开展学术研究和交流，不断提高应急处置水平能力。

（2）严格遵守各项规章制度，做好保密工作。

（3）积极参加应急培训和演练，掌握各类突发公共卫生事件现场流行病学调查技术方法。

（4）熟悉本地传染病及各类突发公共卫生事件的监测信息，掌握其特点与规律；了解国内外各类突发公共卫生事件现状及发展趋势，提高卫生应急工作的敏感性和洞察力。

（5）做好各类突发公共卫生事件现场流行病学调查和应急的准备工作。

（6）随时待命，接到任务后应第一时间赶赴现场。

（7）在现场指挥部门统一领导下开展流行病学调查；根据危害源、危害途径以及危害因素的特征，提出相应的公共卫生预防控制措施。

（8）对现场应急调查处置工作进行效果评估，及时调整应急处置措施。

（9）向有关部门报告和反馈调查处置的进展；调查结束后，及时进行处置效果评价和工作总结。

（10）服从指挥，积极配合和协助相关部门开展工作。

**2. 现场采样及检测人员职责**

（1）参加突发公共卫生事件应急处置培训和演练，掌握相关采样及现场检测技术。

（2）做好应急采样及现场检测器材准备，确保数量充足、质量合格，随时可用。

（3）选择正确、有效的采样及现场检测方法，采样、检测及样本的包装、运输过程，均应严格执行相关规定和标准。

（4）做好标本的编号标识，认真填写送检单，保证相关信息完整。

（5）完成现场工作后，进行现场清理，对可能污染的器材进行消毒处理。

（6）及时将样品送交相关实验室。

（7）服从指挥，积极配合和协助相关部门开展工作。

**3. 现场消杀人员职责**

（1）参加突发公共卫生事件应急处置培训和演练，掌握相关消杀技术。

（2）及时检查、补充和更新消杀药械及检测工具，保证随时可用。

（3）现场消毒、杀虫或灭鼠工作均应按照相关技术标准和规范执行。

（4）完成现场工作后，应对污染物品进行分类消毒。

（5）服从指挥，积极配合和协助其他部门开展工作。

（6）及时填写消毒工作记录。

### （四）应急队员遴选条件

国家对卫生应急队员的遴选标准未做统一规定。各地可参照《国家卫生应急队伍管理办法（试行）》，制订本区（县）应急防控专业人员的遴选条件。

1. 热爱卫生应急事业，忠实履行职责和义务；具有奉献、敬业、团队合作精神。

2. 身体健康，（原则上）年龄 50 岁以下，业务骨干及科主任以上人员年龄可放宽至 55 岁。

3. 熟练掌握相关专业知识和技能，能胜任卫生应急处置工作。

4. 接受过卫生应急培训或参与过突发事件卫生应急处置工作者优先考虑。

队员的遴选按照本人自愿申请，所在单位推荐或单位征得个人意见后推荐，按照区（县）级卫生行政部门审定、备案的程序进行。

### （五）队员的权利与义务

可参照《国家卫生应急队伍管理办法（试行）》，规定定本区（县）应急防控专业队伍的权利与义务。

**1. 队员权利**

（1）享有执行卫生应急任务的知情权。

（2）享有执行卫生应急任务的加班、高风险、特殊地区等国家规定的各项工资福利待遇的权利。

（3）享有接受卫生应急专业培训和演练的权利。

（4）享有优先获取卫生应急相关工作资料的权利。

（5）享有卫生应急工作建议权。

**2. 队员义务**

（1）服从上级的统一领导，服从工作安排，遵守纪律，保守国家秘密。

（2）及时报告在执行卫生应急任务中发现的特殊情况。

（3）提出卫生应急工作建议。

（4）做好卫生应急响应准备，参加卫生应急相关培训和演练，随时听候调派。

## 四、应急队伍管理

按照"谁组建、谁管理"的原则，建立健全各项卫生应急队伍管理制度，不断提高应急队伍的科学管理水平，保持队伍的战斗力。

### （一）人员流动制度

1. 建立应急队员的登记备案制度，形成各应急分队的电子化基本档案资料，并及时更新信息。

2. 应急队伍原则上保持相对稳定，可根据实际需要对队员进行调整。

3. 原则上队员应三年进行一次调整，符合条件的可继续留任。

4. 原则上队员的调整与队员任用的程序一致，即经单位核准终止任用，并报卫生行政部门备案。

## （二）培训制度

按照《全国卫生应急工作培训规划》《全国卫生应急培训大纲》对专业应急人员培训的要求，在明确培训需求的前提下，制订培训计划和实施方案，包括培训目标、内容、对象、时间、地点、教材，以及效果评估、经费预算等项目。

## （三）演练制度

1. 按照相关政策要求和本地的实际需要，制订卫生应急队伍年度演练计划，报上级卫生行政部门批准。

2. 编制卫生应急演练技术方案，内容应包括：演练目的、组织和参加人员、演练内容与形式、时间与场地安排、评判要点、保障支持、经费预算、工作要求、效果评估和注意事项等基本要素。

3. 认真做好演练前的准备工作，各项措施均应落实到位，包括组织管理、技术规范、物质准备、部门配合、媒体沟通等。

4. 对演练过程进行质量控制与现场点评，确保演练达到设计要求。

5. 演练结束后，应对演练效果进行评估，完成总结报告。

## （四）应急现场管理制度

1. 在开展现场卫生应急处置工作时，卫生应急队伍接受突发事件现场指挥部的统一指挥，并遵守现场管理规定和相关工作规范。

2. 现场卫生应急处置工作实行队长负责制，队员要服从队长指令，履行各自分工和职责。

## （五）队伍调配制度

1. 卫生应急队伍接受上级卫生行政部门的调配与派遣。

2. 由上级卫生行政部门向疾控中心发出调用函，疾控中心须在规定时间内，组织卫生应急队伍到达指定地点并开展指定的卫生应急工作。

3. 紧急情况下，上级卫生行政部门可采取先调用、后补手续的队伍调动方式。

4. 为保证队伍的及时响应，应急队员应实行 AB 角补位制。

## （六）装备管理制度

1. 依据原卫生部颁发的《卫生应急队伍装备参考目录（试行）》，结合本地实际情况，制订卫生应急队伍装备标准和相应的管理制度。

2. 按照相关政策规定，统一队伍标识、服装、队旗、通讯等。

3. 规范卫生应急队伍服装的使用和管理，统一卫生应急标识，在开展卫生应急处置及培训演练时，须统一着卫生应急队伍服装，配戴卫生应急标识。

4. 队伍装备纳入疾控中心固定资产管理；各应急分队根据耗损和需求，提出年度装备采购申请，由本单位按有关程序采购。

5. 疾控中心应急办承担应急队伍装备的维护和更新职责，应定期检查应急装备情况，保证队伍装备状况良好，运行正常。

6. 市级或区（县）级卫生行政部门可以根据需要，对卫生应急队伍装备进行统一调配。

7. 疾控中心要建立卫生应急物资储备库，储备处置突发公共卫生事件必要的设备、仪器及物资。

## （七）经费管理制度

1. 地方财政对本辖区卫生应急队伍装备、培训和演练等给予必要的经费支持。

2. 将队伍工作经费与保障经费纳入同级财政预算，按照政府补助为主，所在单位自筹、社会捐赠相结合的方式，多渠道保障卫生应急队伍经费来源。

3. 队员所在单位要为队员购买工伤、人身意外保险，队员被派出执行应急任务时，工资、奖金待遇不能降低。

## （八）奖罚制度

1. 卫生应急队员现场工作表现突出者，根据国家或部门相关规定予以嘉奖和表彰。

2. 区（县）疾控中心应对卫生应急队员的职称晋升、评先选优等方面予以倾斜。

3. 对出色完成相关卫生应急任务的卫生应急队伍及队员，给予相应表彰。

4. 在卫生应急行动中，不服从调派的卫生应急队伍及队员、不认真履职、违反相关制度和纪律者，经有关单位核实，报上级卫生行政部门审核确认，对其予以除名，并在所在单位予以通报。如因失职等原因造成突发事件危害扩大，产生严重后果的，依法追究相关单位和当事人责任。

## （九）考核制度

1. 建立对卫生应急队伍的绩效考核机制，将应急队伍的考核结果纳入区

（县）疾病预防控制机构卫生应急工作考核。

2. 建立对应急队员的绩效考核机制，将队员的表现纳入对疾控机构职工年度考核内容。

3. 考核应突出在卫生应急准备、培训、演练和现场处置中的履职情况，重点考核业务能力、工作表现及实际效果。具体考核标准可根据本单位实际情况制订（考核内容见附录 2D）。

# 第三节　卫生应急队伍建设研究报告

## 一、研究背景与意义

### （一）研究背景

区（县）级卫生应急队伍是我国专业化卫生应急队伍的最基层，承担着各个级别突发公共卫生事件的预防与处置工作，是我国"十二五"期间建立并完善"一支队伍、一套机制和五个系统"卫生应急体系建设的重要内容。

在人才队伍建设培养方面，自 2008 年起，相继出台了《关于加强基层应急队伍建设的意见》《国家卫生应急队伍管理办法》《国家卫生应急专家委员会和应急队伍组建方案》等政策文件，在《医药卫生人才中长期发展规划（2011—2020年）》中，将卫生应急人才列入紧缺专门人才培养工程。经过数年努力，我国卫生应急队伍专业化建设已初具规模。截至 2010 年，全国疾病预防控制系统已经组建了传染病、急性中毒、核和辐射等卫生应急队伍，其中，国家级卫生应急队伍 11 支，省级 184 支、地市级 1664 支、县级 8786 支，他们在应对各类突发公共卫生事件中起到了决定性的作用。

尽管我国卫生应急工作的发展取得了很大成就，但目前卫生应急队伍建设仍存在诸多问题：如卫生应急队伍参差不齐，具体体现在人员数量不足、质量偏低、结构不合理、应急能力总体较低，越到基层应急队员素质和能力就越低，区（县）级疾病预防控制中心应急队伍人员构成中素质高、专业知识丰富的现场处置队员较为短缺，人员编制问题较为突出，身兼多职现象普遍。这些问题都使应急队伍建设受限，从而不能真正有效应对各级各类突发公共卫生事件。因此，关于基层卫生应急队伍建设和管理的现况研究对指导今后中国卫生应急队伍的建设，健全卫生应急机制起着极其重要的作用。

### （二）研究意义

目前，实际队伍建设多是为了完成上级的任务而未经科学合理论证，仓促组建，导致突发公共卫生事件应急队伍存在队员数量不足、结构不合理、应急能力总体较低、职责分工不明确等问题；卫生应急队伍研究主要集中在同区域卫生应急队伍的现况分析、提出应急队伍建设的构想，尚无不同地区同级卫生应急队伍的横向比较分析，使得各地卫生应急队伍建设"只见树木，不见森林"，导致卫生应急队伍的配置标准缺乏现实依据；同时，也缺乏理论依据，部分研究仅限于概念阶段。

　　因此，开展卫生区（县）级疾病预防控制机构应急队伍建设的现况调查研究，为各地区、县级疾病预防控制机构制订卫生应急队伍配置标准提供科学依据，具有较强的理论价值和实际应用价值。

# 二、研究目标

## （一）总目标

　　通过对区（县）级疾病预防控制机构（简称"CDC"）卫生应急队伍的现况调查和个人深入访谈，了解当前区（县）级 CDC 卫生应急队伍建设和管理中存在的问题，并试图提出构建合理区（县）级 CDC 卫生应急队伍结构的相应对策和建议，为促进基层卫生应急队伍建设提供有益参考。

## （二）具体目标

　　1. 了解区（县）级 CDC 应急队伍现状。
　　2. 分析应急队伍建设和管理的主要问题。
　　3. 探究影响应急队伍建设的潜在因素。
　　4. 提出有针对性的对策和建议。

# 三、研究对象与方法

## （一）研究现场与对象

　　**1. 研究现场**　调查时间为 2012 年 7 月到 2012 年 9 月。采用分层整群抽样的方法，将全国除台湾省以及港澳特别行政区之外的 31 个省级行政中心（省会或自治区首府）按照人均国民生产总值（GDP）水平进行排序，分为经济发达城市（前 10 名，简称 A 类城市，人均 GDP＞5 万元/年）、经济中等发达城市（中间 11 名，简称 B 类城市，人均 GDP 为 3～5 万元/年）和经济欠发达城市（后 10 名，简称 C 类城市，人均 GDP＜3 万元/年）三个层级，每层随机抽选 3 个城市开展调查，其中，有 1 个城市（属 C 类城市）因故未能参加，因此，本次调查最终选择 8 个市的全部区（县）级 CDC 作为研究现场。

**2. 研究对象**

（1）研究现场的所有在册卫生应急专业队员。

（2）研究现场的应急管理人员：应急队伍的队长、应急办公室主任、分管应急工作的机构（副）主任等。

## （二）资料收集与分析方法

**1. 资料收集方法**　　卫生应急队员：采用自填式问卷调查的方法，了解区（县）级 CDC 应急队员的基本情况，卫生应急工作情况，队员的体能、态度和心理状况，以及对卫生应急队伍建设的看法。

卫生应急管理人员：采用自填式问卷调查和关键人物访谈相结合的方法，了解区（县）级 CDC 卫生应急队伍基本情况、卫生应急队伍管理及运行状况、卫生应急队伍培训及演练情况等内容，以及卫生应急队伍建设中的问题与建议。

采用 EpiData 3.1 进行数据录入，SPSS 17.0 进行数据分析。

**2. 分析方法**

（1）文献研究：查阅 CNKI、维普、PubMed 数据库及国内外卫生应急网站，通过文献研究，了解国内外卫生应急队伍建设和管理现状及存在问题，分析课题开展的必要性，并确定课题研究对象和目的。通过政策分析了解国家对卫生应急人员的要求。

（2）关键人物访谈法：本研究在每个区（县）级 CDC 选取应急管理人员 2～3 名，就卫生应急队伍建设和管理的主要问题等进行深入访谈。

访谈方式：采用电话访谈、面对面访谈和网络视频访谈相结合的方式，多渠道收集访谈资料。

每次访谈前，访谈员会提前发给对方访谈提纲，使访谈对象了解访谈内容，以便提高访谈效率。正式访谈时，由一名访谈员对访谈对象进行引导式提问，访谈对象针对提出的问题提出自己的见解，记录员对访谈资料进行快速记录，并在征得访谈对象同意的情况下进行录音，以便访谈结束后进行资料整理，每次访谈时间为 30～60 min。

（3）描述性分析：有序多分类数据的组间比较采用秩和检验，无序多分类数据的组间比较采用 $\chi^2$ 检验，检验水准 $\alpha = 0.05$。

（4）多重对应分析：提取问卷调查和访谈所得的关键性问题，采用多重对应分析相结合的方法，对这些问题的影响因素进行分析。

多重对应分析是因子分子基础发展起来的一种多元统计分析方法。它主要通过分析多个定性变量构成的列联表来揭示变量之间的关系。

对应分析的最大特点是能把众多的样品和众多的变量同时做到同一张图解上，将样品的大类及其属性在图上直观明了地表示出来，具有直观性。另外，它还省去了因子选择和因子轴旋转等复杂的数学运算及中间过程，可以从因子载荷图上对样品进行直观的分类，而且能够提示分类的主要参数（主因子）以及分类的依据，是一种直观、简单、方便的多元统计方法。具体地讲，主要有以下特点：①使数据的结构以及行、列之间的关系变得一目了然；②将变量和样品综合聚类，便于比较分析；③对于有序变量可进行动态分析；④对小概率事件较为敏感。由于其用样品点和变量点的靠近程度来描述，所以对提示个性（尤其是有意义的小概率事件）十分有用，它可充分显示因数据参差不齐而难以直接由原始数据概括其规律的信息。因此，对应分析具有判别力强，能说明 R-型分析和 Q-型分析的对偶性，节省计算机内存和运算时间等优点。本研究拟应用对应分析对调查现场的应急队员现况进行进一步分析。

对应分析的适用性检验采用卡方检验，即先对拟分析的变量进行两两分析，选出有统计学意义的指标（检验水准 $\alpha = 0.05$，$P < 0.05$）纳入多重对应分析。

**3. 质量控制**　调查开始前，先选择某一区（县）级 CDC 进行预调查，修改形成正式调查问卷。

正式调查问卷由各省卫生厅或市 CDC 发放至被研究现场，调查对象填好信息之后，各研究现场统一上报给各省卫生厅或市 CDC。课题组成员对回收的调查问卷逐项核查。凡填写完整率在 95% 以上者属有效问卷，如发现问卷有明显漏填部分，发回问卷待重新填写后再次回收。

## （三）研究技术路线图（图 2-3）

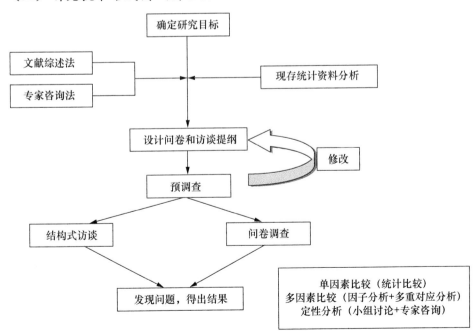

**图 2-3　技术路线图**

# 四、研究结果

## （一）研究对象基本情况

**1. 应急队员基本情况**　针对应急队员发放的调查问卷，经结构效度检验后，KMO 值为 0.824，$P<0.001$，表明该问卷的数据适合做因子分析，原变量之间具有明显的结构性和相关关系，具有较好的结构效度。

8 个城市下辖区（县）共计 93 个，应答区（县）数 90 个，其在册卫生应急队员 1634 人，平均每区（县）18 人。

（1）应急队员的性别、年龄、学历、专业、职称情况：关于"性别"有效应答队员 1087 人，有效应答率 66.5%。其中，男性 600 人（55.2%），女性 487 人（44.8%），男女比例 1.2∶1。不同类别城市的区（县）级卫生应急队员在性别构成上基本一致（$\chi^2=1.415$，$P=0.493$）。

调查对象的平均年龄为（37.47±8.54）岁，最大年龄 67 岁，最小 20 岁，93.3% 的队员 50 岁。不同类别城市的区（县）级卫生应急队员在年龄构成上存在差异（$\chi^2=23.491$，$P=0.003$）。A 类城市的区（县）级应急队员相对年轻，平均年龄为（36.12±8.15）岁，>50 岁的队员不到 5%，>40 岁的不到 30%；而 B 类和 C 类城市的区（县）级队员的平均年龄分别为（38.33±8.86）岁和（39.57±7.82）岁，>40 岁的队员均超过 40%（表 2-1）。

卫生应急队员关于"学历"的有效应答人员是 1085 人，学历以本科为主，（占 55.9%，其次为大专及以下学历 37.0%），研究生学历占 7.1%。不同类别城市的区（县）级卫生应急队员在学历构成上差异有统计学意义（$\chi^2=97.035$，$P<0.001$）。

卫生应急队员的专业以公共卫生为主（46.5%），其次是临床医学（22.9%）和检验专业（17.9%），其他专业如食品安全、生物、卫生管理等，占 12.6%。在 A 类城市的区（县）级应急队员中，公共卫生专业队员的比例（54.3%）高于 B 类城市经济中等发达地区（43.8%）和 C 类城市经济欠发达地区（24.3%）；临床专业的比例（17.8%）低于 B 类（27.2%）和 C 类城市（26.2%），检验专业的比例基本持平（表 2-1）。值得注意的是，C 类城市的区（县）级卫生应急队员有超过 30% 是食品工程等其他专业背景。不同类别城市区（县）级应急队员之间在专业构成上差异有统计学意义（$\chi^2=64.542$，$P<0.001$）。

区（县）级卫生应急队员的专业技术职称以初级（39.7%）和中级（36.2%）为主，具有高级技术职称的队员占 10.9%。应急队员的职称结构在各类城市间差异有统计学意义（$\chi^2=15.833$，$P=0.045$）。与 B 类城市相比，A 类城市的区（县）级卫生应急队员中的中级职称者所占比例相对较高（分别为

33.9％、38.9％）；与 C 类城市相比，A 类和 B 类城市中区（县）级卫生应急队员中的中高级职称者所占比例相对较高（分别为 43.0％、49.3％、45.8％）。值得注意的是，无职称者在 C 类城市的应急队员中比例达 20.6％（表 2-1）。

区（县）级卫生应急队员以兼职为主（92.1％），其中 B 类城市同比 A 类和 C 类城市兼职人员所占比例最高，分别为 96.8％、89.8％ 及 80.4％。应急队员的专兼职比例在各类城市间差异有统计学意义（$\chi^2=38.550$，$P<0.001$）。

表 2-1　城市区（县）级 CDC 卫生应急队员的年龄、专业、职称、专/兼分布

| 基本情况 | | A 类城市 | | B 类城市 | | C 类城市 | | 合计 | |
|---|---|---|---|---|---|---|---|---|---|
| | | 人数 | 构成比（％） | 人数 | 构成比（％） | 人数 | 构成比（％） | 人数 | 构成比（％） |
| 年龄 | <30 | 148 | 30.7 | 125 | 25.2 | 18 | 16.8 | 291 | 26.8 |
| | 31～40 | 190 | 39.4 | 169 | 34.0 | 43 | 40.2 | 402 | 37.0 |
| | 41～50 | 124 | 25.7 | 158 | 31.8 | 38 | 35.5 | 320 | 29.5 |
| | 51～60 | 20 | 4.1 | 44 | 8.9 | 8 | 7.5 | 72 | 6.6 |
| | 60～ | 0 | 0 | 1 | 0.2 | 0 | 0 | 1 | 0.1 |
| 专业 | 公共卫生 | 259 | 54.3 | 216 | 43.8 | 26 | 24.3 | 501 | 46.5 |
| | 临床医学 | 85 | 17.8 | 134 | 27.2 | 28 | 26.2 | 247 | 22.9 |
| | 检验 | 93 | 19.5 | 80 | 16.2 | 20 | 18.7 | 193 | 17.9 |
| | 其他 | 40 | 8.4 | 63 | 12.8 | 33 | 30.8 | 136 | 12.6 |
| 职称 | 无职称 | 53 | 11.0 | 68 | 13.7 | 22 | 20.6 | 143 | 13.2 |
| | 初级职称 | 191 | 39.7 | 200 | 40.4 | 39 | 36.4 | 430 | 39.7 |
| | 中级职称 | 187 | 38.9 | 168 | 33.9 | 37 | 34.6 | 392 | 36.2 |
| | 副高级职称 | 47 | 9.8 | 47 | 9.5 | 9 | 8.4 | 103 | 9.5 |
| | 高级职称 | 3 | 0.6 | 12 | 2.4 | 0 | 0 | 15 | 1.4 |
| 专/兼 | 专职 | 49 | 10.2 | 16 | 3.2 | 21 | 19.6 | 86 | 7.9 |
| | 兼职 | 431 | 89.8 | 481 | 96.8 | 86 | 80.4 | 998 | 92.1 |

注：对于“年龄”的有效应答人数为 1086 人，对于“专业”的有效应答数为 1077 人，对于“职称”的有效应答数为 1083 人，对于“专兼职”的有效应答人数为 1084 人。

（2）应急队员体能、态度、心理情况：关于自己体能状况的有效应答人数为 1085 人，认为自己体能状况非常好、较好、一般、较差的比例分别为 5.2％、30.3％、58.3％、6.2％，没有人认为自己体能非常差。秩和检验结果显示，区（县）级应急队员的体能自评在各类城市间基本一致，差异无统计学意义（KW

$=2.580$，$P=0.275$）。

在"自身体能能否适应卫生应急工作"这一项回答中，选择"非常好、较好、一般、较差、非常差"的人员比例分别为 20%、58.6%、18.4%、2.7%、0.3%（表 2-2）。秩和检验结果显示，区（县）级应急队员的体能与应急工作的适应性在各类城市间差异有统计学意义（$KW=8.165$，$P=0.017$）。值得注意的是，C 类城市相比较 A 类和 B 类城市，区（县）级卫生应急队员中因体能较差以至于不能满足应急工作需要的比例相对较高（分别为 6.6%、3.0%、2.1%）。

从应急队员对应急工作的喜欢程度来看，选择"非常喜欢、比较喜欢、一般喜欢、较不喜欢、非常不喜欢"的人员比例分别为：16.0%、37.7%、42.9%、2.7%、0.6%。秩和检验结果显示，应急队员对应急工作的喜欢程度在各类城市间差异有统计学意义（$KW=31.876$，$P<0.001$）。A 类城市相比较 B 类和 C 类城市，其应急队员非常喜欢应急工作的比例最高（分别为 24.1%、9.7%、9.3%）。值得注意的是，在不喜欢应急工作的应急队员中，C 类城市相比较 A 类和 B 类城市所占比例最高（分别为 10.3%、2.8%、2.3%）（表 2-2）。

对当前应急工作氛围的评价中，选择"非常好、比较好、一般、较差、非常差"的人员比例分别为：15.9%、48.2%、33.1%、2.1%、0.7%。秩和检验结果显示，应急队员的工作氛围在各类城市间差异有统计意义（$KW=19.436$，$P<0.001$）。A 类城市相比较 B 类和 C 类城市，其应急工作氛围非常好的比例最高（分别为 20.9%、11.7%、13.1%）。值得注意的是，认为应急工作氛围不好的应急队员中，C 类城市相比较 A 类和 B 类城市所占比例最高（分别为 5.6%、3.1%、2.0%）（表 2-2）。

表 2-2　城市区（县）级 CDC 卫生应急队员的体能和态度自评情况

| 条目 | 地区 | 非常好 | | 比较好 | | 一般 | | 较差 | | 非常差 | |
| | | 人数 | 构成比(%) | 人数 | 构成比(%) | 人数 | 构成比(%) | 人数 | 构成比(%) | 人数 | 构成比(%) |
|---|---|---|---|---|---|---|---|---|---|---|---|
| 体能与应急工作需要的自评情况 | A 类城市 | 106 | 22.0 | 287 | 59.7 | 78 | 16.2 | 10 | 2.1 | 0 | 0 |
| | B 类城市 | 87 | 17.6 | 282 | 57.1 | 110 | 22.3 | 14 | 2.8 | 1 | 0.2 |
| | C 类城市 | 23 | 21.5 | 65 | 60.7 | 12 | 11.2 | 5 | 4.7 | 2 | 1.9 |
| | 合计 | 216 | 20.0 | 634 | 58.6 | 200 | 18.5 | 29 | 2.7 | 3 | 0.3 |
| 对应急工作的喜欢程度 | A 类城市 | 116 | 24.1 | 173 | 36.0 | 181 | 37.6 | 11 | 2.3 | 0 | 0 |
| | B 类城市 | 48 | 9.7 | 199 | 40.0 | 236 | 47.5 | 12 | 2.4 | 2 | 0.4 |
| | C 类城市 | 10 | 9.3 | 37 | 34.6 | 49 | 45.8 | 6 | 5.6 | 5 | 4.7 |
| | 合计 | 174 | 16.0 | 409 | 37.7 | 466 | 42.9 | 29 | 2.7 | 7 | 0.6 |

续表

| 条目 | 地区 | 非常好 | | 比较好 | | 一般 | | 较差 | | 非常差 | |
|---|---|---|---|---|---|---|---|---|---|---|---|
| | | 人数 | 构成比(%) | 人数 | 构成比(%) | 人数 | 构成比(%) | 人数 | 构成比(%) | 人数 | 构成比(%) |
| 工作氛围 | A 类城市 | 100 | 20.9 | 224 | 46.8 | 140 | 29.2 | 10 | 2.1 | 5 | 1.0 |
| | B 类城市 | 58 | 11.7 | 264 | 53.1 | 165 | 33.2 | 8 | 1.6 | 2 | 0.4 |
| | C 类城市 | 14 | 13.1 | 34 | 31.8 | 53 | 49.5 | 5 | 4.7 | 1 | 0.9 |
| | 合计 | 172 | 15.9 | 522 | 48.2 | 358 | 33.1 | 23 | 2.1 | 8 | 0.7 |

处置突发公共卫生事件时的关于各种情绪调研中，共选 1358 人次，"心态平和"被选次数最多（667 人次），占总选择人次数的 49.1%，占调查人数的 61.6%；"紧张"次之（332 人次），占总选择人次数的 24.4%，占调查人数的 30.7%（表 2-3）。经卡方检验，不同经济发展水平的城市辖区内（县）级 CDC 的应急队员在现场应急处置时情绪上的差异有统计学意义（$\chi^2 = 113.08$，$P < 0.001$）。

（3）应急队员现场处置情况：1087 名应答对象中，1026 名队员描述了其在现场处置突发公共卫生事件时所承担的工作职责，其中认为工作职责明确者占 94.5%，职责分工不明确者占 5.5%，其中承担流行病学调查的有 613 人，占总选择人次数的 25.4%，占调查人数的 60.1%；监测采样次之（385 人），占总选择人次数的 15.9%，占调查人数的 37.5%（表 2-4）。各项现场分工按其所占比例从高到低排列依次为：流行病学调查、监测采样、事件确认、撰写报告、消杀灭、健康教育、指挥控制、卫生学评价及其他。经 $\chi^2$ 检验不同经济发展水平的城市辖区内县级 CDC 的应急队员之间在现场应急处置分工上差异有统计学意义（$\chi^2 = 90.61$，$P < 0.001$）。51.3% 的应急队员在处置现场有多项任务，以 2 项和 3 项任务居多（54%），这部分人员在应急处置现场最主要的任务为现场流行病学调查、事件确认、监测采样；另外，48.7% 的应急队员在处置现场仅有一项任务，主要为流行病学调查和监测采样。

表 2-3　城市区（县）级 CDC 卫生应急队员在处置突发公共卫生事件时的情绪状况

| 选项 | A 类城市 | | | B 类城市 | | | C 类城市 | | | 合计 | | |
|---|---|---|---|---|---|---|---|---|---|---|---|---|
| | 按选项统计 | | 占调查人数的百分比 | 按选项统计 | | 占调查人数的百分比 | 按选项统计 | | 占调查人数的百分比 | 按选项统计 | | 占调查人数的百分比 |
| | 人数 | 构成比(%) | | 人数 | 构成比(%) | | 人数 | 构成比(%) | | 人数 | 构成比(%) | |
| 恐惧 | 5 | 0.8 | 1.0 | 2 | 0.3 | 0.4 | 4 | 3.2 | 3.7 | 11 | 0.8 | 1.0 |
| 紧张 | 165 | 25.6 | 34.4 | 146 | 24.8 | 29.4 | 21 | 16.8 | 19.6 | 332 | 24.4 | 30.7 |
| 忧虑 | 35 | 5.4 | 7.3 | 49 | 8.3 | 9.9 | 11 | 8.8 | 10.3 | 95 | 7.0 | 8.8 |
| 平和 | 255 | 39.6 | 53.2 | 329 | 55.9 | 66.2 | 83 | 66.4 | 77.6 | 667 | 49.1 | 61.6 |
| 兴奋 | 90 | 14.0 | 18.8 | 34 | 5.8 | 6.8 | 3 | 2.4 | 2.8 | 127 | 9.4 | 11.7 |
| 自豪 | 84 | 13.0 | 17.5 | 29 | 4.9 | 5.8 | 2 | 1.6 | 1.9 | 115 | 8.5 | 10.6 |
| 其他 | 10 | 1.6 | 2.1 | 0 | 0 | 0 | 1 | 0.8 | 0.9 | 11 | 0.8 | 1.0 |
| 合计 | 644 | 47.4 | 44.2 | 589 | 43.4 | 45.9 | 125 | 9.2 | 9.9 | 1358 | 100.0 | 125.4 |

注：对于"情绪"有效应答人数为 1083 人。

表 2-4　城市区（县）级 CDC 卫生应急队员职责分工情况

| 选项 | A 类城市 | | | B 类城市 | | | C 类城市 | | | 合计 | | |
|---|---|---|---|---|---|---|---|---|---|---|---|---|
| | 按选项统计 | | 占调查人数的百分比 | 按选项统计 | | 占调查人数的百分比 | 按选项统计 | | 占调查人数的百分比 | 按选项统计 | | 占调查人数的百分比 |
| | 人数 | 构成比(%) | | 人数 | 构成比(%) | | 人数 | 构成比(%) | | 人数 | 构成比(%) | |
| 事件确认 | 162 | 14.5 | 36.4 | 178 | 16.3 | 37.1 | 27 | 13.3 | 26.7 | 367 | 15.2 | 35.8 |
| 流调 | 275 | 24.6 | 61.8 | 292 | 26.7 | 60.8 | 46 | 22.7 | 45.5 | 613 | 25.4 | 60.1 |
| 监测采样 | 214 | 19.1 | 48.1 | 151 | 13.8 | 31.5 | 20 | 9.9 | 19.8 | 385 | 15.9 | 37.5 |
| 卫生学评价 | 50 | 4.5 | 11.2 | 67 | 6.1 | 14.0 | 11 | 5.4 | 10.9 | 128 | 5.3 | 12.5 |
| 指挥控制 | 62 | 5.5 | 13.9 | 89 | 8.2 | 18.5 | 6 | 3.0 | 5.9 | 157 | 6.5 | 15.3 |
| 消杀灭 | 104 | 9.3 | 23.4 | 77 | 7.1 | 16.0 | 31 | 15.3 | 30.7 | 212 | 8.8 | 20.6 |
| 撰写报告 | 142 | 12.7 | 31.9 | 141 | 12.9 | 29.4 | 23 | 11.3 | 22.8 | 306 | 12.7 | 30 |
| 健康教育 | 89 | 7.9 | 20.0 | 79 | 7.2 | 16.5 | 20 | 9.9 | 19.8 | 188 | 7.8 | 18.4 |
| 其他 | 22 | 2.0 | 4.9 | 18 | 1.6 | 3.8 | 19 | 9.4 | 18.8 | 59 | 2.4 | 5.6 |
| 合计 | 1120 | 46.4 | 43.4 | 1092 | 45.2 | 46.8 | 203 | 8.4 | 9.8 | 2415 | 100 | 235.8 |

（4）应急队员培训演练基本情况

①培训情况：1087 名应答对象中，778 名（71.6%）队员描述了 2009 年 1月—2012 年 8 月所参加的培训情况，其中，273 名队员参加过一次培训，占参加培训人数 35.1%。235 名队员参加培训达 3 次以上，占参加培训人数 30.2%（表2-5）。

表 2-5　8 城市区（县）级 CDC 应急队员参与的培训整体情况

| 培训次数 | 人数 | 构成 | 占已参加人数百分比 |
|---|---|---|---|
| 0 次 | 309 | 28.4 | — |
| 1 次 | 273 | 25.1 | 35.1 |
| 2 次 | 145 | 13.3 | 18.6 |
| 3 次 | 125 | 11.5 | 16.1 |
| 4 次 | 65 | 6.0 | 8.4 |
| 5 次 | 55 | 5.1 | 7.1 |
| 6 次 | 24 | 2.2 | 3.1 |
| 7 次 | 36 | 3.3 | 4.6 |
| 8 次 | 19 | 1.8 | 2.4 |
| 9 次 | 36 | 3.3 | 4.6 |
| 合计 | 1087 | 100.0 | 100.0 |

3072 人次应答"培训方式"，其中，2204 人次参加过"面对面授课"，占总选择人次数的 71.7%；"操作示范"以 670 人次（21.8%）次之。经卡方检验，不同经济发展水平的城市辖区内县级 CDC 的应急队员之间在培训方式上的差异有统计学意义（$\chi^2 = 101.332$，$P < 0.001$）。

3236 人次应答"培训形式"，其中，1806 人次参加过"专题讲座"，占总选择人次数的 55.8%；"案例分析"以 1014 人次（31.3%）次之。经卡方检验，不同经济发展水平的城市辖区内县级 CDC 的应急队员之间在培训形式上的差异有统计学意义（$\chi^2 = 54.952$，$P < 0.001$）。

2325 人次应答"培训级别"，其中，1108 人次参加过本单位的应急培训，占总选择人次数的 47.7%；市区级应急培训以 701 人次（30.2%）次之。经秩和检验，不同经济发展水平的城市辖区内县级 CDC 的应急队员之间在培训级别上的差异有统计学意义（$KW = 82.121$，$P < 0.001$）。

4480 人次应答"培训内容"，其中，1921 人次参加过应急知识的培训，占总选择人次数的 42.9%；应急技能的应急培训以 1505 人次（33.6%）次之。经卡方检验，不同经济发展水平的城市辖区内县级 CDC 的应急队员之间在培训内容上的差异有统计学意义（$\chi^2=55.021$，$P<0.001$）（表2-6）。

表2-6　8城市区（县）级CDC应急队员参与的培训方式、形式、级别、内容的具体情况

| 类别 | | A类城市 | | B类城市 | | C类城市 | | 合计 | |
|---|---|---|---|---|---|---|---|---|---|
| | | 人数 | 构成比（%） | 人数 | 构成比（%） | 人数 | 构成比（%） | 人数 | 构成比（%） |
| 培训方式 | 面对面授课 | 1084 | 77.5 | 1027 | 68.1 | 93 | 56.4 | 2204 | 71.7 |
| | 操作示范 | 259 | 18.5 | 363 | 24.1 | 48 | 29.1 | 670 | 21.8 |
| | 网络培训 | 38 | 2.7 | 118 | 7.8 | 24 | 14.6 | 180 | 5.9 |
| | 其他 | 17 | 1.2 | 1 | 0.1 | 0 | 0 | 18 | 0.6 |
| 培训形式 | 案例分析 | 402 | 26.7 | 536 | 34.6 | 76 | 41.8 | 1014 | 31.3 |
| | 角色扮演 | 154 | 10.2 | 190 | 12.3 | 24 | 13.2 | 368 | 11.4 |
| | 专题讲座 | 913 | 60.7 | 811 | 52.4 | 82 | 45.0 | 1806 | 55.8 |
| | 其他 | 36 | 2.4 | 12 | 0.8 | 0 | 0 | 48 | 1.5 |
| 培训级别 | 国家级 | 24 | 2.1 | 31 | 2.9 | 0 | 0 | 55 | 2.4 |
| | 省级 | 180 | 15.7 | 218 | 20.5 | 63 | 53.4 | 461 | 19.8 |
| | 市区级 | 372 | 32.5 | 288 | 27.1 | 41 | 34.7 | 701 | 30.2 |
| | 本单位 | 569 | 49.7 | 525 | 49.4 | 14 | 11.9 | 1108 | 47.7 |
| 培训内容 | 应急知识 | 847 | 39.9 | 964 | 46.2 | 110 | 40.2 | 1921 | 42.9 |
| | 应急技能 | 715 | 33.7 | 689 | 33.1 | 101 | 36.9 | 1505 | 33.6 |
| | 应急案例 | 488 | 23.0 | 417 | 20.0 | 61 | 22.3 | 966 | 21.6 |
| | 其他 | 71 | 3.4 | 15 | 0.7 | 2 | 0.7 | 88 | 2.0 |

774人应答"培训与应急技能提升的相关度"，其中，401人次认为培训比较能提升应急技能，占总人数的51.81%；323人次认为培训非常能提升应急技能，占总人数的41.73%。经秩和检验，不同经济发展水平的城市辖区内县级CDC的应急队员之间在培训与应急技能提升的相关度上的认识差异有统计学意义（$KW=6.226$，$P=0.044$）（表2-7）。

2322人次应答"培训效果"，其中，1446人次认为培训效果较好，占总选择人次数的62.3%；515人次认为培训效果非常好（22.2%）。经秩和检验，不同经济发展水平的城市辖区内县级CDC的应急队员之间在培训效果上的差异有统计学意义（$KW=21.761$，$P<0.001$）（表2-7）。

771人应答"培训与应急工作需要的满足程度"，其中，413人认为培训比较满足应急工作需要，占总人数的53.57%；仅44人认为培训非常满足应急工作需

要，占总人数的 5.71%。经秩和检验，不同经济发展水平的城市辖区内县级 CDC 的应急队员之间在培训与应急工作需要的满足度上的认识差异无统计学意义（$KW = 1.137$，$P = 0.566$）（表 2-7）。

表 2-7　8 城市区（县）级 CDC 应急队员参与的培训与技能相关度、培训效果及与满足度

| 类别 | | A 类城市 | | B 类城市 | | C 类城市 | | 合计 | |
|---|---|---|---|---|---|---|---|---|---|
| | | 人数 | 构成比（%） | 人数 | 构成比（%） | 人数 | 构成比（%） | 人数 | 构成比（%） |
| 培训与技能相关度 | 非常好 | 129 | 37.39 | 177 | 46.21 | 17 | 36.96 | 323 | 41.73 |
| | 较好 | 193 | 55.94 | 184 | 48.04 | 24 | 52.17 | 401 | 51.81 |
| | 一般 | 20 | 5.80 | 19 | 4.96 | 5 | 10.87 | 44 | 5.68 |
| | 较差 | 3 | 0.87 | 2 | 0.52 | 0 | 0 | 5 | 0.65 |
| | 非常差 | 0 | 0 | 1 | 0.26 | 0 | 0 | 1 | 0.13 |
| 培训效果 | 非常好 | 233 | 20.3 | 269 | 25.4 | 13 | 11.0 | 515 | 22.2 |
| | 较好 | 790 | 68.9 | 586 | 55.4 | 70 | 59.3 | 1446 | 62.3 |
| | 一般 | 118 | 10.3 | 200 | 18.9 | 35 | 29.7 | 353 | 15.2 |
| | 较差 | 5 | 0.4 | 1 | 0.1 | 0 | 0 | 6 | 0.3 |
| | 非常差 | 0 | 0 | 2 | 0.2 | 0 | 0 | 2 | 0.01 |
| 培训与工作需要的满足程度 | 非常好 | 18 | 5.25 | 18 | 4.71 | 8 | 17.39 | 44 | 5.71 |
| | 较好 | 187 | 54.52 | 207 | 54.19 | 19 | 41.30 | 413 | 53.57 |
| | 一般 | 95 | 27.70 | 103 | 26.96 | 13 | 28.26 | 211 | 27.37 |
| | 较差 | 39 | 11.37 | 37 | 9.69 | 6 | 13.04 | 82 | 10.64 |
| | 非常差 | 4 | 1.17 | 17 | 4.45 | 0 | 0 | 21 | 2.72 |

　　1087 名应答对象中，有 738 名队员描述了应急培训中存在的问题，其中认为培训方式死板的有 346 人，占总选择人次数的 28.3%，占调查人数的 46.9%；培训内容与实际脱节所选次数次之，242 人，占总选择人次数的 19.8%，占调查人数的 32.8%（表 2-8）。经卡方检验，不同经济发展水平的城市辖区内县级 CDC 的应急队员之间在应急培训所存在问题上差异有统计学意义（$\chi^2 = 137.190$，$P < 0.001$）。

表 2-8　8 城市区（县）级 CDC 应急队员参与卫生应急培训存在的问题

| 选项 | A 类城市 | | | B 类城市 | | | C 类城市 | | | 合计 | | |
|---|---|---|---|---|---|---|---|---|---|---|---|---|
| | 按选项统计 | | 占调查人数的百分比 | 按选项统计 | | 占调查人数的百分比 | 按选项统计 | | 占调查人数的百分比 | 按选项统计 | | 占调查人数的百分比 |
| | 人数 | 构成比(%) | | 人数 | 构成比(%) | | 人数 | 构成比(%) | | 人数 | 构成比(%) | |
| 内容脱节 | 118 | 25.1 | 36.5 | 113 | 16.6 | 30.1 | 11 | 15.3 | 27.5 | 242 | 19.8 | 32.8 |
| 方式死板 | 154 | 32.8 | 47.7 | 179 | 26.3 | 47.7 | 13 | 18.1 | 32.5 | 346 | 28.3 | 46.9 |
| 安排不妥 | 39 | 8.3 | 12.1 | 137 | 20.1 | 36.5 | 10 | 13.9 | 25.0 | 186 | 15.2 | 25.2 |
| 师资较差 | 24 | 5.1 | 7.4 | 66 | 9.7 | 17.6 | 6 | 8.3 | 15.0 | 96 | 7.9 | 13.0 |
| 与绩效无关 | 15 | 3.2 | 4.6 | 89 | 13.1 | 23.7 | 6 | 8.3 | 15.0 | 110 | 9.0 | 14.9 |
| 自身原因 | 80 | 17.0 | 24.8 | 75 | 11.0 | 20.0 | 9 | 12.5 | 22.5 | 164 | 13.4 | 22.2 |
| 其他 | 40 | 8.5 | 12.4 | 21 | 3.1 | 5.6 | 17 | 23.6 | 42.5 | 78 | 6.4 | 10.6 |
| 合计 | 470 | 38.5 | 43.8 | 680 | 55.6 | 50.8 | 72 | 5.9 | 5.4 | 1222 | 100.0 | 165.6 |

②演练情况：1087 名应答对象中，792（71.6%）名队员描述了从 2009 年 1 月—2012 年 8 月所参加的演练情况，其中，285 名队员参加过一次演练，占已参加演练人数 36.0%。157 名队员参加演练达 3 次以上，占已参加演练人数的 19.9%（表 2-9）。

表 2-9　8 城市区（县）级 CDC 应急队员参与演练的整体情况

| 演练次数 | 人数 | 总百分比 | 占已参加人数百分比 |
| --- | --- | --- | --- |
| 0 次 | 295 | 27.1 | — |
| 1 次 | 285 | 26.2 | 36.0 |
| 2 次 | 206 | 19.0 | 26.0 |
| 3 次 | 144 | 13.3 | 18.2 |
| 4 次 | 38 | 3.5 | 4.8 |
| 5 次 | 33 | 3.0 | 4.2 |
| 6 次 | 26 | 2.4 | 3.3 |
| 7 次 | 25 | 2.3 | 3.2 |
| 8 次 | 12 | 1.1 | 1.5 |
| 9 次 | 23 | 2.1 | 2.9 |
| 合计 | 1087 | 100.01 | 100 |

2080 人次应答"演练类别"，其中，1527 人次参加过"单项演练"，占总选择人次数的 73.4%；"综合演练"以 553 人次（26.6%）次之。经卡方检验，不同经济发展水平的城市辖区内县级 CDC 的应急队员之间在演练类别上的差异有统计学意义（$\chi^2=141.969$，$P<0.001$）（表 2-10）。

2080 人次应答"演练级别"，其中，1338 人次参加过本单位的演练，占总选择人次数的 64.3%；市区级演练以 556 人次（26.7%）次之。经秩和检验，不同经济发展水平的城市辖区内县级 CDC 的应急队员之间在演练级别上的差异有统计学意义（$KW=154.187$，$P<0.001$）（表 2-10）。

2079 人次应答"演练性质"，其中，1094 人次参加过"示范性演练"，占总选择人次数的 52.6%；"检验性演练"以 804 人次（38.7%）次之。经卡方检验，不同经济发展水平的城市辖区内县级 CDC 的应急队员之间在演练性质上的差异有统计学意义（$\chi^2=434.475$，$P<0.001$）（表 2-10）。

2074 人次应答"演练效果"，其中，1209 人次认为演练效果较好，占总选择人次数的 58.3%；461 人次认为演练效果非常好（22.2%）。经秩和检验，不同经济发展水平的城市辖区内县级 CDC 的应急队员之间，在演练效果上的差异有统计学意义（$KW=33.001$，$P<0.001$）（表 2-10）。

表 2-10　8 城市区（县）级 CDC 应急队员参与演练的类别、级别和效果情况

| 类别 | | A 类城市 | | B 类城市 | | C 类城市 | | 合计 | |
|---|---|---|---|---|---|---|---|---|---|
| | | 人数 | 构成比（%） | 人数 | 构成比（%） | 人数 | 构成比（%） | 人数 | 构成比（%） |
| 演练类别 | 单项演练 | 423 | 57.8 | 982 | 81.6 | 122 | 84.7 | 1527 | 73.4 |
| | 综合演练 | 309 | 42.2 | 222 | 18.4 | 22 | 15.3 | 553 | 26.6 |
| 演练级别 | 国家级 | 6 | 0.8 | 23 | 1.9 | 0 | 0 | 29 | 1.4 |
| | 省级 | 115 | 15.7 | 36 | 3.0 | 6 | 4.2 | 157 | 7.5 |
| | 市区级 | 263 | 35.9 | 249 | 20.7 | 44 | 30.6 | 556 | 26.7 |
| | 本单位 | 348 | 47.5 | 896 | 74.4 | 94 | 65.3 | 1338 | 64.3 |
| 演练效果 | 非常好 | 159 | 21.7 | 297 | 24.8 | 5 | 3.5 | 461 | 22.2 |
| | 较好 | 501 | 68.4 | 601 | 50.2 | 107 | 74.3 | 1209 | 58.3 |
| | 一般 | 70 | 9.6 | 299 | 25.0 | 30 | 20.8 | 399 | 19.2 |
| | 较差 | 2 | 0.3 | 1 | 0.1 | 2 | 1.4 | 5 | 0.2 |
| | 非常差 | 0 | 0 | 0 | 0 | 0 | 0 | 0 | 0 |

　　在 1087 名应答对象中，有 755 名队员描述了其参加过的应急培训中存在的问题，其中选择演练与实际不符的有 473 人，占总选择人次数的 40.6%，占调查人数的 62.6%；演练形式单一所选次数次之，397 人，占总选择人次数的 34.1%，占调查人数的 52.6%（表 2-11）。经卡方检验，不同经济发展水平的城市辖区内县级 CDC 的应急队员之间在应急演练所存在问题上的差异有统计学意义（$\chi^2 = 66.787$，$P < 0.001$）（表 2-11）。

表2-11　8城市区（县）级CDC应急队员参与演练存在的问题

| 选项 | A类城市 | | | B类城市 | | | C类城市 | | | 合计 | | |
|---|---|---|---|---|---|---|---|---|---|---|---|---|
| | 按选项统计 | | 占调查人数的百分比 | 按选项统计 | | 占调查人数的百分比 | 按选项统计 | | 占调查人数的百分比 | 按选项统计 | | 占调查人数的百分比 |
| | 人数 | 构成比(%) | | 人数 | 构成比(%) | | 人数 | 构成比(%) | | 人数 | 构成比(%) | |
| 脚本不好 | 42 | 9.5 | 13.2 | 58 | 9.4 | 15.1 | 15 | 14.3 | 27.3 | 115 | 9.9 | 15.2 |
| 形式单一 | 140 | 31.7 | 44.2 | 230 | 37.2 | 60.1 | 27 | 25.7 | 49.1 | 397 | 34.1 | 52.6 |
| 未按脚本实施 | 12 | 2.7 | 3.8 | 31 | 5.0 | 8.1 | 10 | 9.5 | 18.2 | 53 | 4.5 | 7.0 |
| 与实际不符 | 208 | 47.2 | 65.6 | 233 | 37.6 | 60.8 | 32 | 30.5 | 58.2 | 473 | 40.6 | 62.6 |
| 与绩效脱节 | 15 | 3.4 | 4.7 | 57 | 9.2 | 14.9 | 8 | 7.6 | 14.5 | 80 | 6.9 | 10.6 |
| 其他 | 24 | 5.4 | 7.6 | 10 | 1.6 | 2.6 | 13 | 12.4 | 23.6 | 47 | 4 | 6.2 |
| 合计 | 441 | 37.9 | 42.0 | 619 | 53.1 | 50.7 | 105 | 9.0 | 7.3 | 1165 | 100 | 154.2 |

（5）应急队员对所在应急队伍结构的合理性评价：1068 人应答"对其所在应急队伍数量结构的合理性评价"，其中，588 人认为数量结构较为合理，占总选择人次数的 55.0％；311 人认为其队伍的数量结构一般（29.1％）。其中，C 类城市有 14.0％的人认为其所在应急队伍数量结构非常合理，同比高于 A 类城市（9.9％）和 B 类城市（6.5％）；但 C 类城市中区（县）级 CDC 应急队员认为其所在队伍数量结构不合理的比例也同比高于 A 类城市和 B 类城市（分别为12.1％、6.8％和6.3％）。秩和检验结果显示，不同经济发展水平的城市辖区内县级 CDC 的应急队员对其所在队伍的数量结构合理性评价上有显著性差异（$KW=13.365$，$P=0.001$）（表 2-12）。

1081 人应答"对其所在应急队伍性别结构的合理性评价"，其中，597 人认为性别结构较为合理，占总选择人次数的 55.2％；279 人认为其队伍的性别结构一般（25.8％）。其中，A 类城市有 17.6％的人认为其所在应急队伍数量结构非常合理，同比高于 B 类城市（8.2％）和 C 类城市（12.1％）；但 C 类城市中区（县）级 CDC 应急队员认为其所在队伍数量结构不合理的比例也同比高于 A 类城市和 B 类城市（分别为 10.3％、6.7％和 5％）。秩和检验结果显示，不同经济发展水平的城市辖区内县级 CDC 的应急队员对其所在队伍的性别结构合理性评价上有显著性差异（$KW=9.501$，$P=0.009$）（表 2-12）。

1081 人应答"对其所在应急队伍年龄结构的合理性评价"，其中，625 人认为年龄结构较为合理，占总选择人次数的 57.8％；269 人认为其队伍的年龄结构一般（24.9％）。其中，A 类城市有 17.6％的人认为其所在应急队伍年龄结构非常合理，同比高于 B 类城市（10.5％）和 C 类城市（11.2％）；但 A 类城市中区（县）级 CDC 应急队员认为其所在队伍年龄结构不合理的比例也同比高于 B 类城市和 C 类城市（分别为 5.2％、2.6％和 1.9％）。秩和检验结果显示，不同经济发展水平的城市辖区内县级 CDC 的应急队员对其所在队伍的年龄结构合理性评价上尚无显著性差异（$KW=2.708$，$P=0.258$）（表 2-12）。

1081 人应答"对其所在应急队伍专业结构的合理性评价"，其中，611 人认为专业结构较为合理，占总选择人次数的 56.5％；290 人认为其队伍的专业结构一般（26.8％）。其中，A 类城市有 17.4％的人认为其所在应急队伍数量结构非常合理，同比高于 B 类城市（9.5％）和 C 类城市（9.3％）；但 A 类城市中区（县）级 CDC 应急队员认为其所在队伍数量结构不合理的比例也同比高于 B 类城市和 C 类城市（分别为 5.2％、3％和 0.9％）。秩和检验结果显示，不同经济发展水平的城市辖区内县级 CDC 的应急队员对其所在队伍的专业结构合理性评价上有显著性差异（$KW=16.819$，$P<0.001$）（表 2-12）。

1081 人应答"对其所在应急队伍职称结构的合理性评价"，其中，573 人认为职称结构较为合理，占总选择人次数的 53.0％；329 人认为其队伍的职称结构一般（30.4％）。其中，A 类城市有 16.5％的人认为其所在应急队伍数量结构非常合理，同比高于 B 类城市（9.9％）和 C 类城市（15.9％）；而 B 类城市中区（县）级 CDC 应急队员认为其所在队伍数量结构不合理的比例也同比高于 A 类城市和 C 类城市（分别为 4.2％、2.9％和 0％）。秩和检验结果显示，不同经济发展水平的城市辖区内县级 CDC 的应急队员对其所在队伍的职称结构合理性评价上有显著性差异（$KW=14.619$，$P=0.001$）（表 2-12）。

　　1079 人应答"对其所在应急队伍学历结构的合理性评价"，其中，609 人认为学历结构较为合理，占总选择人次数的 56.4％；298 人认为其队伍的学历结构一般（27.6％）。其中，A 类城市有 17.6％的人认为其所在应急队伍数量结构非常合理，同比高于 B 类城市（12.3％）和 C 类城市（12.1％）；而 C 类城市中区（县）级 CDC 应急队员认为其所在应急队伍数量结构不合理的比例也同比高于 A 类城市和 B 类城市（分别为 2.8％、1.5％和 1％）。秩和检验结果显示，不同经济发展水平的城市辖区内县级 CDC 的应急队员对其所在队伍的学历结构合理性评价上有显著性差异（$KW=12.257$，$P=0.002$）（表 2-12）。

表 2-12　区（县）级 CDC 卫生应急队员对所在队伍结构的合理性评价

| 类别 | | A 类城市 | | B 类城市 | | C 类城市 | | 合计 | |
|---|---|---|---|---|---|---|---|---|---|
| | | 人数 | 构成比（％） | 人数 | 构成比（％） | 人数 | 构成比（％） | 人数 | 构成比（％） |
| 数量结构 | 非常合理 | 47 | 9.9 | 32 | 6.5 | 15 | 14.0 | 94 | 8.8 |
| | 比较合理 | 277 | 58.6 | 279 | 57.1 | 32 | 29.9 | 588 | 55.0 |
| | 一般 | 117 | 24.7 | 147 | 30.1 | 47 | 43.9 | 311 | 29.1 |
| | 有点不合理 | 26 | 5.5 | 26 | 5.3 | 13 | 12.1 | 65 | 6.1 |
| | 非常不合理 | 6 | 1.3 | 5 | 1.0 | 0 | 0 | 11 | 1.0 |
| 性别结构 | 非常合理 | 84 | 17.6 | 41 | 8.2 | 13 | 12.1 | 138 | 12.8 |
| | 比较合理 | 254 | 53.1 | 291 | 58.6 | 52 | 48.6 | 597 | 55.2 |
| | 一般 | 108 | 22.6 | 140 | 28.2 | 31 | 29.0 | 279 | 25.8 |
| | 有点不合理 | 23 | 4.8 | 23 | 4.6 | 11 | 10.3 | 57 | 5.3 |
| | 非常不合理 | 9 | 1.9 | 2 | 0.4 | 0 | 0 | 11 | 1.0 |
| 年龄结构 | 非常合理 | 84 | 17.6 | 52 | 10.5 | 12 | 11.2 | 148 | 13.7 |
| | 比较合理 | 252 | 52.7 | 300 | 60.4 | 73 | 68.2 | 625 | 57.8 |
| | 一般 | 117 | 24.5 | 132 | 26.6 | 20 | 18.7 | 269 | 24.9 |
| | 有点不合理 | 24 | 5.0 | 12 | 2.4 | 2 | 1.9 | 38 | 3.5 |
| | 非常不合理 | 1 | 0.2 | 1 | 0.2 | 0 | 0 | 2 | 0.2 |

续表

| 类别 | | A 类城市 | | B 类城市 | | C 类城市 | | 合计 | |
|---|---|---|---|---|---|---|---|---|---|
| | | 人数 | 构成比（%） | 人数 | 构成比（%） | 人数 | 构成比（%） | 人数 | 构成比（%） |
| 专业结构 | 非常合理 | 83 | 17.4 | 47 | 9.5 | 10 | 9.3 | 140 | 12.9 |
| | 比较合理 | 275 | 57.5 | 276 | 55.5 | 60 | 56.1 | 611 | 56.5 |
| | 一般 | 95 | 19.9 | 159 | 32.0 | 36 | 33.6 | 290 | 26.8 |
| | 有点不合理 | 23 | 4.8 | 8 | 1.6 | 1 | 0.9 | 32 | 3.0 |
| | 非常不合理 | 2 | 0.4 | 7 | 1.4 | 0 | 0 | 9 | 0.8 |
| 职称结构 | 非常合理 | 79 | 16.5 | 49 | 9.9 | 17 | 15.9 | 145 | 13.4 |
| | 比较合理 | 261 | 54.6 | 258 | 51.9 | 54 | 50.5 | 573 | 53.0 |
| | 一般 | 124 | 25.9 | 169 | 34.0 | 36 | 33.6 | 329 | 30.4 |
| | 有点不合理 | 13 | 2.7 | 17 | 3.4 | 0 | 0 | 30 | 2.8 |
| | 非常不合理 | 1 | 0.2 | 4 | 0.8 | 0 | 0 | 5 | 0.5 |
| 学历结构 | 非常合理 | 84 | 17.6 | 61 | 12.3 | 13 | 12.1 | 158 | 14.6 |
| | 比较合理 | 277 | 58.2 | 274 | 55.1 | 58 | 54.2 | 609 | 56.4 |
| | 一般 | 108 | 22.7 | 157 | 31.6 | 33 | 30.8 | 298 | 27.6 |
| | 有点不合理 | 5 | 1.1 | 3 | 0.6 | 3 | 2.8 | 11 | 1.0 |
| | 非常不合理 | 2 | 0.4 | 2 | 0.4 | 0 | 0 | 4 | 0.4 |

**2. 应急队伍基本情况**　共发放问卷 92 份，回收 90 份，回收率为 97.8%；回收问卷经核查 87 份有效，有效率为 96.7%。87 份有效问卷中，A 类城市 34 份，占 39.1%，B 类城市 38 份，占 43.7%，C 类城市 15 份，占 17.2%。

（1）卫生应急队伍人数分布情况：调查结果显示，87 个区（县）CDC 均建立起卫生应急队伍，队伍人数呈非正态分布，平均每支队伍人数的中位数为 20（10，24）人，人数最多的 49 人，最少的 4 人；其中，A 类城市的队伍人数中位数为 22（18，28）人，B 类城市的队伍人数中位数为 20（11，24）人，C 类城市的队伍人数中位数为 8（4，10）人（图 2-4）。

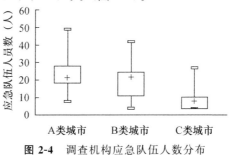

**图 2-4**　调查机构应急队伍人数分布

（2）卫生应急队伍组建情况：目前区（县）卫生应急队伍的组建方式主要分3种：①事件划分，即应急队伍依据所处置事件性质，划分为传染病小分队、食物中毒小分队等，队员由相关职能科室抽调，人员相对固定；②职能划分，即应急队伍以流行病科、食品卫生科等职能科室为基础组建，由检验、消杀等科室提供人员支持；③抽调骨干，即相关科室技术骨干均为在册应急队员，根据具体事件性质，临时组建队伍。

总体来看，区（县）卫生应急队伍主要以"抽调骨干"的形式组建，比例占47.1％；按照事件划分和职能划分的比例分别为26.4％、23.0％。从地区分布来看，A、B、C类城市均以抽调骨干为主要方式组建队伍，其构成比分别为47.1％、44.7、53.3％；另外，A类城市以事件划分为原则组建队伍的比例也较高，占38.2％，B类及C类城市也有较多的机构以承担职能为应急队伍划分原则，构成比分别为28.9％、33.3％（表2-13）。

表2-13 区（县）级CDC卫生应急队伍组建情况

| 组织原则 | A类城市 | | B类城市 | | C类城市 | | 合计 | |
|---|---|---|---|---|---|---|---|---|
| | 人数 | 构成比（％） | 人数 | 构成比（％） | 人数 | 构成比（％） | 人数 | 构成比（％） |
| 事件划分 | 13 | 38.2 | 8 | 21.1 | 2 | 13.3 | 23 | 26.4 |
| 职能划分 | 4 | 11.8 | 11 | 28.9 | 5 | 33.3 | 20 | 23.0 |
| 抽调骨干 | 16 | 47.1 | 17 | 44.7 | 8 | 53.3 | 41 | 47.1 |
| 其他 | 1 | 2.9 | 2 | 5.3 | 0 | 0 | 3 | 3.5 |

（3）应急队伍的组织管理情况：各地普遍建立组织管理体系，各区（县）CDC均成立了卫生应急领导小组，74.7％的区（县）CDC成立了卫生应急办公室，负责管理日常卫生应急工作，其形式有专设和挂靠相关科室，分别占23.1％、76.9％。挂靠科室包括疾控中心办公室、流行病科、传染病防控科等。地区间比较：C类城市建立应急办公室的比例高于A、B类城市，且应急办公室专设的比例也较高，见表2-14。

有74.7％的区（县）CDC制订了"卫生应急队伍管理办法"，对应急队员的入选资格、职能、绩效考核及奖惩机制进行规定，但具体内容存在差异。其中，规定队员入选资格、岗位职责要求的比例较高，分别为87.7％、98.5％；分地区来看，B类城市对"卫生应急队伍管理办法"各项内容做出相应规定的比例均高于A类、C类城市（表2-14）。

突发公共卫生事件因其突发性的特点，使得卫生应急队伍遵循着"平战结合"的工作原则，即应急队员平时在各科室从事相关业务工作，突发事件一旦发生，则通过紧急动员，组成应急分队，负责事件处置。应急分队的形成方式可分为2种："团队形式"与"非团队形式"。前者是指应急队员在平时即以团队形式存在，参与日常培训演练，突发事件发生时，以团队形式开展应急处置，团队成员及职能相对固定；后者则指应急团队平时并不存在，所有在册队员均参加日常培训演练，事件发生时临时组建。调查显示，92.0%的应急分队是以"非团队形式"组建的，只有 7 支应急队伍是以"团队形式"组建；其中，A 类、B 类、C 类城市中以"非团队形式"组建的比例分别为 97.1%、92.1%、80.0%。

表 2-14　区（县）级 CDC 卫生应急队伍的组织管理情况

| 类别 | | A 类城市 | | B 类城市 | | C 类城市 | | 合计 | |
|---|---|---|---|---|---|---|---|---|---|
| | | 人数 | 构成比（%） | 人数 | 构成比（%） | 人数 | 构成比（%） | 人数 | 构成比（%） |
| 组织管理 | 成立卫生应急领导小组 | 34 | 100.0 | 38 | 100.0 | 15 | 100.0 | 87 | 100.0 |
| | 成立卫生应急办公室 | 23 | 67.6 | 29 | 76.3 | 13 | 86.7 | 65 | 74.7 |
| | 办公室专设 | 7 | 30.4 | 3 | 10.3 | 5 | 38.5 | 15 | 23.1 |
| | 办公室挂靠 | 16 | 69.7 | 26 | 89.7 | 8 | 61.5 | 50 | 76.9 |
| 管理办法内容 | 制订队伍管理办法 | 30 | 88.2 | 23 | 60.5 | 12 | 80.0 | 65 | 74.7 |
| | 规定队员入选资格 | 26 | 86.7 | 22 | 95.7 | 9 | 75.0 | 57 | 87.7 |
| | 规定岗位职责要求 | 29 | 96.7 | 23 | 100.0 | 12 | 100.0 | 64 | 98.5 |
| | 规定绩效考核制度 | 18 | 60.0 | 16 | 69.6 | 8 | 66.7 | 42 | 64.6 |
| | 规定奖惩机制 | 19 | 63.3 | 17 | 73.9 | 5 | 41.7 | 41 | 63.1 |

（4）应急队伍能力建设：调查显示，54.0%的区（县）CDC 制订了队伍建设方案；94.3%和 89.7%的区（县）CDC 建立了应急培训制度和应急演练制度，为提高队伍的应急能力提供了制度保障。在建立了应急培训制度的机构内，培训考核制度的制订比例较低，为 56.1%。从地区分布来看，C 类城市在应急队伍培训、演练制度建设等方面情况较好，在制订培训演练计划、对培训演练资料进行归档等方面比例均达到 100.0%（表 2-15）。

表 2-15　区（县）级 CDC 卫生应急队伍组建情况

| 组织管理 | A 类城市 | | B 类城市 | | C 类城市 | | 合计 | |
|---|---|---|---|---|---|---|---|---|
| | 人数 | 构成比（%） | 人数 | 构成比（%） | 人数 | 构成比（%） | 人数 | 构成比（%） |
| 制订队伍建设方案 | 23 | 67.6 | 15 | 39.5 | 9 | 60.0 | 47 | 54.0 |
| 建立应急培训制度 | 33 | 97.1 | 35 | 92.1 | 14 | 93.3 | 82 | 94.3 |
| 制订年度培训计划 | 32 | 97.0 | 34 | 97.1 | 14 | 100.0 | 80 | 97.6 |
| 制订培训考核制度 | 19 | 57.6 | 18 | 51.4 | 9 | 64.3 | 46 | 56.1 |
| 培训资料归档 | 32 | 97.0 | 35 | 100.0 | 14 | 100.0 | 81 | 98.8 |
| 建立应急演练制度 | 30 | 88.2 | 36 | 94.7 | 12 | 80.0 | 78 | 89.7 |
| 制订年度演练计划 | 30 | 100.0 | 35 | 97.2 | 12 | 100.0 | 77 | 98.7 |
| 制订演练考核制度 | 26 | 86.7 | 27 | 75.0 | 12 | 100.0 | 65 | 83.3 |
| 演练资料归档 | 30 | 100.0 | 36 | 100.0 | 12 | 100.0 | 78 | 100.0 |

## （二）应急队伍配置影响因素分析

"培训与应急技能相关度"的影响因素分析研究变量包括：①人口学特征，即所在城市类别、性别、年龄、专业、学历、职称、专兼职 7 个变量；②培训变量，即培训方式、培训形式、培训级别、培训内容、培训效果 5 个变量，共计 12 个变量。

对应分析的适用性检验结果：经卡方检验或秩和检验后，删除变量 9 个，仅保留性别、专业、职称 3 个有效变量（表 2-16）。

多重对应分析结果见图 2-5。

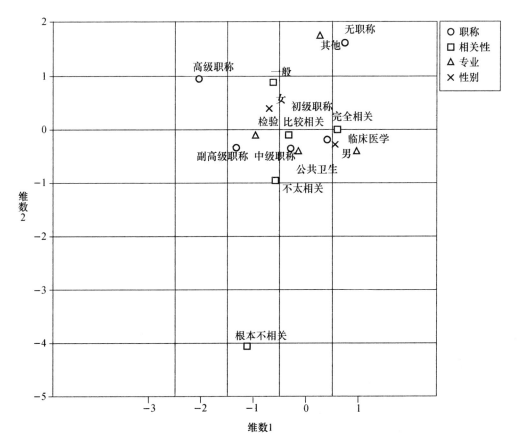

**图 2-5** 培训与技能相关性多重对应分析

具有临床医学专业背景、初级职称、男性应急队员更倾向于认为培训与应急技能提升非常相关；公共卫生及检验专业、中级职称的应急队员认为培训与应急技能提升比较相关。女性应急队员培训与应急技能提升认为相关性一般。

表 2-16　研究变量两两之间的关联性检验

| 城市类别 | 与技能相关度 | 性别 | 年龄 | 专业 | 学历 | 职称 | 专兼职 | 培训方式 | 培训形式 | 培训级别 | 培训内容 | 培训效果 |
|---|---|---|---|---|---|---|---|---|---|---|---|---|
| 性别 | 4.990 | — | — | — | — | — | — | — | — | — | — | — |
| 年龄 | 3.921* | — | — | — | — | — | — | — | — | — | — | — |
| 专业 | 9.384 | 42.767 | 27.526 | — | — | — | — | — | — | — | — | — |
| 学历 | 11.793 | 4.885* | 209.334 | — | — | — | — | — | — | — | — | — |
| 职称 | 15.674 | 28.602 | 459.115 | 74.347 | 75.152 | — | — | — | — | — | — | — |
| 专兼职 | 0.183* | — | 16.419 | — | — | — | — | — | — | — | — | — |
| 培训方式 | 2.007* | — | 29.274 | — | — | — | — | — | — | — | — | — |
| 培训形式 | — | — | 14.242* | — | — | — | — | — | — | — | — | — |
| 培训级别 | 1.100* | — | 10.287 | — | — | — | — | — | — | — | — | — |
| 培训内容 | — | — | 6.700* | — | — | — | — | — | — | — | — | — |
| 培训效果 | 87.340 | 0.819* | 96.792 | — | — | — | — | — | — | — | — | — |
| 城市类别 | 6.226 | 1.415* | 23.491 | 64.542 | 97.035 | 15.833 | 38.550 | 101.332 | 54.952 | 82.121 | 55.021 | 21.761 |

注：* 代表 $P>0.05$

# 五、讨论与建议

## （一）区（县）级 CDC 应急队员配置

区（县）级卫生应急队员的性别和学历结构在不同经济发展水平的城市之间趋于一致，但年龄、专业以及职称结构在不同经济发展水平的城市之间存在差异。经济发达地区在区（县）级卫生应急队员的选择方面更趋向于年轻化；专业化程度最高，队员多为公共卫生专业背景；并且中高级职称人员所占比例最高，更符合复杂多变的突发公共卫生事件应急处置需要。经济欠发达地区应急队员则年龄相对较大，专业化程度较低，非公共卫生和临床专业出身人员和无职称人员所占比例最高，由于该区卫生应急队员受专业水平限制，目前只能应付一般突发公共卫生事件，很难做到防患于未然。

卫生应急队员的性别、年龄、专业结构比较合理，基本符合卫生应急工作的需求。从职称结构上来看，高级、中级、初级职称人员所占比例为 1∶3.3∶3.6，与国家出台的岗位设置高级、中级、初级职称人员合理比例 1∶3∶6 相比，中级职称人员比例略高，而初级职称人员比例较低。

卫生应急队员对目前所在应急队伍的数量、年龄、专业、学历、职称结构是比较满意的，但不同经济发展水平的区（县）级 CDC 应急队员之间对其满意度是有显著性差异的。C 类城市的区（县）级 CDC 应急队员对其所在队伍的数量、性别、学历结构的满意度明显低于其他两个地区。在对当地应急队员访谈时，经常出现"人太少，活太多，很多时候顾不过来"，"我们这里留不住人才啊，条件太落后了"等无奈的话，这反映出我国卫生应急资源仍旧非常紧张，资源分配不合理，直接导致部分地区应急人员不足，应急能力偏低。如何合理分配紧张的卫生应急资源给最需要的地方和岗位，是亟待解决的一个难题。

本次调查显示，64.5% 的队员认为自己体能一般或较差，会影响应急工作，在经济欠发达地区这一比例更高，这与其经济发展情况、应急专项经费、应急装备等因素相关。应急队员的情绪以平和为主，另有部分人员经常处于紧张状态，应切实关注这部分人员的心理健康状况。多数应急队员喜欢从事应急工作，这在经济条件较差的地区将会产生积极的效果。

区（县）级疾控机构应急队员在突发公共卫生事件应急处置时，主要承担辖区内突发公共卫生事件及相关信息核实报告、现场调查与处理、标本采集和保存等现场处置工作，这在本次调查中已充分反映。根据现场职责分工情况来看，"身兼多职"现象普遍。直接诱因是应急现场任务分工不合理，使得应急队员职责不明确；未根据实际情况及时调整应急队员的职责，处置效能较低，以任务为导向的应急队伍建设未落到实处。

## （二）区（县）级CDC应急队员的培训和演练

卫生应急队员在近三年参与应急培训和演练，但不同经济发展水平的城市之间存在差异。各区（县）CDC应急队员都是以"面对面授课"这一传统方式接受应急知识技能培训，但C类城市的区（县）CDC应急队员在参与的应急培训中，网络培训占14.6％，高于其他两个地区，这反映出C类城市的区（县）CDC已经有了很大突破，这样可以节约多项开支，如聘请师资、租培训场地等显性的经济成本和其他隐性的时间成本，最大的优势在于应急知识获取的便捷性和灵活性都大幅提高，可以激发应急队员的培训积极性和主动性。

培训主要以"专题讲座"形式进行，但是，在C类城市的区（县）CDC应急队员参加过41.8％的案例分析，这一比例明显高于其他两个地区。在C类城市缺人、缺装备、缺经费的"三缺"背景下，通过队员积极参与案例分析，热烈讨论，能明显地增加队员对各项应急工作流程的了解，培养队员之间良好的人际关系，提高员工的处置突发公共卫生事件的能力，并增加团队的凝聚力。

具有临床医学专业背景、初级职称、男性应急队员更倾向于认为培训与应急技能提升非常相关，这反映出这类人员对应急培训的认可度最高，他们在应急培训中态度非常积极，提示我们在举办培训过程中，重点关注这类人员的应急培训需求，将有助于培训效果的提升。公共卫生及检验专业、中级职称的应急队员认为培训与应急技能提升比较相关，这表明在区（县）级CDC中具备公共卫生或检验等专业背景、已有一定工作经验的应急人员对应急培训总体上是比较认可的，他们对卫生应急培训的选择应该与工作内容紧密相关，因此，也需要重点关注这类人员的应急培训需求，以使培训进一步转化为应急队员的应急能力。

区（县）级CDC应急队员所参与的绝大多数应急培训是本单位举办的，能参与市级或省级的培训机会较少，参与国家级应急培训的人就微乎其微了。基层应急队员不能接受到先进应急知识、技能的培训，对应急能力提升将有一定程度的影响。在现有条件下，要大幅度提高高级应急培训人员比例比较困难，但是，区（县）级CDC应急队员参与市级CDC及其他市级卫生部门举办的应急培训是可行的。各区（县）级CDC及其他卫生部门可以共享应急培训资源，共同举办卫生应急培训，不仅可以节省培训成本，还可以跨学科、跨专业丰富应急知识、提升应急技能，进而提高培训效能。

应急培训中反映最尖锐的两个问题是：培训方式死板、培训内容与实际脱节。据调查，在培训方式中，面对面授课占71.7％，现场操作示范21.8％，几乎没有其他培训方式。培训内容以应急知识为主，案例点评分析所占比例也较少。长期以来，区（县）级CDC应急队员通过"上大课"（一连几小时的"轰炸式"培训），被灌输各种概念与方法，但是，由于不少培训教师缺乏实际的应急处置经验，只好照本宣科，所讲授的知识自然就与实际脱轨了。另外，缺乏培训的信息反馈机制，当应急队员在实际工作中遇到难点问题时，没有一个有效的渠道能表达应急人员的迫切需要，只能是应急队员自己在工作中摸索经验或同行之间相互交流。

### （三）区（县）级 CDC 应急队伍的基本情况

调查的 8 个城市均为直辖市和省会城市，经济社会发展水平高于全国平均水平，尽管各区（县）均建立了专业化的卫生应急队伍，但在队伍的人员数量、组建方式、管理组织、管理制度、建设规划和措施、运作方式等方面，仍存在较大差异，这些差异说明部分地区的卫生应急队伍的功能、管理水平和事件处置的综合能力存在不足，反映出各地对区（县）级卫生应急队伍的重视程度和管理能力不一。

国内外卫生应急理论和实践均表明，基层卫生应急队伍建设以及基层卫生应急能力的提升，对于应对突发公共卫生事件具有基础性的作用。在应对 SARS、H1N1 等突发事件中，基层卫生组织发挥了主力军的作用，创造了"关口前移""网格管理"等切实有效的应急管理理念与方法，在各类突发事件的应对中发挥出重要作用。美国突发事件应急当局在总结以往应急工作的经验后，1998 年进行了应急管理的战略性转变，将过去以联邦专业队伍为主的应急策略向基层转移，强调要充分发挥基层政府以及社区的应急功能；世界卫生组织也重视基层卫生应急能力建设，制订出基层卫生应急能力建设的策略、方法和工具，为世界各国开展基层卫生应急能力建设提供技术支持。

我国政府十分重视基层卫生队伍的建设，国务院专门发布了"关于加强基层应急队伍建设的意见"，要求强化基层卫生应急队伍建设；卫计委也开展了全国卫生应急示范区建设，将区（县）级卫生应急队伍建设作为"国家卫生应急示范区"考核的主要内容之一，要求区（县）组建卫生应急队伍并开展培训演练。各级政府要调动一切可调动的力量，通过对区（县）级卫生应急队伍的建设与管理，提高区（县）级卫生应急队伍对公共卫生事件应急处置能力，使国家政策落到实处。

**1. 明确区（县）级卫生应急队伍建设原则，兼顾地区差异**　　按照国家突发公共卫生事件分级应对的原则，国家级、省级、地市级卫生应急队伍分别承担应对一级、二级、三级突发公共卫生事件的任务，而区（县）级卫生应急队伍主要针对四级突发公共卫生事件，以及协助上级卫生应急队伍处置四级以上的事件。目前，针对国家级卫生应急队伍的建设目标、人员数量、组建方式、管理制度等方面已有相关规定，山东、山西、安徽等省也对省、地市卫生应急管理的建设与管理做出具体要求，而对于区（县）级卫生应急队伍的建设与管理，目前还没有原则及规定，使各地的卫生应急队伍建设基本无章可循，这也是各地队伍建设与管理存在较大差异的主要原因。

**2. 队伍组建应以事件性质为依据**　　目前已经确定的国家和部分省级卫生应急队伍主要是以突发事件性质为依据组建的，分为传染病、急性中毒、核和辐射、医学救援四类。这种组建方式是事先确定相关业务科室的人员为应急分队成员，例如来自流病科及检验、消杀等科室的队员共同组成传染病应急分队，这种组织方式使队伍针对性强、有利于日常培训和演练、动员迅速、效果较好；按职能组建的应急队伍是以专业科室为基础的，这种方式的优点在于管理方便、效率较高，不足在于专业科室往往独立应对突发事件，需要相关科室配合时的协调成本较高；临时组建方式是根据具体事件的性质与特点，从在册队员中临时选择，组建应急队伍，这种方式是目前多数区（县）级卫生应急队伍的组建方式，其方便、灵活、针对性强，不足在于平时缺乏配合与演练，现场处置效率相对较低。各区（县）应结合当地实际情况来开展应急队伍建设，有条件的区（县）可逐步过渡到按应急事件类别组建卫生应急队伍。

**3. 队伍人数应满足实现应急功能的最少人数**　目前区（县）卫生应急队伍人数差异较大，这与国家缺乏对区（县）级队伍人员数量没有明确规定有关。宁芳等在对国内外卫生应急队伍分析的基础上，提出以"最小功能单元"为基础组建应急队伍，即应急队伍由一个或多个"基本功能单位"构成，这种基本单元是能够独立处置事件的最少人员的集合。理论上应存在一个数量、质量、结构最合理的队伍，要确认此队伍的组成，需要在总结实践经验的基础上，进一步开展深层次的理论研究。

**4. 建立统一的区（县）卫生应急队伍建设原则及管理规范**　在卫生应急实践中，各地不断探索卫生应急队伍建设理念和思路，在队伍组建方式、管理制度、运行机制、能力建设等方面，形成了各具特色的实践经验，这些经验对于提高应急队伍的能力、提高管理效率和效果，均具有十分重要的实用价值。我国幅员辽阔，基层是我国卫生工作的薄弱环节，但也是突发事件发生危险因素和隐患最多的地方。卫生应急工作具有较强的地域特点，建设全国统一的模式是不可取的；但同时，各区（县）级CDC的卫生应急职能是相同的，应急队伍建设与管理也存在一般性的规律，这就要求对卫生应急队伍的建设及管理进行统一的规范。

8个城市区（县）级疾病预防控制中心卫生应急队员基本符合卫生应急工作的需求，但各地卫生应急队伍在组建方式、管理制度、队员数量、培训演练管理等方面存在较大差异，建议从实际出发，以"任务导向型"的组织原则建立组织体系，在对区（县）卫生应急队伍基本职能进行充分分析和论证的基础上，合理配置应急队员，从数量、质量、结构上优化基层卫生应急队伍，注重考察队员的应急处置经验和技能；同时注重应急队员的团队建设和身心健康，加强团队之间及成员间的交流。同时，应结合卫生应急队伍建设与管理理论以及各地的先进经验，提出应急队伍建设的一般原则、方法和要求，并制订统一的管理规范。各地区可在统一规范的基础上，结合本地实际情况，提出队伍建设及管理的具体方案。

# 参考文献

［1］ 刘亚. SARS 危机在我国卫生事业领域带来的影响及其应对策略初探. 安徽省卫生职
业技术学院学报，2003，2（6）：84-87.

［2］ 卫生部，国家发展改革委员会. 卫生部、发展改革委关于加快突发公共事件卫生应
急体系建设和发展的指导意见. 2010，http：//code. fabao365. com/law _ 548350.
html.

［3］ 曲国辉，刘晓楠，胡淼，等. 辽宁省疾病预防控制应急队伍现状调查. 中国公共卫
生，2011，27（7）：941-942.

［4］ 梁万年. 卫生事业管理学. 北京：人民卫生出版社，2008：4.

［5］ Kawano M. School Crisis and Mental Care -The crisis response team（CRT）［J］.
JMAJ，2008，51（3）：164-168.

［6］ Thomas K，Force VO，Rasmussen D，et al. Rapid Response Team：Challenges，
Solutions，Benefits［J］. Crit Care Nurse. 2007，27：20-27.

［7］ Hsu EB，Ma M，Lin FY. Emergency medical assistance team response following
Taiwan chi-chi earthquake. ［J］ Prehospital and Disaster Medicine，2002，17（1）：
17-22.

［8］ Lee A. Bshop G，Hillman KM，et al. The medical emergency team［J］. Anaesth
Intens Care，1995，23（2）：183-186.

［9］ Tanabe K，Kumagai Y. Study on effective operations strategy of emergency fire
response teams after the great minami kanto earthquake disaster［J］. Journal of
Natural Disaster Science. 2005，27（1）：3-6.

［10］ Baker DP，Day R，Salas E. Teamwork as an essential component of high-reliability
organizations［J］. Health Services Research，2006，41（4）：1576-1598.

［11］ Jobidon E，Breton R. Team response to workload transition：the role of team
structure［J］. Human Factors and Ergonomics Society Annual Meeting，2006，50
（17）：1769-1773.

［12］ Lvy 安德森，尚玉明. 医疗组织中的团队建设（一）［J］. 中国医疗前沿，2006，6：
45-48.

［13］ 宁芳，吴晓娜，松凯，等. 疾病控制领域卫生应急队伍建设的模式初探［J］. 中国
急救复苏与灾害医学杂志，2011，6（1）：59-61.

［14］ Brandt EN，Mayer WN，et al，Designing a National Disaster Medical System［J］.
Public Health Reports. 1985，100（5）：455-461.

［15］ Ginzburg HM，Jevec RJ，Reutershan T. The public health service's response to
hurricane andrew［J］. Public Heath Reports，1993，108（2）：241-244.

［16］ David M，Campiglio C，Darling R . Progressin R- and Q- mode analysis：

Correspondence analysis and its application to the study of geological preeesses [J]. Can. J Earth Sci, 1974, 11: 131-146.

[17] 吴欣松, 吴胜和, 聂昌谋, 等. 对应分析方法在储集层评价中的应用 [J]. 石油勘探与开发, 1999, 26 (2): 90-92.

[18] 郑金平, 王琳娜, 张晋昕. 对应分析法对科技成果未获奖因素再分析 [J]. 现代预防医学, 1999, 26 (4): 473-475.

[19] 刘韵源, 郭万德. 对应分析及其在医学中的应用 [J]. 中华预防医学杂志, 1995, 19 (2): 106-109; 19 (3): 176-177.

[20] 卢劲. 新灰色关联法对住院费用影响因素的分析 [J]. 重庆医学, 2008, 37 (18): 2099-2100.

[21] 杨婷, 王玉贵, 杨波, 等. 结构变动度在住院医疗费用结构分析中的应用 [J]. 中国卫生统计, 2010, 27 (1): 90-91.

[22] 朱洁, 王玉贵, 方孝梅. 新灰色关联法分析新型农村合作患者住院费用 [J]. 中国病案, 2009, 10 (11): 44-45.

[23] 柴辉. 调查问卷设计中信度及效度检验方法研究 [J]. 世界科技研究与发展, 2010, 32 (4): 548-550.

[24] 易绍海, 罗良德. 县乡级医疗卫生机构卫生应急能力建设思考 [J]. 中国医药导报, 2012, 9 (11): 189-192.

[25] 伦华美, 徐凌忠. 浅析淄博市卫生应急服务能力建设现状及对策 [J]. 社区医学杂志, 2012, 10 (4): 66-67.

[26] 中华人民共和国卫生部. 卫生部关于印发《各级疾病预防控制中心基本职责》和《疾病预防控制工作绩效评估标准》的通知. 2008 [EB/OL], http://www. moh. gov. cn/mohjbyfkzj/s7914/200812/38527. shtml.

[27] 董瑞华. 论社区在灾害危机应急管理中的基础作用 [J]. 理论前沿, 2004, (10): 46-47.

[28] 张义. 从甲型 H1N1 流感防控研究卫生应急能力提升 [J]. 中国地方病防治杂志, 2011, 26 (5): 321-323.

[29] 陶世祥. 突发事件应急管理的国际经验与借鉴 [J]. 改革, 2011, 4: 130-135.

[30] 世界卫生组织. 社区应急准备管理及政策制定者手册 [M]. 北京: 人民军医出版社, 2002.

[31] 中华人民共和国卫生部. 国家卫生应急综合示范县（市、区）创建工作指导方案 [EB/OL]. (2011-10-25) [2012-12-12]. http://www. moh. gov. cn/mohwsyjbgs/s7859/201112/53607. shtml

[32] 张军民. 西宁市疾病预防控制工作现状、存在问题和建议 [J]. 中华疾病控制杂志, 2009, 13 (1): 28-32.

[33] 中华人民共和国卫生部. 全国卫生应急工作培训大纲（2011-2015 年）[EB/OL]. (2011-11-21) [2012-12-21]. http://www. moh. gov. cn/mohwsyjbgs/s3581/201111/53496. shtml.

[34] 中华人民共和国卫生部. 国家卫生应急队伍管理办法（试行）[EB/OL]. (2010-11-21) [2012-12-06]. http://www. moh. gov. cn/mohwsyjbgs/s7859/201012/

50179. shtml.

[35] 叶冬青，查震球. 我国突发公共卫生事件的新特点与应对新策略 [J]. 中华疾病控制杂志，2009，13（1）：1-3.

[36] 易绍海，罗良德，徐成银. 县级疾病预防控制中心卫生应急机制的探讨 [J]. 中外健康文摘2011，8（25）：360--361.

[37] 金朝宽. 疾病控制领域卫生应急队伍建设的探析 [J]. 健康大视野，2013，21（11）.

[38] 刘波，姚建义. 美国疾控中心卫生应急体系探究 [J]. 中国公共卫生管理. 2012，28（6）：701-705.

[39] 凌学武. 德国应急救援中的志愿者体系的特点与启示 [J]. 四川行政学院学报. 2009，6：70-72.

[40] 淳于森泠，程永明，骆兰. 日本政府应对突发公共卫生事件的组织创新 [J]. 现代预防医学. 2007，34（13）：2405-2406.

[41] 樊丽萍，赵庆华. 美国、日本突发公共卫生事件应急管理体系现状及其启示 [J]. 护理研究，2011，25（7）：569-571.

# 附　　录

## 附录 2A　CDC 应急队伍建设调查问卷
## （应急队员填写）

**填报单位：市县（区）疾病预防控制中心**

尊敬的应急队员：

您好！感谢您百忙中抽出时间参与本次问卷调查。

本次问卷调查主要针对 CDC 应急队伍建设，目的是了解应急队伍建设的现况，为队伍建设提供政策依据。

做选择题时，请把您认为合适的选项标黄，其他题目请填写到相应的空格内。请各位尽可能填写完善。本次调查仅作为科研探索，不会用作其他用途，请您放心作答。

您的宝贵意见，对我们非常重要，非常感谢您的参与！

XXXX 项目课题组
2012 年 6 月 18 日

### 1. 基本情况

（1）姓名：

（2）性别：

①男　②女

（3）年龄：　　　岁

（4）学历：

①初中　②中专/高中　③大专　④本科　⑤研究生及以上

（5）所学专业：

①公共卫生　②临床医学　③检验　④其他

（6）职称：

①无职称　②初级　③中级　④副高　⑤正高

### 2. 工作情况

（1）您属于哪类卫生应急工作人员：

①专职［跳至（2）］　②兼职［跳至（3）］

（2）如果您是卫生应急专职工作人员，请答本题：

工作岗位：　　　，从事本工作　　年

（3）如果您是卫生应急兼职工作人员，请答本题：

1）日常状态：您的工作岗位：　　　，从事本工作　年

2）应急状态：您的工作岗位：　　　，从事本工作　年

（4）您的编制情况：

①在编在岗　②在岗不在编　③在编不在岗　④离退休返聘　⑤其他

（5）工作强度

1）平均工作时间：　　　天/周，　　　小时/天

2）上周最长连续工作时间　　　小时

3）每月值夜班次数　　　次

（6）职责分工

1）您去现场处置时，是否有明确的职责分工？

①是　②否（跳至3）

2）在小分队去现场处置事件时，您具体负责什么工作？（可多选）

①事件的核实确认　②现场流行病学调查　③现场监测与样品采集　④卫生学评价　⑤现场控制/指挥协调　⑥消杀灭　⑦撰写报告　⑧健康教育　⑨其他

**3. 实际应急情况**

请您填写从 2009 年至今的实际处置事件情况［请尽可能回想您参与过的应急事件情况，如有需要，请自行添加表格（表 2A-1）。

表 2A-1　2009 年至今的实际处置事件情况

| 事件名称 | 发生时间（♯ 年 ♯ 月 ♯ 日～♯ 日） | 接到指令到准备完毕时间 ①＜20 分钟 ②20～40 分钟 ③40～60 分钟 ④1～1.5 小时 ⑤＞1.5 小时 | 接到指令到现场时间（小时）①＜0.5 小时 ②0.5～1 小时 ③1～1.5 小时 ④1.5～2 小时 ⑤＞2 小时 | 现场处置时间（小时） | 级别 ① I 级 ② II 级 ③ III 级 ④ IV 级 ⑤未分级 |
|---|---|---|---|---|---|
| 示例：非典 | 2003 年 ♯ 月 ♯ 日～♯ 日 | ③ | ④ | 8 小时 | ② |
|  |  |  |  |  |  |
|  |  |  |  |  |  |

**4. 培训情况**

（1）请您填写 2009 年到现在所参与的培训情况［请尽可能回想您参与过的培训情况，如有需要，请自行添加表格（表 2A-2）。

表 2A-2　2009 年至今所参与的培训情况

| 培训名称 | 时间 | 方式（可多选） | 形式（可多选） | 级别 | 内容（可多选） | 效果 |
|---|---|---|---|---|---|---|
| ＃＃＃培训 | ＃年＃月＃日～＃日 | ①面对面授课 ②操作示范 ③网络培训 ④其他（请补充） | ①案例分析 ②角色扮演 ③专题讲座 ④其他（请补充） | ①国家级 ②省级 ③市区级 ④本单位 | ①应急知识 ②应急技能 ③应急案例 ④其他（请补充） | ①非常好 ②比较好 ③一般 ④不太好 ⑤非常不好 |
| 示例：＃＃＃培训 | 2003 年 5 月 1 日～5 日 | ②③ | ①② | ④ | ② | ③ |
| | | | | | | |
| | | | | | | |

（2）您认为培训与应急技能的提升相关吗？

①完全相关　②比较相关　③一般　④不太相关　⑤根本不相关

（3）现有培训是否满足您的应急工作需要？

①完全满足　②比较满足　③一般　④不太满足　⑤根本不满足

若现有培训不满足您的应急工作需要，您认为存在的问题是什么？（可多选）

①培训内容不符合实际情况　②培训方式死板　③培训时间安排不合理　④培训师资不好　⑤培训与绩效考核不挂钩　⑥本人因工作任务重，走不开　⑦其他

**5. 演练情况**

（1）请您填写从 2009 年至今参与演练的情况［请尽可能回想您参与过的演练情况，如有需要，请自行添加表格（表 2A-3）］。

表 2A-3　2009 年至今参与演练情况

| 演练名称 | 时间 | 形式 | 级别 | 性质 | 效果 |
|---|---|---|---|---|---|
| 演练名称 | ＃年＃月＃日～＃日 | ①单项演练 ②综合演练 | ①国家级 ②省级 ③市区级 ④本单位 | ①检验性演练 ②示范性演练 ③其他（请补充） | ①非常好 ②比较好 ③一般 ④不太好 ⑤非常不好 |
| 示例：＃＃演练 | 2009 年 5 月 1 日到 3 日 | ① | ② | ② | ③ |
| | | | | | |

（2）若您参加的演练不能满足您的应急工作需要，您认为存在的问题是什么？（可多选）

①演练脚本设计不好　②演练形式单一　③演练没有按照预案（规范）实施　④演练与实际情况差距较大　⑤演练与绩效考核不挂钩　⑥其他

### 6. 体能

（1）对体能的自评：

①非常强壮　②较强壮　③一般　④较弱　⑤虚弱

（2）您觉得自己的体能能否胜任卫生应急工作：

①完全可以　②基本可以　③一般　④有点差　⑤不可以

### 7. 态度与心理

（1）您是否喜欢应急工作：

①非常喜欢　②较喜欢　③一般　④较不喜欢　⑤非常不喜欢

（2）您觉得应急工作氛围如何：

①非常好　②较好　③一般　④较差　⑤非常差

（3）您是否适应卫生应急工作：

①非常适应　②较适应　③一般　④较不适应　⑤非常不适应

（4）您处置突发公共卫生事件时的情绪（可多选）：

①恐惧　②紧张　③忧虑　④平和　⑤兴奋　⑥自豪　⑦其他

### 8. 管理

（1）您认为您所在的应急小分队成员数量合理吗？

①非常合理　②较合理　③一般　④有点不合理　⑤很不合理

（2）您认为您所在的应急小分队成员构成合理吗？［请在您所选的方格里打"√"（表2A-4）］

表 2A-4　应急小分队成员构成情况

| 构成 | 非常合理 | 比较合理 | 一般 | 有点不合理 | 很不合理 |
|---|---|---|---|---|---|
| 年龄 | | | | | |
| 性别 | | | | | |
| 专业 | | | | | |
| 职称 | | | | | |
| 学历 | | | | | |

（3）您所在单位是否有应急队伍管理制度？

①是　②否（跳至9）

应急队伍管理制度/方案在日常管理中，是否有效？

①非常有效　②比较有效　③一般　④比较无效　⑤根本无效

**9. 关于"应急队伍建设",您遇到的主要困难及建议（表 2A-5）**

表 2A-5　困难及建议

| 困难 | 建议 |
| --- | --- |
|  |  |

为确保调查问卷的信息完整,请您留下您的联系方式,方便我们届时与您核实信息。

E-mail：　　　电话：

调查到此结束,请您稍作检查,如信息填写完毕,请保存并提交给您所在部门负责人。再次谢谢您的积极参与!

# 附录 2B　CDC 应急队伍建设调查问卷（应急管理人员填写）

## 填报单位：市县（区）疾病预防控制中心

尊敬的应急管理人员：

您好！感谢您百忙中抽出时间参与本次问卷调查。

本次问卷调查主要针对 CDC 应急队伍建设，目的是了解应急队伍建设的现况，为队伍建设提供政策依据。

做选择题时，请把您认为合适的选项标黄，其他题目请填写到相应的空格内。请各位尽可能填写完善。本次调查仅作为科研探索，不会用作其他用途，请您放心作答。

您的宝贵意见，对我们非常重要，非常感谢您的参与！

XXXX 项目课题组
2012 年 6 月 18 日

**1. 突发公共卫生事件应急处置队伍现况**

（1）本单位是否成立突发公共卫生事件应急队伍：

①是　　②否

1）本单位应急队伍是按照什么原则组建划分的？

①参照传染病、食物中毒等事件类别划分，如传染病小分队、食物中毒小分队等（跳至 2））

②参照现场流调、采样职能等划分，如流调小分队、采样小分队等（跳至 3））

③从各业务科室抽调业务骨干，组成综合性应急队伍（跳至 4））

④其他（请自行补充）

2）按事件类型建立的应急队伍具体情况（表 2B-1）：

**表 2B-1　按事件类型建立的应急队伍具体情况**

| 应急队伍 | 总数 | 每支队伍 | | | | | |
|---|---|---|---|---|---|---|---|
| | 支数（支） | 人数（人） | 队长（人） | 副队长（人） | 专业队员（人） | 后勤保障（人） | 后备队员（人） |
| 突发急性传染病处置队伍 | | | | | | | |
| 突发中毒事件处置队伍 | | | | | | | |
| 核和辐射处置队伍 | | | | | | | |
| 其他队伍 | | | | | | | |

3）按应急现场只能划分组建队伍的具体情况：流调小分队　人，采样小分队　人，消杀小分队　人，检验小分队　人，后勤小分队　人，后备队员　人，其他　人

4）应急队伍各业务科室抽调人员情况：传染病科　人，公共卫生科　人，职业卫生/放射科　人，性病/艾滋病科　人，健康教育科　人，检验科　人，信息科　人，卫生应急办　人，其他科　人

（2）应急队伍中有正高职称的共　人，副高　人，中级　人，初级　人。

（3）应急队伍共有专职　人，兼职　人。

（4）如完全满足工作需求，您认为该队伍实际需要　名专职人员

（5）兼职队员在应急处置中，与专职队员相比：

1）优点

2）不足

**2. 应急"小分队"**

假设处置最小规模突发急性传染病事件所必需的人员组成一个应急"小分队"，那么：

（1）您认为组建这样的小分队是否有必要：

①是　②否（跳至3）

（2）小分队应该由　人组成，其中，流调　人，采样　人，消杀　人，检验　人，后勤　人，后备队员　人，其他专业　人。

**3. 针对突发急性传染病应急演练和培训情况**

（1）培训

1）是否建立应急培训工作制度：

①是　②否

2）培训工作制度在实际工作中，是否有效：

①非常有效　②比较有效　③一般　④效果不明显　⑤根本无效

3）是否制订年度培训计划：

①是　②否

4）培训是否按计划落实：

①完全落实　②部分落实　③根本没落实（若选此项，请说明原因）

5）是否建立对培训的考核和评估制度（方案）：

①是　②否

6）培训结束后，是否会整理培训资料并进行归档：

①是　②否

（2）演练

1）是否建立应急演练工作制度：

①是　②否

2）演练工作制度在实际工作中，是否有效：

①非常有效　②比较有效　③一般　④比较无效　⑤根本无效

3）是否制订年度演练计划：

①是　②否

4）演练是否按计划落实：

①完全落实　②部分落实　③根本没落实（若选此项，请说明原因）

5）是否建立对演练的考核和评估制度（方案）：

①是　②否

6）演练结束后，是否会整理演练资料并进行归档：

①是　②否

**4. 对应急队伍的管理**

（1）是否成立突发公共卫生事件应急工作领导小组：

①是　②否〔跳至（2）〕

1）如有，成立时间　年　月

（2）是否成立卫生应急办公室：

①无　②专设（跳至1））　③挂靠（跳至2））

1）成立的时间：　年　月

2）具体挂靠部门：

（3）是否建立队伍管理制度（办法）：

①是　②否〔跳至（4）〕

1）应急队员的入选资格是否明确：

①是　②否

2）各岗位职责要求是否明确：

①是　②否

3）是否建立绩效考核制度：

①是　②否

4）是否有奖惩机制：

①是　②否

（4）是否建立队伍建设方案（规划、意见）：

①是　②否

1）是否在组建卫生应急专业队伍时，重点考虑专业结构：

①是　②否〔跳至（5）〕

2）构建应急队伍时还会考虑哪些因素

（5）应急队员流动情况

1）是否健全应急队员成员库并及时更新信息：

①是　②否

2）是否根据应急处置情况对队员及时调整：

①是　②否（跳至5）

3）应急队员调整周期：

①＜3年　②3年　③3～5年　④5年　⑤＞5年　⑥其他

4）具体如何调整

5）从2009年到现在应急队伍流动情况（表2B-2）

表2B-2　2009年至今应急队伍流动情况

| 时间 | 应急队伍总人数（人） | 流入 | | 流出 | |
|---|---|---|---|---|---|
| | | 人数（人） | 本科学历及以上（人） | 人数（人） | 原因 ①身体负荷过重②工作调动③心理负荷过重④其他（请补充） |
| 2009年 | | | | | |
| 2010年 | | | | | |
| 2011年 | | | | | |

（6）运行机制：

①队员平时在各个不同专业岗位工作，有突发事件时，根据情况需要，抽调队员，组成处置队伍，培训演练不是以团队形式参加

②队员平时就在一起，培训演练都是以团队形式参与，且团队人员固定

③其他

（7）在突发公共卫生事件处理中，当可利用的人力资源不足时，一般采取哪些应急措施：

①将所有休息的工作人员召回上班　②聘请本单位的退休人员上班

③调用其他中心/单位的工作人员　④调用合同工或临时雇员

⑤调用志愿者　⑥其他

**5.相关保障情况**

（1）经费：

1）应急处置工作经费是否充足：

①是　②否

2）是否负责队员处置突发公共卫生事件时的交通、食宿、通信等费用：

①是　②否

3）是否为卫生应急队员购买人身伤害意外保险：

①是　②否

4）是否为卫生应急队员发放高风险补贴：

①是　②否［跳至（2）］

高风险补贴标准为：　　　元/人/天；

现有的补偿情况是否满足需要：

①是　②否

（2）物资：

1）是否编制应急物资储备目录：

①是　②否［跳至2）］

物资储备目录是否真正落实：

①是　②否

2）现有的储备情况是否满足需要：

①是　②否

3）储备物资是否进行分类管理：

①是　②否

4）是否编制应急物资配置方案：

①是　②否［跳至（3）］

物资配置方案是否真正落实：

①完全落实　②部分落实　③根本没落实

（3）装备：

1）是否制订本级应急队伍的装备标准和目录：

①是　②否［跳至2）］

制订本级应急队伍的装备标准和目录的依据是（可多选）：

①应急队伍的职能

②各级部门下发的《卫生应急队伍装备参考目录（试行）》

③应急事件处置需要

④其他＿＿＿＿＿＿＿＿＿＿＿＿

2）现有的装备情况是否满足需要：

①是　②否

3）是否制订本单位的应急装备采购计划和程序：

①是　②否

4）是否制订本单位的应急装备使用管理制度：

①是　②否

**6. 问题及建议**

（1）您认为应急队伍在事件现场处置过程中有哪些技术上的困难需要针对性加强处理？（可多选）

①个人防护　②调查方案/表的制订　③调查资料收集　④样品采集　⑤样

品保存    ⑥样品运输    ⑦现场快速检测    ⑧现场隔离    ⑨消杀    ⑩现场健康教育    ⑪其他

请选出您认为最急需解决的三个问题，并按重要性进行排序：

（2）关于"应急队伍建设和管理"，您遇到的主要困难及建议是什么？请填入表 2B-3。

表 2B-3    困难及建议

| 困难 | 建议 |
|---|---|
|  |  |
|  |  |

为确保调查问卷的信息完整，请您填写联系方式，方便我们届时与您核实信息。

E-mail：    电话：

调查到此结束，请您稍作检查，如信息填写完毕，请保存并提交给您所在部门负责人。再次谢谢您的积极参与！

# 附录2C 应急队伍建设访谈

尊敬的应急管理人员：

您好！感谢您百忙中抽出时间参与本次访谈。

本次问卷调查主要针对 CDC 应急队伍建设，目的是了解应急队伍建设的现况，发现问题、提出改进意见和建设期望，使研究成果为队伍建设提供政策依据。

请填写到每道题相应的空白部分。请各位尽可能填写完善。本次访谈仅作为科研探索，不会用作其他用途，请您放心作答。

您的宝贵意见对我们非常重要，非常感谢您的参与！

XXXX 项目课题组
2012 年 6 月 18 日

1. 请您介绍您所在应急队伍的现况：有多少人？由什么人组成（例如性别、年龄、职称、学历、专业）？

2. 应急队伍组建依据是什么？是否参考相关的法律法规？是否有相关的应急队伍建设方案？

3. 应急队伍建设的数量、质量、结构如何确定？

4. 应急队伍关于队员的入选标准如何确定？具体标准是什么？

5. 应急队员应急能力如何培养和提升？

6. 应急队员的工作绩效如何测定？日常工作是否有绩效考核标准？应急工作是否有绩效考核标准？如果有，请详细说明。

7. 应急队员平时的工作时间是多少？工作强度如何？

8. 在应急处置现场，队员的职责分工是否明确？是否存在一个人同时负责多种工作的情况？这样的情况普遍吗？是否会影响其应急工作的质量和效率？

9. 突发事件发生后，应急队员如何完成日常工作交接？日常工作与应急工作是否会有冲突？如果有，请问是如何处理的？

10. 应急队员是否有值班制度？如果有，请具体说明。

11. 突发事件应急处置效果如何测定？自评还是请别人评价？是否有事件处置报告？处置报告是否能真实反映应急处置效果？

12. 应急队员流动情况如何？是否会经常调动？调动的原因包括哪些？

13. 卫生应急人才队伍建设面临的主要困难及其原因？

14. 应急队伍管理制度是否健全？实施效果如何？

15. 对应急队伍建设的看法、建议和期望是什么？

16. 如何推算区域内（本县或本市）应急人员配置需求？

为确保访谈的信息完整，请您留下您的联系方式，方便我们届时与您核实信息。

E-mail：　　电话：

调查到此结束，请您稍作检查，如信息填写完毕，请保存并提交给您所在部门负责人。再次谢谢您的积极参与！

# 附录2D 县（区）疾病预防控制机构卫生应急工作考核标准（表2D-1）

表2D-1 县（区）疾病预防控制机构卫生应急工作考核标准

| 考核项目 | 考核指标 | 分值 | 考核办法 |
|---|---|---|---|
| 应急组织管理（6分） | 成立县（区）疾控中心卫生应急领导小组 | 1 | 查文件 |
| | 设立卫生应急办公室（可挂靠科室） | 1 | 查文件、门牌 |
| | 按照规范赋予应急办公室相应工作职能 | 4 | 查文件，一项职能不到位扣1分 |
| 应急专业队伍（6分） | 成立县（区）疾控中心卫生应急处置专业技术组 | 1 | 查文件 |
| | 组建2支以上应急小分队轮流值班 | 3 | 少1支扣1分；值班记录完整2分 |
| | 应急小分队工作管理制度健全 | 2 | 无制度（含工作流程）扣2分 |
| 应急规范预案（5分） | 制订本中心应急处置工作规范 | 2 | 查文件 |
| | 制订本中心传染病防控应急预案 | 2 | 查文件 |
| | 制订本中心食物中毒事件应急处置工作预案 | 1 | 查文件 |
| 实验室检测（7分） | 建立实验室应急检测工作制度 | 2 | 无检测制度扣2分 |
| | 及时送检，及时检测，正确检测 | 3 | 1次不及时不得分，1次检测结果错误不得分 |
| | 配备2种以上常用现场快速监测设备 | 2 | 缺1种扣1分 |
| 应急物资储备（8分） | 符合《县（区）疾控中心应急物资储备基本目录》 | 8 | 应急物资储备应包括：现场装备、检验设备及必要的试剂、消杀药械、药品储备等；查账目和实物：缺1类扣2分，每类中缺必备的1种扣0.5分 |
| 应急工作档案（9分） | 按照《应急处置工作规范》要求，建立规范化的卫生应急工作档案 | 9 | 应急办统一管理1分；分10类建档，缺1类扣0.5分；档案管理规范化2分 |
| 应急值班报告（10分） | 实行24小时疫情值班管理制度 | 2 | 值班安排表齐全，值班记录完整；抽查1次无人值班不得分 |
| | 接到突发公共卫生事件信息，第一时间电话报告 | 3 | 1次不及时扣2分 |
| | 接到报告30分钟内派出应急小分队 | 2 | 超过时限1次扣1分 |

| 考核项目 | 考核指标 | 分值 | 考核办法 |
|---|---|---|---|
| 应急值班报告（10分） | 接到卫生事件信息后，1小时内通过电话做初步调查报告，3小时内做书面调查报告 | 3 | 1次不及时扣1.5分 |
| 应急规范处置（15分） | 突发公共卫生事件：从事件报告、流调、监测、控制、结案、评估等关键环节进行评价；传染病疫情：主要从传染源管理、密切接触者追踪和管理、采取有效措施切断传播途径、对高危人群采取适宜防护措施，控制相关影响因素等方面进行评估 | 15 | 规范处置指数＝抽取事件规范处置评分之和/抽取事件起数；随机抽取5起事件，不足5起全查；计算单起事件的规范处置评分，满分为1；规范处置指数须≥80%，每下降1%扣1分；出现孳生事件全扣 |
| 调查报告（5分） | 调查报告内容须包括：前言、基本情况、临床特点、流行病学描述、病因或流行因素推测或验证、控制措施、建议 | 5 | 抽查2份，每少一项内容扣0.5分 |
| 网络直报（10分） | 达到突发事件直报标准的一经确认按卫生部突发事件报告程序和时间完成三次报告；网络报告、结案应及时、准确、完整 | 10 | 以突发公共卫生事件信息报告系统为准，查阅相关信息报告网络内容，在2小时内完成网络直报报告为及时，确认事件终止后两周内予以结案，计算及时率；事件级别划分准确；网络报告至少三次：初次报告、进程报告、结案报告；1起不及时扣2分，1起不准确扣2分，1起不完整扣2分 |
| 应急监测预警（5分） | 每日2次浏览《中国疾病预防控制信息系统》，通过《疾病监测信息报告管理系统》及其他专报系统，分析疫情，及时发现聚集性病例 | 3 | 少1次记录扣0.5分；发现聚集性病例有分析报告，辖区每有1次聚集性疫情未及时通过网报发现，此项全扣 |
| | 每月1次辖区突发公卫事件分析报告 | 2 | 少1次扣1分 |
| 应急培训（5分） | 本单位全体专业人员参加卫生应急培训班 | 2 | 查培训资料：培训率95%，每少5%扣1分 |
| | 对本单位全体专业人员开展卫生应急知识考核 | 1 | 查测试卷 |
| | 承担辖区街道（社区、乡镇）卫生应急培训任务 | 2 | 查培训资料 |

| 考核项目 | 考核指标 | 分值 | 考核办法 |
|---|---|---|---|
| 应急演练<br>（5分） | 参加市组织的卫生应急考核演练得95分以上 | 2 | 每少5分扣1分 |
| | 协助县（区）卫生和计划生育委员会组织开展卫生应急演练 | 3 | 制订方案1分；参加演练1分；总结评估1分 |
| 其他应急工作<br>（4分） | 完成上级卫生行政部门交办的卫生应急工作任务 | 2 | 1次未完成扣1分 |
| | 完成市疾控中心交办的卫生应急工作任务 | 2 | 1次未完成扣1分 |

# 第3章　社区脆弱性评估

## 第一节　概　述

### 一、基本概念

#### （一）脆弱性评估

**1. 脆弱性（vulnerability）的概念**　脆弱性源于拉丁文"vulnerare"，原意为"伤害"，由 White 于 1974 年在著作 *Natural Hazards* 中首次提出。脆弱性这一概念从提出至今已经在多个学科领域中得到深入研究，例如生态学、灾害学等自然科学领域及金融学、社会学等社会科学领域等。理论界对它还没有一个统一的定义，在不同的学科中，学者们对其的理解和认识也在演变。目前，各国学者对脆弱性的理解逐渐统一到了损失性（崩溃性）、敏感性以及与之联系紧密的稳定性等关键属性。

在灾害学领域，Timmerman 于 1981 年首先提出脆弱性的概念：脆弱性是一种度，即系统在灾害事件发生时产生不利影响的程度。国际减灾策略委员会（International Strategy for Disaster Reduction）将脆弱性定义为：由于人类获得而导致的一种状态，该状态描述社会对灾害所受影响以及自我保护的程度。脆弱性包括易感性和恢复能力（或应对能力），也包括脆弱性与安全存在负相关关系、脆弱性与恢复力之间的负相关关系。

**2. 脆弱性的内涵**　近年来，"脆弱性"已从日常生活中的一般含义逐渐演变成一个庞大的、独立的概念体系，已很难再将其局限于某一研究领域。目前，不同研究领域关于"脆弱性"这一概念也初步达成了一些共识。

（1）脆弱性客体具有多层次性：目前，脆弱性的概念已经被应用到家庭、社区、地区、国家等不同层次。研究对象涉及人群、动植物群落、特定区域、市场等多种有形或无形的客体，"脆弱性"已经成为当今世界无法回避的一个重要问题，脆弱性客体具有多层次性。

（2）施加在脆弱性研究客体上的扰动具有多尺度性：系统通常暴露于多重扰

动。这些扰动既有来自于系统内部的，也有来自于系统外部的，并且不同尺度的扰动之间还存在复杂的相互作用。

（3）脆弱性概念的界定中出现了一些共同的术语：敏感性、应对能力、恢复力、适应能力等概念已成为脆弱性概念的重要构成要素，其中敏感性是指单位扰动施加在系统上所导致系统产生的变化，应对能力是指系统在扰动所产生的影响中适应不利影响的能力，一定程度上包含了恢复力和适应能力的概念。

（4）脆弱性总是针对特定的扰动而言：系统并不是针对任何一种扰动都是脆弱的，面对不同的扰动会表现出不同的脆弱性。因此，脆弱性总是与施加在系统上的特定扰动密切相关。

部分学者认为脆弱性是系统与其环境相互作用的一种属性。也有学者认为脆弱性是社会-生态系统、人-环境耦合系统、人地系统的一个重要属性。这种对"脆弱性"本质认识上的差异直接导致不同学者对脆弱性构成要素的认识存在分歧。Mitchell J 认为脆弱性包含内部、外部两个方面。内部方面是指系统对外部扰动或冲击的应对能力，外部方面是指系统对外部扰动或冲击的暴露。还有一些学者认为系统对外界干扰的暴露、系统的敏感性、系统的适应能力是脆弱性的关键构成要素。脆弱性是由系统面对外界扰动的敏感性和反应能力构成，系统状态的改变是系统的脆弱性、系统面临的扰动的属性以及系统对扰动的暴露三者构成的函数（图 3-1）。

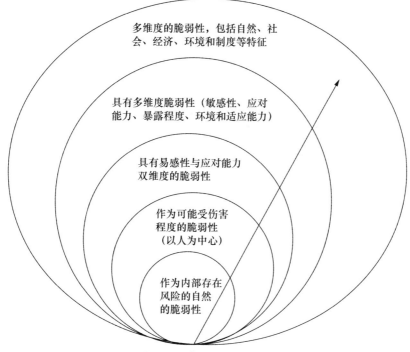

**图 3-1**　脆弱性概念内涵

（*Brikmann，J. Measuring vulnerability to hajards of national origin* ［M］. *Tokyo：UNU press*，2006）

**3. 脆弱性在灾害形成中的决定性作用**　　灾害发生系统由致灾因子危险性、人类社会系统的暴露性和承灾体脆弱性三部分组成。在一定时间内，灾害因子发生的频率、时间、范围和强度是相对固定的，灾害风险的危险性是灾害形成的首要条件。灾害作用下的人类社会系统，包括人口、财产、社区设施等承灾体的数量、组成、质量和能力构成暴露性，暴露是灾害产生的直接原因；而暴露在灾害条件中的各承灾体面对灾害冲击的敏感性、应对冲击的能力和冲击结束后的自我恢复能力，反映承灾体面对灾害时容易受到伤害和损失的特性，这就是我们说的脆弱性，是引起灾害产生的本质属性。

不同系统或地区中，灾害发生及其造成的损失的差异中，致灾因子的差异是一个因素，但致灾因子本身相对固定，难以进行人为的调节与控制，而脆弱性是随时变动的，因此，众多学者认为，脆弱性是导致不同区域灾情差异的重要因素，也是影响灾害损失程度的决定性因素。因此，要减少灾害在社区中的损失，可以通过两个途径。第一是降低社区对灾害和应急事件的暴露性。面对灾害时，尽量减少暴露在灾害下的承灾体数量，以减少损失；第二就是降低灾害系统中承灾系统的脆弱性，提高应急能力，从而降低灾害损失。对于社区卫生应急，在详细分析致灾因素的时空分布和演化规律的同时，提高社区自身的应对能力，降低社区脆弱性，是社区卫生应急的立足点，见图3-2。

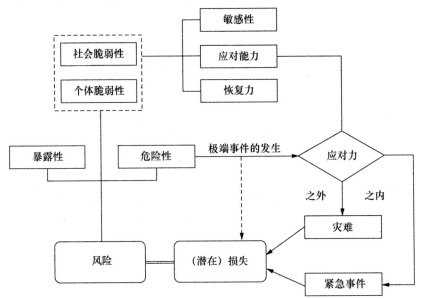

**图3-2**　脆弱性在灾害形成的决定性作用（石勇. 灾害情景下城市脆弱性评估研究——以上海市为例［D］. 华东师范大学，2010.）

**4. 脆弱性评估的概念**　　脆弱性评估是基于一系列技术来测定影响个别社区的突发事件和可能带来的影响，是一个确认危险，并判断它们对一个地区或部门可能产生的影响的过程；一次全面的社区脆弱性评估，可以为社区的可持续发展、卫生应急预防、缓和与准备、应急反应和应急修复提供重要的科学依据。

### （二）社区脆弱性评估

**1. 社区的概念**　社区指城乡社区，即城市街道办事处、农村乡镇人民政府所辖范围。本手册所指的社区是城市一个街道办事处所辖范围或者农村的一个乡镇范围。

**2. 社区脆弱性评估的概念**　社区突发公共卫生事件脆弱性评估是卫生应急管理的基础和核心内容，是分析社区风险及其影响因素、评价社区突发事件应对力或者恢复能力，从而得出社区脆弱性，并为开展基层卫生应急管理提供科学依据的过程。一个社区的脆弱性主要体现在社区面对突发事件的敏感性和应对能力间的函数。社区脆弱性中，突发事件的敏感性相对固定，而应对能力会随着时间的改变也在改变。因此，社区脆弱性受社区灾害环境、规则制度和社会各方对突发事件的态度的影响，同时社区脆弱性的变化及其引发的突发事件的发生频率和危害性的改变也影响了规则制度和社会各方对突发事件的态度（图 3-3）。

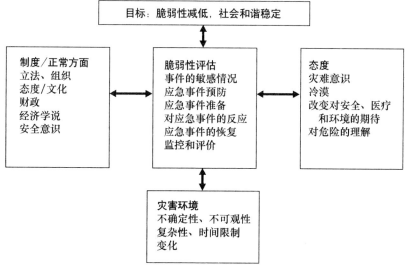

**图 3-3**　卫生应急准备的具体情况（世界卫生组织. 社区应急准备——管理及政策制定者手册［M］. 北京：人民军医出版社，2002.）

## 二、常见的脆弱性评估概念模型

### （一）风险与灾害模型

风险与灾害模型（risk and hazard，RH）认为灾害是在致灾事件和人类进行相互作用时产生的，本模型将脆弱性定义为容易遭受自然灾害影响的程度。

Burton 等拓展了风险与灾害模型，他们在模型中纳入多重关系，包括人与人之间、区域与区域之间、国家与国家之间的关系等。他们运用新的风险与灾害模型分析了城市化、经济一体化、气候等因素对个人、区域乃至国家脆弱性的影响。更重要的是，他们提出应对自然灾害的根本途径是人力对灾害的适应与调整。在卫生应急领域中，我们也可以发现，在对危机的应对和规避中，地区的适应和调整是减少危机发生或者从危机中复苏的重要因素之一（图 3-4）。

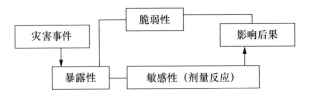

**图 3-4**　风险与灾害模型框架（Burton，C. Introduction to complexity. In complexity and Healthcare. An introduction（Sweeney K. and Griffiths F. Eds）　［M］. Abingdon，Oxon：Radcliffe medical press，2002：1-18）

## （二）压力与释放模型

压力与释放模型（pressure and release，PAR）认为，致灾因子是产生脆弱性的压力，而脆弱性是这种压力的释放。风险是灾害和脆弱性的函数，而自然灾害影响脆弱性的承灾体，从而导致了灾情，灾害风险是致灾因子和脆弱性之间复杂作用的结果，因此，降低各种脆弱性因素是降低灾害风险的重要途径。Blaikie 等提出了压力接受模式，补充了压力与释放模型，该模式强调脆弱性是灾害过程的结果，始于脆弱性根源，经过动态压力形成危险致灾环境，最终因自然致灾因子冲击产生灾情、形成灾难。危险环境是人类社会的经济、政治、文化等过程的产物，并且明确提出贫穷、资源分配不均是社会脆弱性的主要影响因子。该模型研究暴露性时社会环境是重点，更加强调灾情形成的外在环境，并试图从全球根源、区域压力和当地环境条件三方面解释不同社会系统面对自然灾害时暴露性和脆弱性产生及其差异的原因（图 3-5）。

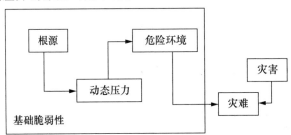

**图 3-5**　压力与释放模型（Turner ll B L，Kasperson R E，Matson P A，et al. A framework for vulnerability analysis in sustainability science ［J］. PNAS，2003，100（14）：8074-8079.）

## （三）脆弱性地方模型

脆弱性地方模型（hazard-of-place model）是由 Cutter 在 1996 年提出的，是综合性脆弱性评估的典型代表。与 RH 和 PAR 不同，该模型不再重点关注承灾个体的物理脆弱性，而是以区域为单位，从自然、社会、经济和环境等方面综合衡量系统脆弱性，考虑系统面对压力的内部敏感性，又考虑系统面对外部压力的暴露性，指出某个区域的综合脆弱性主要由物理脆弱性和社会脆弱性两部分组成。该模型在不同尺度的区域空间自然灾害脆弱性评估中得以广泛应用（图 3-6）。

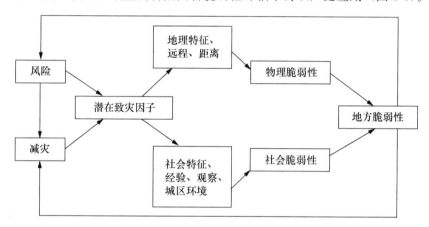

**图 3-6**　脆弱性地方模型（Cutter S L. Vulnerability to environmental hajards ［J］. *Progress in Human Geography*，1996，20：529-539.）

# 三、社区脆弱性评估的主要内容

社区突发公共卫生事件脆弱性评估指标由敏感性和应对能力组成，其中敏感性包括：社区突发公共卫生事件暴露情况、社区人群脆弱性、社区环境因素脆弱性、管理因素脆弱性、社区卫生应急机构与制度脆弱性、社区卫生应急队伍脆弱性六项内容；而应对能力包括社区卫生应急物资、资金储备能力、社区卫生应急预防、准备能力、社区监测、预警能力、社区卫生应急协调、沟通能力、社区卫生应急处置和协助处置能力、社区卫生应急事后恢复能力（图 3-7）。具体内容包括如下。

**1. 社区突发公共卫生事件暴露情况**　包括突发公共卫生事件总体情况、传染病事件发生情况、群体性不明原因疾病情况、重大食物中毒情况、职业中毒情况、其他严重影响公众健康的事件情况、饮水安全情况、气象灾害发生情况和意外伤害发生情况等。

**2. 社区人群脆弱性**　包括人口密度、年龄分布、文化程度、生活水平、人口流动性、居民健康水平、人群易感性、人群免疫力、应急知识的缺乏情况、心理脆弱性情况等。

**3. 社区环境因素脆弱性**　包括居住条件、社会经济状况、工矿企业分布情况、社区设施、气候状况、水域安全、社会活动条件、社会风气、交通情况、社会资源状况。

**4. 管理因素脆弱性**　包括政府部门失能情况，卫生应急相关机构失能情况，应急相关制度缺乏情况，瞒报、漏报、谎报情况，突发公共卫生事件未进行调查处理情况，突发公共卫生事件处置不当情况，社区行政管理人员风险意识淡薄情况，社区医护人员风险意识淡薄情况等。

**5. 社区卫生应急机构与制度脆弱性**　包括社区应急领导机构情况、社区应急管理机构情况、社区应急有关部门情况、社区应急管理制度建设等。

**6. 社区卫生应急队伍脆弱性**　社区应急专业队伍组建、社区其他卫生技术人员情况、社区应急志愿者组织情况、社区应急队伍培训情况、社区应急队伍应急能力、社区医护人员应急能力、社区行政管理人员应急能力等。

**7. 社区卫生应急物资、资金储备**　包括社区应急物资储备、社区应急避难场所建设、应急床位、家庭救护包的配置、应急物资保障、管理制度、物资调拨能力、卫生保健设施与服务状况、后勤保障和应急经费保障。

**8. 社区卫生应急预防、准备能力**　包括社区应急预案建设、社区卫生应急档案建设、社区居民卫生应急教育、学校卫生应急教育、工矿企业卫生应急教育、公众参与度、社区卫生应急文化建设、对脆弱群体的安全措施、应急演练等情况。

**9. 社区监测、预警能力**　包括突发公共卫生事件监测的计划和方案、检测点和监测网络、社区卫生诊断、实施突发公共卫生事件监测、风险评估、社区突发公共卫生事件报告、预警、信息网络健全程度、社区卫生监督等情况。

**10. 社区卫生应急协调、沟通能力**　包括社区协调沟通机制、信息的举报和发布、卫生部门与社区政府联系的紧密性、卫生部门与其他部门（公安，环境、农业、商业、气相、交通、信工等）联系情况、卫生系统内的联动机制。

**11. 社区卫生应急处置和协助处置能力**　包括社区报警系统、现场灾害评估、应急指挥机制、现场医疗救援能力、社会动员潜力、居民自救互救能力、组织疏散能力、治安交通。

**12. 社区卫生应急事后恢复能力**　包括损失评估能力，恢复方案、社会救助、保险、灾后心理危机干预能力，社区卫生应急奖励与表彰情况。

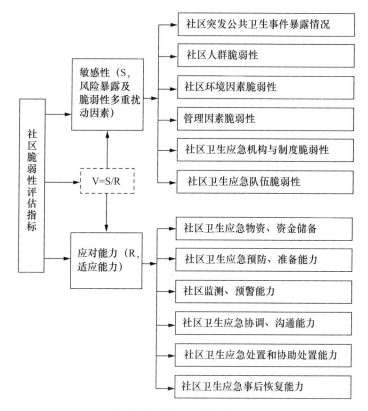

**图 3-7**　社区突发公共卫生事件脆弱性评估框架

## 四、社区脆弱性评估的基本原则

**1. 公共卫生机构主导原则**　社区脆弱性评估作为一项基础性卫生应急管理项目，坚持以公共卫生机构为主导。建议公共卫生机构将社区脆弱性评估工作纳入公共卫生计划规划中，为基础卫生应急的建设提供科学依据。

**2. 科学完整原则**　社区脆弱性评估原则上以城市的街道社区和农村的乡镇为范围具体实施，其内容、方法、程序和标准要坚持科学、规范，以求取得全面、完整的资料和客观、可靠的结果。

**3. 实用可行原则**　社区脆弱性评估的标准与规范要根据诊断内容、结合社区实际，注重社区脆弱性评估程序与方法的可行性、适宜性和实用性，应是资料易于取得、统计分析方法简易并且结果广为接受，能以最低成本发挥最大效益。

**4. 求实特异原则**　社区脆弱性评估应该实事求是，反映本社区脆弱性的真实情况，应具有针对性、特异性，能显示出本社区的特点，依据评估的结果，能制订本社区卫生应急的规划和策略措施，真正达到脆弱性评估的目的。

**5. 周期渐进原则**　社区脆弱性是对本社区在某一时间段的突发公共卫生事件脆弱性进行调查研究，其结果与结论具有明显的时段性。随着社会环境、社区风险、社会经济和社区卫生事业的发展，社区的突发公共卫生事件的风险和社区应对能力都在发生动态变化，因此社区脆弱性评估应该是一项循序渐进、周而复始的工作，要有持续性和周期性，建议三年进行一次。

# 五、社区脆弱性评估的目的和意义

## （一）社区脆弱性评估主要目的

目的是从社区中寻找风险暴露的大小及其产生的可能原因，以利于采取相关措施阻止和减少灾害产生的损失。方法主要针对承灾个体的状况及其社区环境设施（医院、学校等）、制度和对灾害最为敏感的社会群体（如老人、儿童、外来人员）等进行脆弱性分析。在评价社区应对和恢复能力的同时，采取相应措施阻止和减少灾害的影响、降低社区脆弱性。社区脆弱性评估让我们全面了解社区脆弱度的同时，要求在社区层面防灾救灾中，以社区为单位，组织居民参与到社区减灾中，从家庭、基本社区单元着手，提高社会整体的防灾抗灾能力。

## （二）社区脆弱性评估的价值

脆弱性评估是基于一系列技术来测定影响个别社区的突发事件和可能带来的影响，预测和评价外部胁迫（自然的和人为的）对系统可能造成的影响，以及评估系统自身对外部胁迫的抵抗力以及从不利影响中恢复的能力。其目的是维护系统的可持续发展，减轻外部胁迫对系统的不利影响和为提高系统的综合整治能力提供决策依据。通过分析脆弱性评估可以获得以下几方面的信息：

1. 持续发展（如果不确定发展纲领和战略来降低脆弱性，则难以持续性发展）。

2. 应急预防、缓和和准备（如果不知道什么因素容易导致错误及可能的影响，就不可能进行有效的准备，也很难防止问题的产生）。

3. 应急反应（脆弱性评估可以提示在灾害发生时，哪些地方最容易受损害，这有利于有效开展应急反应，减少盲目应对）。

4. 应急修复（脆弱性评估可以描述社区在灾害前的状态，当灾害到来时，可以用于指导应急修复）。

脆弱性评估的方法有许多，本操作手册介绍的方法包括一系列的步骤。社区脆弱性评估的主要步骤为：确认危险、分析社区和环境、描述危险、为危险排序、评估社区应急能力、总结脆弱度、提出卫生应急管理策略。

## 六、社区脆弱性评估的国内外研究进展

目前，脆弱性评估已广泛用于各领域，较集中的是环境科学、自然灾害、社会安全、电力、水力、计算机和生态等领域，脆弱性已经成为考虑系统如何稳定运行时不可忽略的问题。近年来，脆弱性评估在我国公共卫生领域的应用也逐渐受到关注，已经有科研项目开展了相关的定性调查，如孙东晓等开展了昆山市突发公共卫生事件危机管理的脆弱性研究；高廷等开展了 2008 年中国南方低温雨雪冰冻灾害承灾体分类与脆弱性评价研究；程庆林等开展了突发公共卫生事件应对脆弱性的循证研究。但文献研究显示，目前用于突发公共卫生事件脆弱性评估的研究的评价内容局限，没有形成完整的指标体系，评价的结果也只是定性的结果，难以起到真正的卫生应急的预警作用。

研究和实践表明，在公共卫生管理领域，脆弱性评估对进一步完善灾害理论研究、对突发性公共卫生事件预警及处理具有重要的作用。目前国内外在突发公共卫生事件的脆弱性评价指标方面相差甚远，并均有很多不完善的地方。WHO 的应急管理手册 *Community Emergency Preparedness*（2002）较详细地介绍了社区脆弱性评估的内容，但没有完整的指标体系，加上对亚洲国家的适应性仍然有待验证。目前我国尚无统一的社区突发卫生事件脆弱性评估的指标体系，在文献里面也未见评估的指标体系研究的报道。在突发公共卫生事件的脆弱性评价方法方面，脆弱性评估方法的研究已受到当今国际社会、学术界普遍关注。早年的研究方法多为定性或半定量的评价方法。Saaty（1996）提出网络分析法，探索脆弱性评估的半定量研究。Ezell 介绍了基础设施风险分析模型，并应用于社区的供水系统，首次尝试脆弱性定量化研究。Ezell 提出脆弱性是威胁情景、系统各环节保护作用及重要性的函数。目前，定量化的模型研究是脆弱性评价研究的发展趋势。

# 第二节　社区突发公共卫生事件脆弱性评估

## 一、前言

为提高防灾抗灾能力，我们特编写《社区突发公共卫生实践脆弱性评估操作手册》，简称《操作手册》。

### （一）编写依据

**1. 国内文件**　依据有国务院颁布的《中华人民共和国突发事件应对法》《突

发公共卫生事件应急条例》《关于加强基层应急管理工作的意见》《编制指南》。

**2. 国外文献**  我们同时参考了 WHO 的应急管理手册 *Community Emergency Preparedness*（2002）、美国国家和海洋管理局（NOAA）研究的社区灾害脆弱性分析七步法（CVAT）、加拿大公共安全和灾害防备部（PSEPC）的社区范围的脆弱性和能力评估（CVCA）和红十字会与红新月会国际联合会（IFRC）的基于社区的脆弱性和能力评估（VCA）的相关内容和方法。

### （二）目的及适用范围

**1. 目的**  《操作手册》的编写目的是为社区开展突发公共事件脆弱性评估者提供一个技术操作参考。社区突发公共卫生事件脆弱性评估的主要目的是在社区中寻找突发公共卫生事件暴露的程度及其产生的可能原因，以利于采取相关措施预防突发公共卫生事件在社区的发生，阻止和减少灾害产生的损失；同时，评价社区的应对和恢复能力，为提高社区应急能力提供科学依据，从而采取相应措施阻止和减少灾害的影响、降低社区脆弱性。

社区脆弱性评估关注承灾个体的状况及其社区环境设施（医院、学校等）、制度和对灾害最为敏感的社会群体（如老人、儿童、外来人员）等进行脆弱性分析。社区脆弱性评估让我们全面了解社区脆弱度的同时，要求在社区层面防灾救灾中，以社区为单位，组织居民参与到社区减灾中，从家庭、基本社区单元着手，提高社会整体的防灾抗灾能力。

**2. 适用范围**  《操作手册》适用于社区卫生应急管理一线工作人员、卫生应急相关卫生行政部门从事卫生应急研究的科研工作者和学生。

## 二、社区脆弱性评估步骤

由于社区脆弱性评估涉及社区多个方面的内容，所以在具体实施前需要进行科学安排、周密设计，制订实施方案，确定风险和应对能力相关的资料收集、整理与统计分析的方法以及时间进度，并进行充分的组织和物资准备工作（图 3-8）。

### （一）明确评估的目标

在开展社区脆弱性评估之前必须明确本次脆弱性评估的目标是什么，明确是评估社区某种突发公共卫生事件的脆弱性，还是评估社区的整体脆弱性，明确需要达到的评估要求和需要定量的结果还是定性的结果。

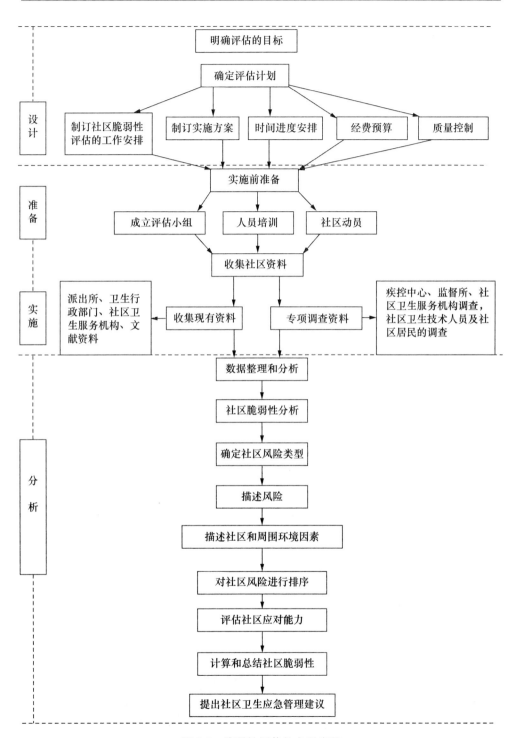

**图 3-8**　脆弱性评估的主要步骤

### （二）确定评估计划

**1. 制订社区脆弱性评估的工作安排**　社区脆弱性评估可以独立安排，也可以考虑与社区卫生诊断工作同步进行。建议因地制宜，确定脆弱性评估工作实施的社区范围。同时要按照法律规定，必要时将有关调查工作向统计部门申请备案。

**2. 制订实施方案**　社区脆弱性评估的实施方案应该具体、可行，应该主要包括如下内容。

（1）评估的组织领导工作、实施人员和分工。

（2）社区脆弱性评估的对象、内容和方法。

（3）现有资料与专项调查资料的收集方法，特别是专项调查的对象、内容与抽样。

（4）资料汇总与统计分析方法，确定数据库与统计软件，也可自行设计编制计算机软件。

（5）质量控制与评估结果分析方法。

（6）设计各类调查、汇总、质量控制和总结验收表格。

（7）实施步骤、时间安排以及保障措施。

**3. 时间进度安排**　社区脆弱性工作从设计启动到制订社区卫生应急管理规划，时间控制在 1 个月以内。时间进度应按照时间表形式制订，时间表以时间为引线，列出各项工作内容、责任人员与备注内容等。各项工作的时间安排要考虑互相补充，交叉进行。一般情况下，社区脆弱性评估工作进度应严格按照时间进度要求，以保证最后按期完成（表 3-1）。

表 3-1　××社区脆弱性评估实施时间表

| 工作内容 | 时间安排 | | | | | | 负责人 | 备注 |
| --- | --- | --- | --- | --- | --- | --- | --- | --- |
| | 5 d | 5 d | 5 d | 5 d | 5 d | 5 d | | |
| 计划设计 | ■ | | | | | | ××× | |
| 制订实施方案 | ■ | | | | | | ××× | |
| 队伍组建与物资准备 | | ■ | | | | | ××× | |
| 人员培训与社区动员 | | ■ | | | | | ××× | |
| 收集现有资料 | | | ■ | | | | ××× | |
| 开展专项调查 | | | ■ | | | | ××× | |
| 资料录入与统计分析 | | | | | ■ | | ××× | |
| 撰写社区脆弱性评估报告 | | | | | ■ | | ××× | |

**4. 经费预算方案**　明确说明每一项工作的花费和来源，包括劳务补贴、培训费用、宣传组织费用、印刷费用、设备和材料购置费用等。

**5. 脆弱性评估的质量控制**　监测质控是保证数据真实可靠的关键步骤，必须要保证方案设计、调查人员培训、调查过程与汇总统计等各个环节的工作质量。

（1）评估方案设计与论证：评估方案的设计必须要科学可行，评估的内容筛选要慎重、解释要清楚、标准要统一。在正式确定调查方案前应经过严格论证，检验设计方案的合理性与可行性，并进行预调查，以保证方案设计的科学性和可行性。

（2）工作人员培训：要开展公共卫生人员和社区卫生服务机构其他参与者的培训。严格培训参加社区脆弱性评估的全体工作人员，每一个调查员必须按照统一计划和职责说明的要求执行。培训结束后，应对培训效果进行考查，考查合格者参加脆弱性评估工作。

（3）评估过程的质量控制

①对工作进程监控：及时掌握社区脆弱性评估的各项工作是否都是按照时间表上的预计时间进行。各个分任务的负责人按实施方案管理要求，按时汇报工作进度，也可以通过召开会议来收集信息，及时调整进度。

②对工作质量监控：建立并落实质量核查制度，检查实际开展的工作在内容、数量、质量方面是否如计划所要求。在现场调查中对调查的质量按地点、按人进行考核和评估，以便发现问题和不足，及时予以纠正。

③资料录入与汇总统计：在资料的整理分析与汇总统计过程中，加强监控，保证录入准确、统计无误，反映本社区实际情况和特征。

## （三）实施前准备

**1. 成立评估小组**　社区脆弱性评估组织实施前，先了解一下本地是否已经存在负责卫生应急管理的小组。如果有，可以让这些小组负责脆弱性评估工作。因为他们可能已经具备充足的手段、必要的权威性、有效的汇报体系和足够的技术技能去组织和完成社区脆弱性评估工作。如果没有相关机构，应建立社区脆弱性评估领导小组和社区脆弱性评估现场工作组。评估现场工作组主要由区公共卫生人员和社区卫生服务中心卫生技术人员组成，同时请相关人员如居委会主任、志愿者等人员协助参加。可根据社区脆弱性评估工作的职责分别设计相关工作组。

（1）社区脆弱性评估领导小组：本组成员一般由疾病控制中心、社区居委会、卫生服务机构相关负责人和公共卫生专家组成，建议 4～5 人。具体负责确定社区脆弱性评估的内容、方法、计划设计、评估安排，组织协调工作，样本抽取、调查员培训及脆弱性评估的质量控制工作，牵头组织社区脆弱性评估工作的评估验收以及总结报告工作。

（2）社区脆弱性现有资料收集小组：成员一般由疾病控制中心或者卫生服务机构办公室的技术人员组成，建议 2～3 人，分工负责收集。具体负责收集各类现有资料，收集有关社区过去 5 年各种公共卫生风险发生情况、社区人口学、环境与卫生资源情况以及本地区死亡等资料。完成社区公共卫生人员、设备仪器、物资储备情况调查。

（3）问卷调查小组：成员主要是区公共卫生人员和社区卫生服务中心的卫生技术人员，4～5 人。应吸收社区干部如居委会主任等人员协助调查。开展社区卫生技术人员和社区居民的卫生应急问卷调查。

（4）数据汇总统计小组：由熟悉计算机操作和基本卫生统计学知识的专业技术人员组成，2～3 人。职责是负责审核、汇总收集的资料，将调查资料输入计算机，按照要求，向专业技术部门提交各类电子数据。按照分工要求，设计数据库以及进行统计分析应由专业技术机构人员承担。

**2. 人员培训**　为顺利实施社区脆弱性评估工作，各类工作人员必须经过培训和相关分工项目的强化培训。培训包括以下内容，质量控制组和统计分析组还要进行本组相关专业培训。

（1）社区脆弱性评估的基本概念、目的、意义、基本原则与主要内容。

（2）社区脆弱性评估流程与基本方法。

（3）资料收集方法及专项调查的内容与抽样方法；各类调查对象的出生时间界定范围等。

（4）调查指标含义与填写说明、调查技术和询问技巧等。

（5）质量控制制度、方法与指标。

（6）模拟演练，讨论可能出现的问题，找出解决的办法等。

培训活动应该尽早安排，根据工作进度与发现的问题应及时进行强化培训。

**3. 社区动员**　因为社区脆弱性评估需要多方的协助，所以为确保评估的顺利完成，需要在评估前开展动员工作。通过动员可以获得各级领导的支持，建立和加强部门间的合作，动员社区和居民的参与。社区动员可以按照对象的不同分类进行。

（1）街道办事处领导：通过召开会议和到街道宣传等方式，对街道办事处的主任、分管主任和卫生专干进行社区脆弱性评估的宣传。寻找配合的切入点，激发街道干部的积极性，使他们在人、财、物上给予支持。

（2）社区干部：社区居民的现场调查工作需要社区干部的协助，对社区干部的动员主要是通过领导小组对他们进行培训，要求他们协助现场调查工作，使现场调查工作得以顺利进行。

（3）社区居民：社区脆弱性评估需要对部分居民进行问卷调查，了解居民对突发公共卫生事件的知识、信念、态度、风险意识和应急能力等。因此需要动员居民主动、自愿地参加或者配合调查。对居民的动员可以入户宣传、可以印制宣传资料并发放，讲明现场调查的意义等，也可以张贴海报告示，广而告之。

（4）社区内有关单位：社区脆弱性评估涉及社区各方面资料收集，需要各部门的支持和帮助，因此在社区脆弱性评估正式开始之前建议召开包括社区内公共卫生机构、卫生服务机构、学校、派出所、企事业单位以及区计生委、统计局等部门领导参加的会议，争取他们积极配合。

**4. 物资准备**　包括调查表及相关表格、计算机、各种文具耗材以及其他所需设备等，这些物资需要在评估前准备齐全。

### （四）社区脆弱性评估实施

社区脆弱性评估工作需要收集多方面的资料进行统计分析，所以评估中需要收集的资料应尽可能集全，翔实可靠，为社区脆弱性评估提供有较高利用价值的客观数据。

资料收集方法包括现有资料的收集、整理及社区卫生应急的专项调查。社区卫生应急的专项调查包括社区疾控中心和监督所、社区卫生服务机构调查，社区管理人员、卫生技术人员及社区居民的访谈和问卷调查等（图3-9）。

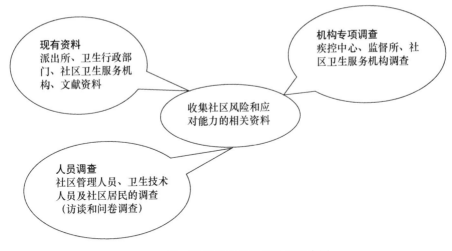

**图 3-9**　社区脆弱性评估资料收集示意图

**1. 现有资料收集**　主要是将本社区卫生部门和各相关部门的日常工作报表、年度统计等社区卫生相关资料进行收集。多数资料需要到相关部门收集，因这些部门有着较完备的收集、整理资料的体系，社区卫生工作者可直接利用这些收集到的资料，既省时省力，也能保证数据可靠。一般收集资料时限为上 1～2 年，收集过程中，要注意资料的全面性、可靠性和准确性。通过现有资料收集，可以总结分析社区人口学特征、社区环境特征和社区卫生资源特征。

社区收集资料范围按照资料来源的实际情况而定，多数可以收集本社区情况，但个别社区难以取得的资料（如社区的 GDP）可以收集全区资料来代替。

（1）派出所等公安部门资料：主要收集社区人口学资料。

①户籍人口：主要内容有近 2 年人口总数和上年末人口的性别、年龄、学历、民族等各种构成，人口的出生、死亡人数，迁移状况等统计资料。

②暂住人口：指在上一年度末本社区内暂住人口基本情况。

（2）街道办事处、居委会资料收集：主要收集社区环境资料。

①自然地理：社区资源分布地图、社区面积、社区内街道里巷的具体位置、道路交通便利性、地域特点、环境质量以及自然条件的优势和劣势、应急避难场所设置情况。

②文化设施：主要收集社区内设置的学校、文化馆（站）、养老院等情况。

③社区经济：商业、工业产值，财政收入等。

④社区机构：社区可利用的人文环境；服务业；学校、机关、企事业单位等；社会福利机构；文化教育机构等及其数量；这些机构的功能及其可利用性。

⑤流动人口：外来人口居住情况，包括居住人数、务工情况、计划生育情况、违法犯罪情况以及社区对外来人口开展教育与管理服务情况等。

⑥社区建设：包括硬件建设如居民生活设施、小区安全防范设施、社区报警系统等；软件建设如基本卫生应急素质等以及近年来安全社区建设的发展成效。

⑦街道办事处、居委会在卫生应急服务、管理与建设方面的相关政策。

（3）社区卫生行政部门资料收集：主要收集社区公共卫生资源资料。

①机构性资源包括社区内公共卫生机构、医疗卫生保健机构，如医院、社区卫生服务机构等。

②卫生人力资源包括社区卫生应急队伍配置和运作情况、社区内各类卫生技术人员情况、社区应急志愿者组织设置和运作情况。

③社区卫生应急服务相关政策、制度和应急机制。

④社区风险评估和管理情况。

⑤卫生应急物资包括社区卫生应急物资储备点、储备种类、数目和管理情况。

⑥社区卫生应急预防、准备、监测、预警、处置和恢复情况。

（4）疾病预防控制和卫生监督机构资料：主要收集死亡、传染病与相关调研资料。

①本社区近 5 年的突发公共卫生事件的发生情况（发生例数、人数）；疾病监测、传染病发病、死亡统计等资料。

②社区内水源、食品、卫生监督专项整治情况，学校、工矿企业和公共场所

卫生监督情况。

③涉及本社区的相关专项调查和研究结果。

（5）社区卫生服务机构资料。

①收集社区卫生服务机构资源状况、供给与利用效率。

②突发公共卫生事件网络直播系统配置和使用情况。

③学校、工矿企业和社区居民健康教育开展情况。

④卫生技术人员对社区突发公共卫生事件的年度业务培训、考核情况。

⑤卫生协管情况。

⑥社区卫生服务机构卫生应急相关的各项工作统计报表。

⑦社区日常卫生应急工作相关记录，如发热门诊登记，病床情况，社区老人、妇女、儿童疾病筛检结果，儿童计划免疫情况等。

⑧报告卡（单）、登记册，如：传染病、职业病发病报告卡或登记册，突发公共卫生事件报告情况等。

（6）相关统计年鉴收集。

①卫生统计年鉴提供的全市（区）卫生工作与人群健康的全面系统资料。

②区统计年鉴提供的全区经济、社会、居民及其机构的基本情况资料。

（7）文献资料收集：主要收集近期全国或同类地区卫生资源分布、疾病或危险因素的流行水平等相关动态资料。

**2. 专题调查**

（1）社区主管卫生的管理人员调查和访谈。

①目的：通过问卷调查，了解社区管理人员对突发公共卫生事件的卫生应急素养、风险意识及相关状况。

②调查对象与样本量：对社区主管卫生的街道办全部管理人员（包括主管领导和办事员）进行问卷调查。

③调查内容：被调查对象的一般情况、公共卫生知识水平与健康素养、对社区突发公共卫生事件风险的认知、对社区突发公共卫生事件处理的评价。

④访谈：选择社区主管卫生的管理人员一名进行访谈，了解他/她对本社区突发公共卫生事件风险掌握情况和应对能力。

（2）社区卫生技术人员调查和访谈。

①目的：通过问卷调查，了解本地社区卫生技术人员对突发公共卫生事件的风险意识、知晓与应急能力、卫生应急的培训情况。

②调查对象与样本量：采用整群抽样的方法对本社区全部卫生技术人员（包括公共卫生机构和社区卫生服务机构的卫生技术人员）进行问卷调查。

③调查内容：社区卫生技术人员的一般情况及他们对突发公共卫生事件的风险意识、对突发公共卫生事件知晓与应急能力、卫生应急的培训情况。

④访谈：选择社区卫生技术骨干2～3名进行访谈，了解他/她们对本社区突

发公共卫生事件风险情况的应对能力。

（3）社区居民调查。

①目的：通过问卷调查，了解社区居民突发公共卫生事件健康素养和风险意识状况。

②调查对象与样本量：运用偶遇法对社区居民进行调查（每个社区调查 200 人）。居民调查抽样方法如下：对在社区卫生服务机构就诊或咨询的 18 岁以上的居民进行调查（每个中心调查 100 人）；在远离社区卫生服务机构 500 米外设置调查点，对路过的 18 岁以上居民进行问卷调查（在每个中心外调查 100 人）。

③调查内容：社区居民的一般情况、关于突发公共卫生事件的知识水平和健康素养、风险意识。

## （五）社区脆弱性评估的资料汇总和统计分析

**1. 资料整理与审核** 对收集到的社区脆弱性评估资料，在开始分析之前应先完成收集资料的质量评价工作，包括可靠性、完整性和准确性等。数据收集来源不同，质量评价内容也各异。

（1）可靠性：对现有资料应注意评价，不同年份所提供的资料所选择的判断标准是否一致；有无先天缺陷，如缺失指标或缺失数据、数据覆盖人口范围和代表性等。对定量资料应注意从调查表设计、调查员质控、被调查者应答态度和调查环境控制等四个方面进行评价，以确定收集到的数据质量是否合格、可靠。定性资料应注意访谈对象或小组成员的态度与合作程度、访谈环境、主持人访谈技巧以及记录质量等，以此评价定性资料质量。

（2）完整性：资料数据没有漏项和不合理的缺项。缺项是指因客观因素无法从登记或调查中获取的信息。漏项是指因主观或工作原因漏掉或忽略的信息。

（3）准确性：社区脆弱性评估的资料要真实准确地反映社区突发公共卫生事件的风险、环境、卫生应急管理现状、卫生资源等方面客观的实际情况。准确性是数据的灵魂，不真实的信息是有害的。资料不准确一般包括逻辑性错误、区间错误和计算错误。

**2. 数据录入与清洗**

（1）排序检查：对收集到的资料按编号进行排序检查，根据调查表编制计算机录入程序，建立数据库和逻辑审核程序。通常使用 EpiData 软件。

（2）资料录入：应由两组数据录入人员分别按调查表顺序进行录入，然后进行两次录入的比较；录入完成后进行两组录入数据的比较，如果检查出某一数据两次录入不同时应与调查表进行核对，修改错误的数据，再进行比较、修改，直至无误为止。

（3）数据清洗：编写计算机程序，对数据进行逻辑检查和异常数值的检查，清除异常数值。

**3. 统计分析**　根据调查资料的性质，选择适合的统计方法进行统计分析，数据核对无误后，先用 EpiData 建立数据库，进行数据录入、二次录入比较和修改，再输出为 SPSS 或 SAS 数据库，使用 SPSS 或 SAS 统计分析软件进行分析。现有资料的数据汇总与分析也可应用 Excel。

根据资料的性质选择适合的统计指标，对所获数据进行统计分析，基础分析重点是对数据资料进行统计描述，分类变量应用构成比或率；数值变量资料应用均数和标准差或中位数与四分位数间距。同时设计统计表、统计图，表达统计分析结果。

### （六）社区脆弱性分析

**1. 确定社区突发公共卫生事件的风险种类**　确定社区突发公共卫生事件的风险种类是社区脆弱性评估的第三步，确认社区风险可以参考使用如下的方法。

（1）回顾法：根据收集的过去 5 年发生的社区突发公共卫生事件情况，分析本社区的社区突发公共卫生事件与所在区、市的社区风险种类是否一致。对于不一致的种类进行深入分析。

（2）专家咨询法：让本地区脆弱性评估领导小组和公共卫生专家分别指出本社区的主要突发公共卫生事件风险，并按照他们自己的判断将风险按照严重程度分成"高""中""低"三档。每个成员都完成后，将绘制出一个与表 3-2 相似的表格。然后汇总所有小组成员和专家的意见，得出本社区总的风险种类。

表 3-2　社区突发公共卫生事件风险表格

| 社区风险 | 风险严重程度 | | |
|---|---|---|---|
| | 高 | 中 | 低 |
| 风险 1 | | | |
| 风险 2 | | | |
| 风险 3 | | | |
| 风险 4 | | | |

（3）问卷调查法：根据问卷调查社区管理人员、社区公共技术人员和社区居民对本社区风险大小的判断，确定本社区会发生的社区突发公共卫生事件风险的种类。

（4）查阅文献：了解本区或者其他相似社区的突发公共卫生事件风险，确定本社区的风险种类。

**2. 描述风险**　同一种社区风险在不同的地方和社区中可能会造成不同的损害，所以在描述风险时，需要详细地把它的特征显示出来。在描述大多数的风险时，可以用定性分析，也可以用定量分析，通常描述如下 5 个特征。

（1）强度（大小、蔓延和发展的速度）。

（2）频率（一个风险造成一个既定数量级别事件的可能性；这个风险在一定时期内发生的次数）。

（3）范围（本次事件可能波及的地区和人群范围）。

（4）时间段（预警期多久？事件持续时间多久？可用天、周、月或年来计算）。

（5）可控制度（面对这些事件，我们能做什么来预防和应对）。

对于社区风险的描述，可以用以上五个方面分别描述的方法进行分析，也可以利用一些数学模式来分析，如失败模型及影响分析（FMEA）、危险和操作研究（HAZOP）等。另外，还可以采用危险和风险地图来进行社区风险的描述。目前，随着地理信息系统（geographic information system 或 geo-information system，GIS）技术的迅速发展和应用推广，该项技术用于社区风险的描述和评估已经越来越广泛和深入，所以，对于有条件的社区，建议尝试使用 GIS 技术进行社区风险描述。

**3. 描述社区和周围环境因素**　描述社区状况和周围环境是社区脆弱性评估中的重要一环，社区的人群、气候、经济、文化等状况直接影响社区脆弱性；社区环境是引起风险的一个重要因素，社区环境和社区状况可以相互作用，对社区风险的大小起到关键的作用。所以，在社区脆弱性评估中，必须详细地描述社区和周围的环境。

（1）社区人群因素

①人口密度。

②社区的妇女、儿童、老人所占比例。

③外来人口比例。

④居民健康水平（婴儿、孕产妇死亡率，成人慢性病总患病率，居民两周患病率、居民平均期望寿命）。

⑤人群易感性：人口增长率和出生率。

⑥人群免疫力：计划免疫接种率和加强免疫接种率。

⑦居民应急知识知晓率和居民应急技能掌握率。

⑧居民对卫生应急的态度、对发生过的突发公共卫生事件的心理反应。

（2）社区环境因素

①居住条件：人均住房面积、家庭饮水主要类型、家庭使用厕所情况。

②社会经济状况：人均 GDP、本社区的恩格尔系数、本社区的尼基系数、年人均卫生事业拨款数、社会医疗保险参保比例。

③工矿企业分布情况：主要工矿企业类型和本社区工矿企业数量。

④社区卫生相关资源/设施：社区卫生机构数量、学校数目、社区老人院数目、卫生监督机构、疾病控制机构情况。

（3）管理因素

①卫生应急工作网络建设情况：有否建立工作网络、有否网络机构人员名单和通讯方式。

②瞒报、漏报、谎报情况。

③突发公共卫生事件未进行调查处理或处置不当的情况。

④社区行政管理人员风险意识情况。

⑤社区卫生人员风险意识情况。

（4）社区卫生应急机构与制度因素

①社区应急领导机构情况：建立社区应急领导机构、相关工作组（综合协调组、应对防治组、宣传动员组，后勤保障组）情况。

②社区应急管理机构情况。

③社区应急有关部门情况。

④社区应急管理制度建设。

（5）社区卫生应急队伍因素

①社区应急专业队伍组建：社区应急专业队伍组建和运作情况。

②社区其他卫生技术人员情况：每千人口的卫生技术人员、公共卫生医师、护士、心理咨询师数量。

③社区应急志愿者组织情况：社区应急志愿者组织的组建和运作情况。

④社区应急队伍培训情况：社区应急队伍培训频率、培训覆盖率。

⑤社区应急队伍应急能力：社区应急队伍的应急知识水平、应急态度、应急技能水平。

⑥社区医护人员应急能力：社区医护人员的应急知识水平、应急态度、应急技能水平。

⑦社区行政管理人员应急能力：社区行政管理人员的应急知识水平、应急态度、应急技能水平。

**4. 对社区风险进行排序**　可以根据社区风险的分级（高、中、低）、风险可能造成的影响范围、社区受损程度及社区脆弱性相关因素的可干预性，来综合评估并决定哪些社区风险最优先解决，哪些可以稍后再解决或忽略。社区风险的合理排序为今后提出社区卫生应急的行动计划和社区卫生应急发展规划提供了重要的依据。

**5. 评估社区突发公共卫生事件应对能力**　社区突发公共卫生事件应对能力是社区脆弱性评估的另外一项内容，是社区承受应急事件所做的预防、准备、监测、预警、处置和恢复能力。在同样的社区风险中，社区突发公共卫生事件应对能力决定了社区脆弱性的大小，它与脆弱性呈负相关，可以从以下几个方面进行社区突发公共卫生事件应对能力分析，并根据评估的情况得出社区突发公共卫生事件总体应对能力和各专项能力状况。

（1）社区卫生应急物资、资金储备

①社区应急物资储备与后勤保障情况：社区应急物资储备的种类和数量、专门的机构或个体负责紧急情况下调用物资的筹备情况。

②社区应急避难场所建设情况：社区应急避难场所数目、社区应急避难场所面积、各种突发事件应急避难场所清单情况、显著位置张贴避难场所地图和标识情况。

③社区卫生服务机构应急床位设置情况。

④家庭救护包的配置情况。

⑤应急物资保障、管理制度：建立应急物资保障、管理制度，定期对储备的应急物资进行检测和更新。

⑥物资调拨能力：建立突发事件应急物资紧急调用制度，设计应急物资紧急调用流程。

⑦社区卫生保健设施与服务状况。

⑧应急经费保障：设置突发公共卫生事件专项基金、设计应急储备资金紧急调用程序。

（2）社区卫生应急预防、准备能力

①社区应急预案建设：

制订突发公共卫生事件应急总体预案、应急专项预案、针对当地脆弱群体的应急预案，评估预案的实用性、科学性和可操作性。

②社区居民卫生应急教育情况：社区居民卫生应急培训次数/年、社区卫生应急专项宣传次数/年、编写或制作有关公众应对的宣传资料。

③学校卫生应急教育情况。

④工矿企业卫生应急教育情况。

⑤公众参与度。

⑥对脆弱群体的安全措施：全年公共场所消毒合格率，健康教育设施健全率，全年新生儿患病率、妇女患病率和老人体检率。

⑦应急演练情况。

（3）社区监测、预警能力

①设置突发公共卫生事件监测的计划情况。

②检测点和监测网络情况：监测点数目、监测网络健全情况。

③社区卫生诊断开展情况。

④实施突发公共卫生事件监测情况：突发公共卫生事件监测系统配置和使用情况、社区卫生服务机构有否开展预检分诊工作、学校与当地社区卫生服务机构建立学生缺课信息报告制度建设和执行情况。

⑤风险评估开展情况：风险评估制度建立情况、结合当地实际制订风险隐患

排查方案和实施情况。

⑥社区突发公共卫生事件报告情况：社区突发公共卫生事件报告的及时性和准确性如何。

⑦预警情况：重大危险源的报告系统健全情况、对流动人口的管理情况、突发公共卫生事件举报情况。

⑧信息网络健全程度。

⑨社区卫生监督情况，公共卫生场所卫生监测、饮用水源监测、食品卫生检测、卫生监督专项整治情况。

（4）社区卫生应急协调、沟通能力

①社区协调、沟通机制如何。

②信息的举报和发布。

③卫生部门与社区政府联系的紧密性如何。

④卫生部门与其他部门（公安、环境、农业、商业、气象、交通、信工等）联系情况。

⑤卫生系统内的联动机制。

（5）社区卫生应急处置和协助处置能力

①社区报警系统设置情况。

②现场灾害评估机制。

③应急指挥机制如何。

④现场医疗救援能力，建立或指定了专门医疗机构承担医疗救治工作、社区卫生服务机构急救药物配备、呼救反应时间、突发事件患者转诊的实施办法制订情况。

⑤社会动员潜力：居民可动员参与程度。

⑥居民自救互救能力。

⑦组织疏散能力：组织疏散计划制订情况、组织各种事件的疏散流程或指引配备情况。

（6）社区卫生应急事后恢复能力

①社区恢复方案制订。

②社会救助：指定专门机构负责应急工作致伤残及死亡人员的补助和抚恤事宜、安排专项资金用于应急工作致伤残或死亡人员的补助和抚恤、制订应急工作致伤残或死亡人员补助和抚恤标准情况。

③保险：居民购买意外事故保险。

④专门机构负责事后受影响人群的心理咨询工作。

⑤社区卫生应急奖励与表彰：制订突发事件先进集体和个人表彰和奖励办法，制订突发事件中出现失职、渎职行为的个人和单位处理办法情况。

（7）分析社区总体脆弱性情况：在分析了社区突发公共卫生事件风险及社区应对能力的基础上，进行社区总体脆弱性的分析和总结，分为定性分析和定量分析，并应该得出一个结论，为后续社区卫生应急行动计划的制订提供依据。

定性分析：主要是根据脆弱性评估中的社区风险及社区应对能力的各方面内容，分别得出风险（高、中、低）和应对能力（强、中、弱）各方面的定性结果，来总结社区脆弱性高、中、低的情况。

定量分析：可以根据《社区突发公共卫生事件脆弱性评估问卷》的加权线性模式，为问卷中的内容进行付分，计算各指标的权重和实测值的积，然后求其总和，即为相应的综合评价得分。分别计算出社区风险（S）和应对能力得分（R），两项内容的总分均定为 1000 分，然后计算社区脆弱度（V＝S/R）。

## （七）提出社区卫生应急管理策略

社区脆弱性评估后，应该根据评估中发现的社区风险排序情况以及社区应急能力的薄弱之处，提出有针对性的社区卫生应急管理策略。社区卫生应急管理策略应包括社区环境、卫生应急相关的政策、制度、卫生资源、管理和应急能力建设等。

**1. 政策与环境支持策略**　如社区环境的整治、应急协调机制、卫生应急制度和预防建设等。

**2. 社区卫生资源调整策略**　社区卫生应急机构建设、专业队伍建设、卫生应急资源的整合、管理与利用方面、卫生应急机构和队伍的运行管理等。

**3. 社区动员策略**　如开展多种形式的社区卫生应急管理动员工作及目标人群参与社区健康促进活动。加强网络建设和部门间的协调和支持，动员新闻媒体积极参与，将社区卫生应急工作规划的社会目标转化为社区成员广泛参与的社区行动等。

**4. 社区卫生应急的管理策略**　完善应急管理制度的建设和执行、提升管理者的社区风险意识和应急能力等。

**5. 定期开展社区脆弱性评估策略**　定期开展社区风险排查、检测、预警策略；完善定期社区风险评估的制度和计划，开展有效的社区风险检测和预警工作，有效开展社区脆弱性评估工作；把开展社区脆弱性评估作为社区的常规化工作等。

**6. 全面提升社区应急能力的策略**　加大对社区应急管理的经费投入，提升社区卫生应急的人、财、物配置水平；提高社区风险的全过程管理和干预水平；提升社区管理者、社区卫生技术人员、社区居民的突发公共卫生事件的风险意识和应对能力等。

## （八）社区脆弱性评估分析报告的撰写

在对资料进行汇总统计的基础上，应总结分析社区突发公共卫生事件脆弱性，分析社区风险的特征，综合评价并确定优先干预的社区风险，撰写社区脆弱性评估报告以及制订社区卫生应急管理工作规划。

社区脆弱性评估分析报告应由评估领导小组撰写，也可以由卫生专业机构与社区卫生服务机构合作，统一负责撰写，并在卫生行政部门和公共卫生专家的指导下，研讨论证，制订本社区卫生应急工作规划。

**1. 报告原则**　社区脆弱性评估报告是全面总结分析本社区突发公共卫生事件分析和应对能力现状和存在问题，制订社区卫生应急管理工作规划的工作。因此报告的撰写要真实、可靠、实事求是，要有针对性和适宜性，同时其发布应具有说服力、动员力和吸引力。

（1）报告要科学严谨，其资料收集方法、数据统计分析与讨论的意见建议有说服力。

（2）报告主要结果与结论要利用多种形式向政府、相关部门、社区、居民等广泛传播、公示，有动员力。

（3）报告要全面、具体，采用形象、生动的方式，对不同对象可采用不同报告方法，使其有吸引力。

（4）报告应具有本社区特色，有针对性：提出的干预措施和政策建议以及制订的社区卫生应急管理策略要符合本社区全面发展与总体建设要求，管理策略执行对本社区有适宜性和可操作性。

**2. 报告格式**　社区脆弱性评估报告内容随报告对象不同有所调整，因此格式与内容应随对象不同也有所变化。从学术上，全面的社区脆弱性评估报告应该是专业版，数据资料丰富翔实，统计分析全面准确，要充分体现其专业性及科学性；如果阅读对象是政府、社区及相关部门人员，则要编制简化版，统计分析方法尽量简化，重点是以统计数据说明社区脆弱性评估的结论与对策、建议；如果是向社会及居民宣传，注意图文并茂，以生动的语言、文字告诉居民社区主要风险、目前的应对能力和总体脆弱性情况，并简要提出管理措施，特别要写清楚社区动员的策略措施等。目前，没有统一的社区脆弱性评估报告的撰写格式，一般按照流行病学现况调查报告的格式撰写。一份完整的脆弱性评估报告（建议）包括首页、目录、摘要、正文、参考文献等部分。正文内容一般分为背景、资料来源与方法、结果、讨论、管理策略和结论等部分。

（1）背景：包括本社区公共卫生服务发展基础概况、社区脆弱性评估的必要性和目的，以及社区脆弱性评估工作的组织领导与实施过程。

（2）资料来源与方法：

①现有资料和专项调查的类别。

②研究对象。

③资料收集的方法。

④调查和评估的内容。

⑤统计分析方法。

⑥质量控制方法。

⑦工作安排。

（3）结果：

①社区基本状况描述。

②社区存在的突发公共卫生事件的风险种类。

③社区风险描述。

④社区和周围环境因素描述，包括社区人群因素、社区环境因素、管理因素、社区卫生应急机构与制度因素、社区卫生应急队伍因素。

⑤对社区风险进行排序。

⑥评估社区突发公共卫生事件应对能力，包括社区卫生应急物资、资金储备、社区卫生应急预防、准备能力、社区监测、预警能力、社区卫生应急协调、沟通能力、社区卫生应急处置和协助处置能力、社区卫生应急事后恢复能力。

⑦社区总体脆弱性情况分析。

（4）讨论：

①综合分析评价社区突发公共卫生事件的风险种类及其强度、频率、范围和可控性，对比本社区风险与本区、本市社区突发公共卫生事件风险的总体状况。

②分析本社区突发公共卫生事件的主要因素情况。

③针对主要问题结合社区实际情况分析优先干预的社区风险情况。

④分析社区突发公共卫生事件应对能力及薄弱环节。

⑤分析本社区总体脆弱性情况，找出本社区与本区本市卫生应急相关工作的差距，分析本社区脆弱性的主要原因。

⑥提出本社区卫生应急管理策略。

（5）结论。

（6）参考文献。

# 第三节　广东省社区突发公共卫生事件脆弱性评估研究报告

## 一、研究背景

当今世界发生的突发公共卫生事件中，绝大部分发生在社区。社区是社会的细胞，是各类突发公共卫生事件承受的主体，社区在国家应急管理体系中发挥着重要的辅助作用，甚至是主导作用，它具有重要的应急和防灾、减灾功能。故此，将社区作为中心和重点，不断增强社区应对重大突发事件的能力已经成为国家建设的一项战略性任务。研究证明，要开展高效的基层卫生应急管理工作，提高社区卫生应急能力，及时开展社区脆弱性评估是必不可少的。社区脆弱性评估已经成为有效开展基层卫生应急管理工作的基础。

　　脆弱性评估是基于一系列技术对社区突发事件和防范力量进行深入测定、分析和综合判断的过程，其主要作用是预防和减少应急事件或为应急事件做准备。近年来，脆弱性评估方法的研究已受到当代国际学术界普遍关注，并已广泛用于多个领域，其中主要集中在环境科学、自然灾害、社会安全、电力、水力、计算机和生态等领域。目前，国际上已开发了多个基于社区脆弱性评估的工具和方法，如 CARE international（Daze，Ambrose，Ehrhart，2010）、Practical Action's Vulnerability to Resilience（V2R）（Pasteur，2010）、WWF（Mohan and Sinha，2010）等，但这些脆弱性评估工具均不是针对社区公共卫生领域的。WHO 的应急管理手册 *Community Emergency Preparedness*（2002）较详细地介绍了社区脆弱性评估，但没有完整的指标体系，同时对亚洲国家的适应性仍然有待验证。在中国，基层卫生应急管理研究刚起步，而公共卫生领域脆弱性评估方法研究几乎是空白。目前没有关于中国社区突发公共卫生脆弱性评估定量研究的文献报道，也没有指标体系。为了探索广东省社区脆弱性状况，制订基层卫生应急管理策略，为降低社区突发公共卫生事件的危害提供依据，我们在前期的研究中构建了适合中国实际的社区突发公共卫生事件脆弱性评估指标体系和评估模型，本研究将利用该方法对广东省的 110 个社区突发公共卫生事件开展脆弱性评估，现在报告如下。

## 二、研究对象与方法

### （一）调查对象

　　在广东省 21 个市中抽取 110 个社区作为研究现场，开展社区突发公共卫生事件脆弱性评估工作。

### （二）抽样方法

　　根据经济状况分级，珠江三角洲地区（经济较发达地区）抽取 52 个社区，其中广州 12 个社区、深圳 12 个社区、东莞 7 个社区、中山 7 个社区、佛山 7 个社区、珠海 7 个社区。粤东粤西（经济中等地区）抽取 33 个社区，其中揭阳、汕头、汕尾、潮州、湛江、阳江、云浮、茂名、江门、惠州、三水每个城市各抽取 3 个社区；粤北地区（经济欠发达地区）抽取 25 个社区，其中肇庆、清远、韶关、梅州、河源每个城市各抽取 5 个社区。

### （三）调查方法

　　**1. 社区突发公共卫生事件脆弱性调查**　广州市的社区由相关政府人员帮忙

联系，其他各地的社区均由当地社区医院的医护人员帮忙联系所在街道办，提前把问卷的电子版发给相关调查现场负责人。首先由街道办人员填写社区突发公共卫生脆弱性评估问卷，由街道主管卫生的专员负责汇总收齐；而到现场的调查员通过收集和查阅社区资料、访问社区负责人、非参与式现场考察等方式核实问卷的结果；同时采用《社区管理人员卫生应急问卷》调查所在街道办政府管理人员（每个社区2人），用《社区居民卫生应急素养问卷》调查社区居民（每个社区30人）。

**2. 社区医疗机构卫生应急能力调查**　确定了调查名单后，先与调查现场取得联系，提前把问卷的电子版发给相关调查现场负责人。珠江三角洲、粤东粤西地区的调查结合当地卫生局的年度公共卫生考核工作开展；粤北地区的调查先由广东省医师协会发文给相关的会员单位，联系沟通后到现场进行调查。问卷先由社区医疗机构各科室填写，由医务科（或预防保健科）负责收齐和汇总，而到现场的调查员同时通过查看资料、实地考察和询问问题等方式核实问卷的结果。

**3. 社区医护人员卫生应急能力调查**　采用整群抽样法，应用《社区医护人员卫生应急知-信-行和卫生应急能力问卷》，对选取的社区医疗机构的全体医护人员（退休返聘者，未获执业资格者和后勤人员除外）进行匿名自填式问卷调查，在对社区医疗进行卫生应急能力评估当天收回医护人员的调查问卷，当天不上班的医护人员或者因事不能完成填写者，由医院医务科统一收齐后邮寄给课题组。

## （四）调查内容

1. 社区的突发公共卫生事件脆弱性评估。
2. 社区医疗机构卫生应急能力评估。
3. 社区医护人员调查。

## （五）质量控制

**1. 调查问卷**　做好研究现场的抽样工作，调查前设计好问卷，并对调查问卷进行信度和效度测试，经过预调查和多次修改、完善后定稿印刷。

**2. 调查员培训**　调查前对调查员进行严格培训，统一调查内容的含义和填写方式，使调查员掌握提问和记录技巧，统一问卷的判断标准，减少调查员造成的偏倚或错误，提高调查质量。

**3. 调查中的质控**　在收集到调查问卷的当天由各个调查小组对资料进行审核，查漏补缺，及时纠正；在各点调查资料汇总后，由本人集中进行复核整理。

**4. 数据管理、分析质量控制**　对每一份调查问卷进行查漏补缺，对数据进行双份录入，并选择正确的统计学分析方法。

## （六）资料的整理与计算方法

**1. 缺失值的处理**　对于调查问卷中出现的非逻辑跳转所产生的缺失值，首先通过电话联系问卷填写人，了解具体情况，填补缺失值。如果无法联系问卷填写人，对于计量资料，用该医院所在等级中该项指标的均值代替；对于计数资料，则根据该医院所在等级中该项指标现有观测值中频数最多的那个选项进行代替。对于逻辑跳转问题中的缺失值，如果问题的答案为"否"，则将子问题的答案统一赋予"0"。

**2. 计量资料的处理** 首先进行正态性检验，若呈正态分布，则进行标准化处理；若呈偏态分布，则计算各计量资料的 $P_{25}$、$P_{50}$、$P_{75}$，对于部分变量，其 $P_{25}=P_{50}=0$，则将其转化为二个等级，即 $x_i=0$，则赋予"0"，$x_i > 0$，则赋予"1"；其余变量按 $P_{25}$、$P_{50}$、$P_{75}$ 值将其分为四个等级，即 $x_i < P_{25}$，则 $x_i=0$；$P_{25} \leqslant x_i < P_{50}$，则 $x_i=0.33$；$P_{50} \leqslant x_i < P_{75}$，则 $x_i=0.67$；$x_i \geqslant P_{75}$，则 $x_i=1$。

**3. 计数资料的处理** 对于二选项问题（绝大多数问题），对"是"和"否"（或"有"和"无"）2 个选项分别赋予"1""0"；三选项或三选项以上问题分别赋予"0""0.1""0.2""0.3""0.5""0.8""1"；对于可多选的问题，每个选项赋予"0.2"，选择其中一个答案则赋予"0.2"，选择其中两个答案则赋予"0.4"，依次类推，4 个答案均需要选择并赋有其他途径的题目，则赋予"1"。

**4. 各评价问卷的最后得分计算方法** 《社区突发公共卫生事件脆弱性评估问卷》的敏感性和应对能力总分均定为 1000 分。根据层次分析中确定的各指标的权重计算各指标的理论总分，建立加权线性模型，计算各指标的权重和实测值的积，然后求其总和，即为相应的综合评价得分。

## （七）统计学方法

采用 EpiData3.02 软件编制数据库和进行数据录入，所有数据均双份录入，以保证数据的质量。运用 SPSS13.0 统计软件进行统计分析。计量资料的统计描述：符合正态分布的用均数±标准差表示，非正态分布的资料用中位数±四分位间距表示，不同组均数的比较用 $t$ 检验、方差分析或非参数检验；计数资料的统计描述用率或构成比表示，不同组间率或构成比的比较用卡方检验进行分析；用 Pearson 相关分析评估各合计得分的相关性，多因素分析用线性逐步回归。

# 三、研究结果

**1. 社区的一般情况** 研究共对 110 个社区进行了突发性公共卫生事件脆弱性评估，社区常住平均人口为 8.673 万人，其中人口最少的社区 0.274 万，最多的 31.090 万人；社区居民年人均收入 4400 元/年/人，人均医疗费用 153 元/年/人；当地年人均公共卫生事业拨款 25 元。

**2. 社区突发公共卫生事件脆弱性评估各维度结果**

（1）社区致灾因素脆弱情况：在过去的 5 年中，被评估的广东省 110 个社区发生的突发公共卫生事件的总起数和发生总人数都较少，五类突发公共卫生事件中，传染病事件平均发生起数和发生总人数均最高，分别是 3.96±5.77 起和 392.37±623.37 人，而其他严重影响公众健康的事件最少，均没有发生（表 3-3）。

表 3-3　广东省近 5 年社区致灾因素脆弱性情况

| 项目 | | 均数 | 中位数 | 最小值 | 最大值 | 标准差 |
|---|---|---|---|---|---|---|
| 传染病事件 | 起数 | 3.96 | 3.00 | 0.00 | 22.00 | 5.77 |
| | 总人数 | 392.37 | 226.50 | 0.00 | 2619 | 623.37 |
| 群体性不明原因疾病 | 起数 | 0.13 | 1.00 | 0.00 | 3.00 | 0.56 |
| | 总人数 | 2.10 | 3.00 | 0.00 | 21.00 | 4.35 |
| 重大食物中毒事件 | 起数 | 0.42 | 1.00 | 0.00 | 3.00 | 0.719 |
| | 总人数 | 29.35 | 4.00 | 0.00 | 200.00 | 58.122 |
| 职业中毒事件 | 起数 | 0.06 | 1.00 | 0.00 | 1.00 | 0.249 |
| | 总人数 | 0.67 | 1.00 | 0.00 | 20.00 | 3.59 |
| 其他严重影响公众健康的事件 | 起数 | 0.00 | 0.00 | 0.00 | 0.00 | 0.00 |
| | 总人数 | 0.00 | 0.00 | 0.00 | 0.00 | 0.00 |

（2）社区人群脆弱情况：110 个社区中，常住人口总数波动较大（0.274～31.090）万，平均（8.673±8.257）万。社区妇女人数（2.009±1.453）万，社区儿童人数（0.577～0.558）万，社区 60 岁以上人数（0.666±0.527）万，分别占社区总人数的 23.16％、6.65％和 7.680％；居民两周患病率为 18.141％，社区儿童计划免疫接种率为 99.000％，免疫接种率为 95.27％，居民应急知识知晓率为 56.700％（表 3-4）。

表 3-4　广东省社区人群脆弱性情况

| 项目 | 均数 | 中位数 | 最小值 | 最大值 | 标准差 |
|---|---|---|---|---|---|
| 社区常住人口总人数（万） | 8.673 | 5.800 | 0.274 | 31.090 | 8.257 |
| 社区妇女人数（万） | 2.009 | 1.896 | 0.064 | 6.108 | 1.453 |
| 社区儿童人数（万） | 0.577 | 1.896 | 0.041 | 2.569 | 0.558 |
| 社区 60 岁以上人数（万） | 0.666 | 0.635 | 0.018 | 1.989 | 0.527 |
| 居民两周患病率（％） | 18.141 | 18.550 | 3.710 | 42.110 | 10.762 |
| 社区儿童计划免疫接种率（％） | 99.000 | 99.800 | 95.000 | 100.000 | 1.385 |
| 免疫接种率（％） | 95.278 | 97.800 | 56.00 | 100.00 | 8.494 |
| 居民应急知识知晓率（％） | 56.700 | 54.000 | 10.000 | 92.000 | 23.819 |

（3）社区环境因素脆弱情况：社区人均住房面积（29.26±9.26）m²，人均年收入（6 566±5 400）元，有89.06％居民已经参加了医疗保险，社区资源总体较好，每个社区有7.10±8.41家社区医疗卫生机构，10.78±13.44所学校、教育机构，有1.48±0.509家社区老人院（表3-5）。

表 3-5　广东省社区环境因素脆弱性情况

| 项目 | 均数 | 中位数 | 最小值 | 最大值 | 标准差 |
|------|------|--------|--------|--------|--------|
| 社区人均住房面积（m²） | 29.26 | 28.00 | 12.00 | 47.50 | 9.26 |
| 人均年收入（元） | 6566 | 6500 | 1200 | 12000 | 5400 |
| 居民医疗保险参保率（％） | 89.06 | 89.00 | 30.00 | 100.00 | 19.37 |
| 社区医疗卫生机构数（家） | 7.10 | 4.00 | 1.00 | 33.00 | 8.41 |
| 学校、教育机构数（所） | 10.78 | 6.00 | 1.00 | 56.00 | 13.44 |
| 社区老人院数（家） | 1.48 | 1.00 | 1.00 | 2.00 | 0.509 |

（4）社区管理因素、社区应急机构制度和卫生应急队伍脆弱情况：被评估的社区中，建立了突发公共卫生事件工作网络、有网络机构人员名单和通讯方式和应急领导机构的建立率均超过90％；全部社区每年均安排了社区应急队伍培训，仅有66.6％的社区配备了社区应急专业队伍，有54.5％建立了社区应急志愿者组织，有30.0％的社区的应急管理制度是健全的（表3-6）。

表 3-6　社区管理因素、社区应急机构制度和卫生应急队伍脆弱情况

| 项目 | 数量（％） | 项目 | 数量（％） |
|------|-----------|------|-----------|
| 建立了突发公共卫生事件工作网络 | 100（90.0） | 社区应急管理制度健全 | 33（30.0） |
| 有网络机构人员名单和通讯方式 | 100（90.0） | 配备社区应急专业队伍 | 73（66.6） |
| 建立应急领导机构 | 106（96.4） | 建立社区应急志愿者组织 | 60（54.5） |
| 有专门的应急日常管理机构 | 85（77.2） | 每年均进行社区应急队伍培训 | 110（100.00） |

（5）社区卫生应急物资、资金储备和应急预防、准备能力：调查显示，社区物资储备不足，80.0％的社区有卫生应急物资实物储备，其中有30.9％的社区卫生应急队伍进行了装备和设置了突发公共卫生事件专项基金，41.8％的社区有应急物资管理制度；76.4％的社区有应急避难场所；90.0％制订了突发公共卫生事件应急总体预案，45.4％社区有针对当地脆弱群体的应急预案；社区应急培训不足：62.7％社区每年对社区居民进行卫生应急培训，54.5％社区的健康教育设施齐全（表3-7）。

表 3-7　社区卫生应急物资、资金储备和应急预防、准备能力

| 卫生应急物资、资金储备能力 | 数量（%） | 社区卫生应急预防、准备能力 | 数量（%） |
|---|---|---|---|
| 社区有卫生应急物资实物储备 | 88（80.0） | 有突发公共卫生事件专项基金 | 34（30.9） |
| 对卫生应急队伍进行装备 | 43（30.9） | 制订了突发公共卫生事件应急总体预案 | 99（90.0） |
| 有专门的机构负责调用物资筹备 | 57（51.9） | 有针对当地脆弱群体的应急预案 | 50（45.4） |
| 社区内有应急避难场所 | 84（76.4） | 有定期修订应急预案 | 80（72.7） |
| 制订了各种突发事件应急避难场所清单 | 34（30.9） | 每年对社区居民进行卫生应急培训 | 69（62.7） |
| 显著位置张贴应急避难场所地图和标记 | 51（46.4） | 编写或制作了公众应对宣传手册或宣传短片 | 60（54.5） |
| 社区有否应急物资管理制度 | 46（41.8） | 健康教育设施齐全 | 60（54.5） |
| 定期对储备的应急物资进行检测和更新 | 76（69.1） | 每年均有社区应急演练 | 90（81.8） |

（6）社区监测、预警和社区卫生应急协调、沟通能力：被调查社区的总体监测、预警能力弱，79.1%的社区有卫生检测点，67.3%的社区已开展卫生应急监测工作，而建有风险评估制度、有组织实施风险隐患排查、有全年预警信息发布制度和社区突发公共卫生举报制度的社区数目占被评估社区数目的不足一半；社区卫生应急协调、沟通能力有待提高；84.5%的社区建立了社区协调、沟通机制，社区与农业部门、环保部门和商业部门建立了沟通机制的社区不足四成（表3-8）。

表 3-8　社区监测、预警和社区卫生应急协调、沟通能力

| 社区监测、预警能力 | 数量（%） | 社区卫生应急协调、沟通能力 | 数量（%） |
|---|---|---|---|
| 有突发公共卫生事件监测计划 | 64（58.2） | 建立社区协调、沟通机制 | 93（84.5） |
| 社区内有卫生检测点 | 87（79.1） | 有突发公共卫生事件信息发布制度 | 74（67.3） |
| 突发公共卫生事件监测网络健全 | 48（43.6） | 制订了突发公共卫生事件发布标准 | 51（46.7） |
| 定期开展社区卫生诊断 | 88（80.0） | 卫生服务机构与社区政府联系紧密 | 67（60.9） |
| 社区内安装了突发公共卫生事件网络直报系统 | 77（70.0） | 社区医疗单位与上级部门建立协作沟通机制 | 103（93.6） |

| 社区监测、预警能力 | 数量（%） | 社区卫生应急协调、沟通能力 | 数量（%） |
|---|---|---|---|
| 已开展卫生应急监测工作 | 74（67.3） | 社区医疗单位与农业部门建立了沟通机制 | 25（22.7） |
| 有风险评估制度 | 41（37.3） | 社区医疗单位与环保部门建立了沟通机制 | 40（36.4） |
| 社区有组织实施风险隐患排查 | 51（46.4） | 社区医疗单位与商业部门建立了沟通机制 | 26（23.6） |
| 有全年预警信息发布制度 | 34（31.0） | 社区医疗单位与气象部门建立了沟通机制 | 18（16.4） |
| 有社区突发公共卫生举报制度 | 32（29.1） | | |

（7）社区处置、协助处置和卫生应急事后恢复能力：卫生应急处置和协助处置能力：96.4%的社区制订了突发事件患者转诊的实施办法，66.4%和24.5%的社区建立了现场灾害评估机制和应急指挥机制，64.5%的社区有社区报警系统；社区卫生应急事后恢复能力相当薄弱：建有恢复方案或流程、安排了专项资金用于应急补助、抚恤和指定专门机构负责事后心理咨询制度的社区数目不足一半，有六成左右的社区建立了突发事件表彰、奖励和处罚办法（表3-9）。

表 3-9　社区处置、协助处置和卫生应急事后恢复能力

| 社区监测、预警能力 | 数量（%） | 社区卫生应急协调、沟通能力 | 数量（%） |
|---|---|---|---|
| 社区有报警系统 | 71（64.5） | 制订恢复方案或流程 | 24（21.8） |
| 社区有现场灾害评估机制 | 27（24.5） | 安排了专项资金用于应急补助和抚恤 | 46（41.8） |
| 社区有应急指挥机制 | 73（66.4） | 制订了应急工作致伤残或死亡补助和抚恤标准 | 53（48.2） |
| 有制订专门医疗机构负责突发事件的医疗救治工作 | 86（78.2） | 指定专门机构负责事后心理咨询制度 | 34（30.9） |
| 制订了突发事件病人转诊的实施办法 | 106（96.4） | 制订了突发事件先进集体和个人表彰、奖励办法 | 67（60.9） |
| 制订组织各种事件的疏散流程指引 | 57（51.8） | 制订了突发事件中出现失职、渎职行为的处理办法 | 64（58.2） |

### 3. 社区突发性公共卫生事件脆弱性评估各维度得分情况

（1）社区突发性公共卫生事件易感性得分情况：广东省社区突发公共卫生事件的易感性得分（总分1000分）为474.55±55.61分，其中珠江三角洲地区除

了管理因素脆弱性和社区卫生应急机构与制度两个维度外，其余 4 个维度的得分均高于广东省其他地区，有统计学意义（$P<0.05$）。易感性得分规律是：珠三角地区（经济发达地区）＞粤东粤西地区（经济中等地区）＞粤北地区（经济欠发达地区），有统计学意义（$P<0.05$）（表 3-10，图 3-10，图 3-12）。

表 3-10 广东省各地社区突发性公共卫生事件易感性得分情况（$\bar{u}\pm s$）

| 维度 | 珠江三角洲地区 | 粤东粤西 | 粤北地区 | 合计 | P 值 |
|---|---|---|---|---|---|
| 社区致灾因素脆弱性（满分 164） | 92.54±8.67 | 75.83±7.12 | 55.32±5.73 | 78.68±9.45 | <0.05 |
| 社区人群脆弱性（满分 160） | 87.76±9.51 | 80.84±9.21 | 81.53±8.41 | 83.97±9.43 | >0.05 |
| 社区环境因素脆弱性（满分 157） | 89.76±9.67 | 80.36±6.97 | 73.87±8.87 | 81.93±9.90 | <0.05 |
| 管理因素脆弱性（满分 185） | 75.98±7.90 | 78.93±8.97 | 80.0±10.34 | 77.43±9.92 | >0.05 |
| 社区卫生应急机构与制度（满分 167） | 69.01±8.34 | 72.46±8.15 | 74.90±9.12 | 71.70±9.35 | <0.05 |
| 社区卫生应急队伍（满分 167） | 90.34±12.93 | 80.34±11.42 | 82.45±8.32 | 83.64±11.45 | <0.05 |
| 易感性得分（满分 1000 分） | 505.35±56.32 | 468.76±52.60 | 448.07±52.81 | 474.55±55.61 | <0.05 |

（2）社区突发性公共卫生事件应对能力得分情况：广东省社区突发公共卫生事件的应对能力（总分 1000 分）得分为 584.62±69.66 分，在社区突发性公共卫生事件应急能力的 6 个维度中，社区卫生应急协调、沟通能力和社区卫生应急事后恢复能力两个维度得分率最低。在不同地区得分的比较中，珠江三角洲地区除了社区卫生应急事后恢复能力维度外，其余 5 个维度得分均高于其他地区的得分，有统计学意义（$P<0.05$）；社区突发公共卫生事件应对能力的地区分布规律是：珠三角地区（经济发达地区）＞粤东和粤西地区（经济中等地区）＞粤北地区（经济欠发达地区），有统计学意义（$P<0.05$）（表 3-11，图 3-11，图 3-12）。

表 3-11 广东省各地社区突发性公共卫生事件应急能力得分情况（$\bar{u}\pm s$）

| 维度 | 珠江三角洲地区 | 粤东粤西 | 粤北地区 | 合计 | P 值 |
|---|---|---|---|---|---|
| 社区卫生应急物资、资金储备（满分 160） | 117.43±13.43 | 92.54±13.53 | 80.82±9.02 | 96.48±13.64 | <0.05 |
| 社区卫生应急预防、准备能力（满分 173） | 129.34±14.22 | 109.63±11.54 | 98.01±10.45 | 112.53±13.32 | <0.05 |
| 社区监测、预警能力（满分 199） | 124.54±14.86 | 110.54±15.84 | 101.56±12.41 | 116.00±15.01 | <0.05 |

续表

| 维度 | 珠江三角洲地区 | 粤东粤西 | 粤北地区 | 合计 | P 值 |
|---|---|---|---|---|---|
| 社区卫生应急协调、沟通能力（满分 146） | 81.67±9.34 | 72.78±7.08 | 69.90±8.20 | 74.99±9.61 | ＞0.05 |
| 卫生应急处置和协助处置能力（满分 170） | 119.07±13.32 | 103.64±11.86 | 91.99±12.90 | 106.12±13.51 | ＜0.05 |
| 社区卫生应急事后恢复能力（满分 152） | 79.44±8.03 | 80.98±9.34 | 75.11±9.06 | 78.50±9.55 | ＞0.05 |
| 应对能力得分 | 651.49±68.54 | 571.11±60.11 | 517.39±52.09 | 584.62±69.66 | ＜0.05 |

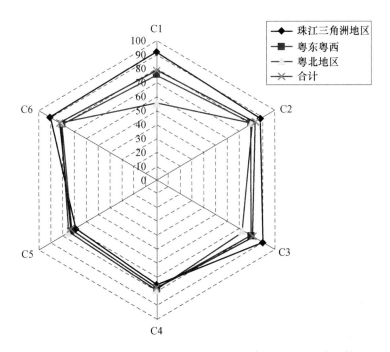

**图 3-10**　广东省社区突发公共卫生事件敏感性 6 维度得分比较

C1. 社区致灾因素脆弱性；C2. 社区人群因素脆弱性；C3. 社区环境因素脆弱性；C4. 管理因素脆弱性；C5. 社区卫生应急机构与制度因素脆弱性；C6. 社区卫生应急队伍脆弱性

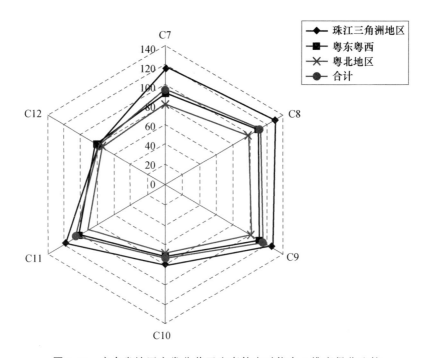

**图 3-11　广东省社区突发公共卫生事件应对能力 6 维度得分比较**

C7. 社区卫生应急物资、资金储备；C8. 社区卫生应急预防、准备能力；C9. 社区监测、预警能力；C10. 社区卫生应急协调、沟通能力；C11. 社区卫生应急处置和协助处置能力；C12. 社区卫生应急事后恢复能力

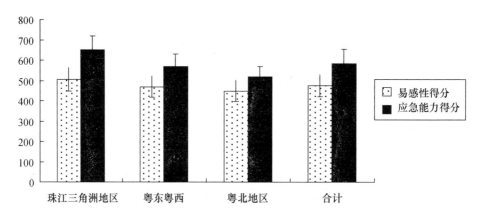

**图 3-12　广东省社区突发公共卫生事件敏感性和应对能力得分情况比较**

　　（3）社区突发性公共卫生事件脆弱性情况：根据敏感性和应对能力得分的比值（V＝S/R），算出脆弱指数。广东省社区突发公共卫生事件的脆弱度（脆弱指数）为 0.812±0.126，在广东省不同地区的分布规律为：珠江三角洲地区（0.776±0.0875）＜粤东粤西地区（0.821±0.133）＜粤北地区（0.886±

0.154），有统计学意义（$P<0.05$）（图 3-13）。

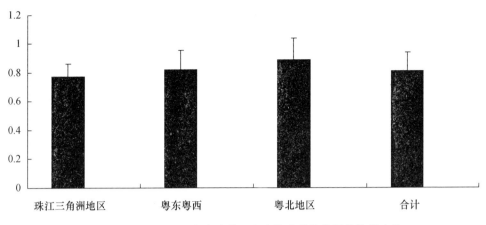

图 3-13　广东省社区突发公共卫生事件脆弱指数得分情况比较

**4. 社区脆弱性与社区医疗机构、医护人员应急能力的关系**　对 110 家社区全体医护人员的卫生应急能力进行评估，并计算其得分。社区突发公共卫生事件的应对能力与社区医疗卫生应急能力及该社区医护人员的卫生应急能力呈正相关。社区突发公共卫生事件脆弱指数与社区医疗卫生应急能力及该社区医护人员的平均卫生应急能力呈负相关；而社区突发公共卫生事件敏感性与社区医疗卫生应急能力及该社区医护人员的平均卫生应急能力无相关性（图 3-14、表 3-12）。

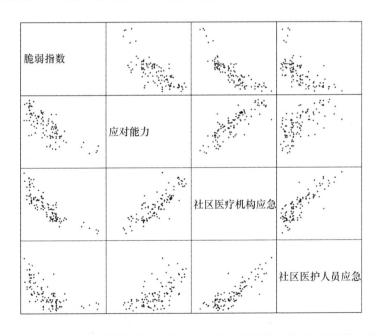

图 3-14　社区脆弱性评估指标与社区医疗机构及医护人员卫生应急能力图

表 3-12　社区脆弱性指标与社区医疗机构及医护人员卫生应急能力相关性分析

| 项目 | 统计指标 | 脆弱指数 | 敏感性 | 应对能力 | 社区医疗机构应急能力 | 社区医护人员应急能力 |
|---|---|---|---|---|---|---|
| 脆弱指数 | $r$ 值 | 1 | 0.850 | 0.029 | 0.841 | −0.836 |
| | $P$ 值 | — | 0.000 | 0.764 | 0.000 | 0.000 |
| 敏感性 | $r$ 值 | 0.850 | 1 | −0.004 | 0.663 | −0.643 |
| | $P$ 值 | 0.000 | — | 0.970 | 0.000 | 0.000 |
| 应对能力 | $r$ 值 | 0.029 | −0.004 | 1 | 0.416 | 0.257 |
| | $P$ 值 | 0.764 | 0.970 | — | 0.000 | 0.007 |
| 社区医疗机构应急能力 | $r$ 值 | 0.841 | 0.663 | 0.416 | 1 | −0.755 |
| | $P$ 值 | 0.000 | 0.000 | 0.000 | — | 0.000 |
| 社区医护人员应急能力 | $r$ 值 | −0.836 | −0.643 | 0.257 | −0.755 | 1 |
| | $P$ 值 | 0.000 | 0.000 | 0.007 | 0.000 | — |

## 四、讨论

在中国，公共卫生领域的脆弱性研究刚起步。近年来，我国研究人员也在突发公共卫生事件脆弱性领域开展了一些定性调查，如孙东晓等（2006 年）开展了昆山市突发公共卫生事件危机管理的脆弱性研究；高廷等开展了 2008 年中国南方低温雨雪冰冻灾害承灾体分类与脆弱性评价研究；程庆林等（2009 年）开展了公共卫生事件应对脆弱性的循证研究等，但目前还未见社区突发公共事件脆弱性定量研究的报道。

本研究利用前期构建的社区突发公共卫生事件脆弱性评估工具，对广东省 110 个社区的突发公共卫生事件脆弱性进行定量评估。结果显示，广东省社区突发公共卫生事件的脆弱度（脆弱指数）为 $0.812 \pm 0.126$，而在应对能力和易感性得分（总分为 1000）中，社区应对能力得分仅 $584.62 \pm 69.66$，易感性得分为 $474.55 \pm 55.61$。广东省不同地区的社区脆弱性程度为：珠江三角洲地区＜粤东和粤西地区＜粤北地区，提示经济发达地区的社区脆弱性低于经济欠发达地区。在 12 个维度中，社区卫生应急协调、沟通能力和社区卫生应急事后恢复能力两个维度得分率最低，而社区致灾因素（暴露性）和社区卫生应急队伍建设脆弱性明显，提示广东省社区对突发公共卫生事件具有一定的敏感性，但其应急能力较低，容易产生或增加社区突发公共卫生事件的脆弱性。

社区突发公共卫生事件暴露情况分析：暴露性即脆弱性的表现形式，又是脆弱性的影响因素，当社区突发公共卫生事件的暴露情况发生变化时，社区脆弱性也会发生变化。另外，当暴露于突发公共卫生事件的致灾体（人群、财产等）的数目和比例发生变化时，突发公共卫生事件暴露造成的损失也将变化。因此，评估社区突发公共卫生事件脆弱性，首先要评估社区突发公共卫生事件中的暴露情况。目前，暴露性分析主要是分析判断研究对象可能暴露在扰动中的概率和程度以及暴露的持续时间。本研究评估了广东省 110 个社区在过去的 5 年中发生的突发公共卫生事件的总起数和发生总人数均较少，五类突发公共卫生事件中，传染病事件平均发生起数和发生总人数均最高，而其他严重影响公众健康事件最少，均没有发生。但各地差异较大，有些社区 5 年来发生了 22 起传染病事件，有些社区 5 年均没有发生过 1 起突发公共卫生事件，这提示广东省社区突发公共卫生事件的暴露情况相差较大。

社区人群脆弱性评估结果分析：在总分为 160 的评估中，广东省社区人群脆弱性得分为 83.97±9.43，提示广东省社区人群脆弱性一般。在人口构成上，广东省的社区平均人口（8.673±8.257）万，其中妇女占比重大，为（2.009±1.453）万人，而 60 岁以上老人的比例不足 10%。社区儿童计划免疫接种率和免疫接种率是反应社区人群免疫情况的一个重要指标，广东省的社区儿童计划免疫接种率和免疫接种率均较高，达到国家要求。居民的卫生应急健康素养调查显示：居民应急知识知晓率 56.70%，提示社区居民对卫生应急的风险意识和卫生应急的知识不足。研究表明，在脆弱性的管理上，我们无法通过干预如年龄、性别、特殊人群构成等指标来改变，但可以通过对社区居民的健康教育等方法提高社区居民的卫生应急知晓率和卫生应急能力，以降低社区人群脆弱性。故此，应加强社区居民卫生应急健康教育工作。

敏感性评估结果分析：广东省社区环境因素脆弱性较低，广东省社区资源较充足：每个社区平均拥有 7～10 家社区医疗卫生机构、拥有 10.78 所学校或教育机构，拥有 1.48±0.509 家社区老人院。但社区管理、社区应急机构制度和卫生应急队伍建设明显不足，体现在仅有 66.6% 的社区配备了社区应急专业队伍，54.5% 建立了社区应急志愿者组织，30.0% 的社区的应急管理制度是健全的。在基层卫生应急管理中，应急管理制度是基础，也是引领社区开展卫生应急管理的依据和指引，应急管理制度不健全是社区脆弱性增加的重要因素，有缺陷的制度容易造成社区卫生应急管理混乱，应急管理工作难以做到常态化，实际操作中缺少依据。社区应急专业队伍是基层卫生应急的操作主体，如果社区没有应急专业队伍，在日常难以有效开展卫生应急的健康教育，当社区发生突发公共卫生事件时社区难以做出第一反应来控制事件，而是要寻求社区外卫生应急队伍的帮助。广东省相关社区应加快完善社区卫生应急管理机制、制度，及早配备和培训一支高素质的卫生应急队伍，并大力动员社区居民参与其中，提高社区卫生应急能力，从根本上降低社区脆弱性。

应对能力评估结果分析：在社区应急能力的 6 个维度中，社区卫生应急协调、沟通能力和社区卫生应急事后恢复能力两个维度得分率最低。评估结果发现在 6 个维度的指标中，均存在一些明显的缺陷，主要体现如下：①社区物资储备不足，有 80.0％的社区有卫生应急物资实物储备，有 30.9％的社区卫生应急队伍进行了装备和设置了突发公共卫生事件专项基金；②社区的总体监测、预警能力弱：有 79.1％的社区有卫生检测点，有 67.3％的社区已开展卫生应急监测工作，而建有风险评估制度、有组织实施风险隐患排查、有全年预警信息发布制度和社区突发公共卫生举报制度的社区数目占被评估社区数目的不足一半；③社区应急培训不足：只有六成社区每年对社区居民进行卫生应急培训，有 54.5％社区的健康教育设施是齐全的；④总体监测、预警能力弱，有 79.1％的社区有卫生检测点，有 67.3％的社区已开展卫生应急监测工作，而建有风险评估制度、有组织实施风险隐患排查、有全年预警信息发布制度和社区突发公共卫生举报制度的社区数目占被评估社区数目的不足一半；⑤卫生应急处置和协助处置能力不高：仅有 66.4％和 24.5％的社区建立了现场灾害评估机制和应急指挥机制，有 64.5％的社区有社区报警系统；⑥社区卫生应急事后恢复能力相当薄弱：建立恢复方案或流程，安排了专项资金用于应急补助和抚恤，安排了专门机构负责事后心理咨询工作的社区数目不足一半。卫生应急能力体现在事件发生前的检测、预警、准备与预防能力、发生中的协调、沟通、处置能力和事后的善后恢复能力。以上应急能力的缺陷均有可能造成突发公共卫生事件的发生甚至造成惨重的损失。所以，广东省相关社区应该根据自己的不足，及早修补相关能力的不足，尽力提高社区卫生应急能力。

综上所述，广东省社区突发公共卫生事件具有一定的敏感性，但其应对能力较低。我国正处于社会转型期，各类突发事件频发，需要加强基层应急管理工作研究，并积极开展社区脆弱性评估，提高对社区突发公共卫生事件的敏感性，改善应急工作中的薄弱之处，全力增加社区支持，提高公众对卫生应急工作的参与度，有效提高社区应急能力。

# 参考文献

［1］ Chinese Center for Disease control and prevention ［Z］. National database for notifiable diseases in China（1970-2007）.

［2］ C. Douglas Bass Emergency Manager. Emergency management in the U. S ［R］. Fairfax County，Virglnia，2005.

［3］ Adger W N. Social capital，collective action，and adaptation to climate change ［J］. Economic Geography，2003，79（4）：387-404.

［4］ Eakin H，Luers AL. Assessing the Vulnerability of Social-Environmental Systems ［J］. Annual Review of Environment and Resources 2006，31：365-394.

［5］ Shi Q，Lu ZH，Liu ZM. Evaluation model of the grey fuzzy on eco-environment vulnerability ［J］. J forestry research，2007，18（3）：187-192.

［6］ Das A，Gupta AK，Mazumder TN. Vulnerability assessment using hazard potency for regions generating industrial hazardous waste ［J］. J Hazard Mater，2012，209-210（209-211）：308-317.

［7］ Patil RR. Environmental health impact assessment of National Aluminum Company，Orissa ［J］. Indian J Occup Environ Med，2011，15（15）：73-75.

［8］ Dazé，A.，Ambrose，K.，& Ehrhart，C. Climate Vulnerability and Capacity Analysis（Handbook）［M］. London：CARE International，2009.

［9］ Pasteur，K.（2010）. Integrating approaches：Sustainable livelihoods，disaster risk reduction and climate change adaptation（Policy Briefing）［M］. Rugby：Practical Action 2010.

［10］ Mohan，D. & Sinha，S. Vulnerability assessment of people，livelihoods and ecosystems in the Ganga Basin. WWF-India，2010. ［EB/OL］. http：//assets. wwfindia. org/downloads/vulnerability_assessm_eut_ganga_basin. pdf.

［11］ Wang L，Wang Y，Jin S，Wu Z，et al. Emergence and control of infectious diseases in China ［J］. Lancet. 2008，373（9657）：30.

［12］ Campbell SM，Braspenning J，Hutchinson A，et al. Research methods used in developing and applying quality indicators in primary care ［J］. Qual Saf Health Care，2002，11（4）：358-364.

［13］ 孙东晓. 昆山市突发公共卫生事件危机管理的脆弱性研究 ［D］. 苏州大学，2006.

［14］ 高廷，徐笑歌，王静爱，等. 2008 年中国南方低温雨雪冰冻灾害承灾体分类与脆弱性评价 ［J］. 贵州师范大学学报（自然科学版），2008，26（4）：14-21.

［15］ 程庆林. 农村突发公共卫生事件应对脆弱性的循证研究 ［D］. 苏州大学，2009.

［16］ 张斌，赵前胜，姜瑜君. 区域承灾体脆弱性指标体系与精细量化模型研究 ［J］. 灾害学，2010，25（2）：37-40.

［17］张永领. 城市突发公共安全事件人员相对脆弱性研究［J］. 灾害学，2010，25（3）：90-99.

［18］吕传柱. 灾害医学脆弱性分析［J］. 中华急诊医学杂志，2010，19（11）：1231-1232.

［19］蔡海生，张学玲，周丙娟. 生态环境脆弱性动态评价的理论与方法［J］. 中国水土保持，2009，（2）：18-22.

［20］Alpar B. Vulnerability of Turkish Coasts to Accelerated Sea-Level Rise［J］. Geomorphology，2009，107（1-2）：58-63.

［21］Syvitski JPM，Vorosmarty CJ，Kettner AJ，et al. Impact of Humans on the Flux of Terrestrial Sediment to the Global Coastal Ocean［J］. Science，2005，308（5720）：376-380.

［22］Drain PK，Holmes KK，Skeff KM，et al. Global health training and international clinical rotations during residency：current status，needs，and opportunities［J］. Acad Med，2009，84（3）：320-325.

# 附 录

## 附录 3A 社区突发性公共卫生事件脆弱性评估
## 第一、第二级指标及权重（表 3A-1）

表 3A-1 社区突发公共卫生事件脆弱性评估的第一、第二级指标及权重

| 一级指标 | 权重 | 二级指标 | 权重 |
|---|---|---|---|
| C1 社区致灾因素脆弱性 | 0.164 | C1.1 传染病事件发生情况 | 0.199 |
| | | C1.2 群体性不明原因疾病情况 | 0.222 |
| | | C1.3 重大食物中毒情况 | 0.227 |
| | | C1.4 职业中毒情况 | 0.208 |
| | | C1.5 其他严重影响公众健康的事件情况 | 0.144 |
| C2 社区人群脆弱性 | 0.160 | C2.1 人口密度 | 0.114 |
| | | C2.2 妇女、儿童、老人所占比例 | 0.099 |
| | | C2.3 外来人口比例 | 0.116 |
| | | C2.4 居民健康水平 | 0.116 |
| | | C2.5 人群易感性 | 0.142 |
| | | C2.6 人群免疫力 | 0.142 |
| | | C2.7 应急知识的缺乏情况 | 0.146 |
| | | C2.8 心理脆弱性情况 | 0.126 |
| C3 社区环境因素脆弱性 | 0.157 | C3.1 居住条件 | 0.248 |
| | | C3.2 社会经济状况 | 0.175 |
| | | C3.3 工矿企业分布情况 | 0.267 |
| | | C3.4 社区卫生相关资源/设施 | 0.207 |
| C4 管理因素脆弱性 | 0.185 | C4.1 卫生应急工作网络建设情况 | 0.172 |
| | | C4.2 瞒报、漏报、谎报情况 | 0.171 |
| | | C4.3 突发公共卫生事件未进行调查处理情况 | 0.165 |

| 一级指标 | 权重 | 二级指标 | 权重 |
|---|---|---|---|
| | | C4.4 突发公共卫生事件处置不当情况 | 0.180 |
| | | C4.5 社区行政管理人员风险意识淡薄情况 | 0.161 |
| | | C4.6 社区医护人员风险意识淡薄情况 | 0.150 |
| C5 社区卫生应急机构与制度脆弱性 | 0.167 | C5.1 社区应急领导机构情况 | 0.250 |
| | | C5.2 社区应急管理机构情况 | 0.252 |
| | | C5.3 社区应急有关部门情况 | 0.234 |
| | | C5.4 社区应急管理制度建设 | 0.273 |
| C6 社区卫生应急队伍脆弱性 | 0.167 | C6.1 社区应急专业队伍组建 | 0.149 |
| | | C6.2 社区其他卫生技术人员情况 | 0.136 |
| | | C6.3 社区应急志愿者组织情况 | 0.129 |
| | | C6.4 社区应急队伍培训情况 | 0.141 |
| | | C6.5 社区应急队伍应急能力 | 0.148 |
| | | C6.6 社区医护人员应急能力 | 0.143 |
| | | C6.7 社区行政管理人员应急能力 | 0.152 |
| C7 社区卫生应急物资、资金储备能力 | 0.160 | C7.1 社区应急物资储备与后勤保障情况 | 0.137 |
| | | C7.2 社区应急避难场所建设情况 | 0.146 |
| | | C7.3 本社区卫生服务机构应急床位 | 0.122 |
| | | C7.4 家庭救护包的配置情况 | 0.127 |
| | | C7.5 应急物资保障、管理制度 | 0.121 |
| | | C7.6 物资调拨能力 | 0.114 |
| | | C7.7 卫生保健设施与服务状况 | 0.097 |
| | | C7.8 应急经费保障 | 0.136 |
| C8 社区卫生应急预防、准备能力 | 0.173 | C8.1 社区应急预案建设情况 | 0.147 |
| | | C8.2 社区居民卫生应急教育情况 | 0.160 |
| | | C8.3 学校卫生应急教育情况 | 0.162 |
| | | C8.4 工矿企业卫生应急教育情况 | 0.148 |
| | | C8.5 公众参与度 | 0.143 |
| | | C8.6 对脆弱群体的安全措施 | 0.121 |
| | | C8.7 应急演练情况 | 0.118 |

续表

| 一级指标 | 权重 | 二级指标 | 权重 |
|---|---|---|---|
| C9 社区监测、预警能力 | 0.199 | C9.1 突发公共卫生事件监测的计划和方案 | 0.106 |
| | | C9.2 检测点和监测网络情况 | 0.112 |
| | | C9.3 社区卫生诊断情况 | 0.104 |
| | | C9.4 实施突发公共卫生事件监测情况 | 0.108 |
| | | C9.5 风险评估情况 | 0.110 |
| | | C9.6 社区突发公共卫生事件报告情况 | 0.126 |
| | | C9.7 预警情况 | 0.108 |
| | | C9.8 信息网络健全程度 | 0.119 |
| | | C9.9 社区卫生监督情况 | 0.106 |
| C10 社区卫生应急协调、沟通能力 | 0.146 | C10.1 社区协调、沟通机制 | 0.197 |
| | | C10.2 信息的举报和发布 | 0.198 |
| | | C10.3 卫生部门与社区政府联系的紧密性 | 0.195 |
| | | C10.4 卫生部门与其他部门（公安、环境、农业、商业、气相、交通、信工等）联系情况 | 0.202 |
| | | C10.5 卫生系统内的联动机制 | 0.208 |
| C11 社区卫生应急处置和协助处置能力 | 0.170 | C11.1 社区报警系统 | 0.141 |
| | | C11.2 现场灾害评估 | 0.127 |
| | | C11.3 应急指挥机制 | 0.148 |
| | | C11.4 现场医疗救援能力 | 0.154 |
| | | C11.5 社会动员潜力 | 0.130 |
| | | C11.6 居民自救互救能力 | 0.156 |
| | | C11.7 组织疏散能力 | 0.144 |
| C12 社区卫生应急事后恢复能力 | 0.152 | C12.1 恢复方案 | 0.205 |
| | | C12.2 社会救助 | 0.201 |
| | | C12.3 保险 | 0.193 |
| | | C12.4 灾后心理危机干预能力 | 0.220 |
| | | C12.5 社区卫生应急奖励与表彰 | 0.181 |

# 附录 3B  社区突发性公共卫生事件脆弱性评估第三级指标及权重（表 3B-1）

表 3B-1  社区突发公共卫生事件脆弱性评估的第三级指标及权重

| 三级指标 | 综合权重 |
|---|---|
| C311 人均住房面积 | 0.0093 |
| C312 家庭饮水主要类型 | 0.0148 |
| C313 家庭使用厕所情况 | 0.0148 |
| C321 人均 GDP | 0.0062 |
| C322 本社区的恩格尔系数 | 0.0062 |
| C323 本社区的尼基系数 | 0.0062 |
| C324 年人均卫生事业拨款数 | 0.0097 |
| C325 社会医疗保险参保比例 | 0.0101 |
| C331 主要工矿企业类型 | 0.0210 |
| C332 本社区工矿企业数量 | 0.0210 |
| C341 社区卫生机构数量 | 0.0120 |
| C342 学校数目 | 0.0084 |
| C343 社区老人院数目 | 0.0120 |
| C344 卫生监督机构、疾病控制机构情况 | 0.0120 |
| C411 有否建立工作网络 | 0.0223 |
| C412 有否网络机构人员名单和通讯方式 | 0.0095 |
| C421 瞒报情况 | 0.0104 |
| C422 漏报情况 | 0.0104 |
| C423 谎报情况 | 0.0108 |
| C431 去年突发公共卫生事件未进行调查处理情况 | 0.0305 |
| C441 去年突发公共卫生事件处置不当造成社会影响 | 0.0333 |
| C451 社区行政管理人员风险意识状况 | 0.0298 |
| C461 社区医护人员风险意识状况 | 0.0278 |
| C511 有否建立社区应急领导机构 | 0.0209 |
| C512 有否设立相关工作组 | 0.0209 |
| C521 是否有专门的应急日常管理机构 | 0.0421 |
| C531 有否社区应急技术部门 | 0.0390 |
| C541 社区应急管理制度健全情况 | 0.0456 |

| 三级指标 | 综合权重 |
| --- | --- |
| C611 有否社区应急专业队伍 | 0.0134 |
| C612 社区应急专业队伍运作情况 | 0.0114 |
| C621 每千人口的卫生技术人员数 | 0.0066 |
| C622 每千人口的注册公共卫生医师数 | 0.0068 |
| C623 每千人口的注册护士数 | 0.0041 |
| C624 每千人口的心理咨询师数 | 0.0052 |
| C631 是否有社区应急志愿者组织 | 0.0110 |
| C632 社区应急志愿者组织运作情况 | 0.0106 |
| C641 社区应急队伍培训频率 | 0.0236 |
| C642 社区应急队伍培训覆盖率 | 0.0115 |
| C651 社区应急队伍的应急知识水平 | 0.0079 |
| C652 社区应急队伍的应急态度 | 0.0087 |
| C653 社区应急队伍的应急技能水平 | 0.0082 |
| C661 社区医护人员的应急知识水平 | 0.0076 |
| C662 社区医护人员的应急态度 | 0.0079 |
| C663 社区医护人员的应急技能水平 | 0.0084 |
| C671 社区行政管理人员的应急知识水平 | 0.0084 |
| C672 社区行政管理人员的应急态度 | 0.0086 |
| C673 社区行政管理人员的应急技能水平 | 0.0084 |
| C711 有否社区应急物资储备 | 0.0083 |
| C712 是否有专门的机构或个体负责紧急情况下调用物资的筹备 | 0.0072 |
| C713 社区应急物资储备种类和数量 | 0.0064 |
| C721 社区应急避难场所数目 | 0.0059 |
| C722 社区应急避难场面积 m²/千人 | 0.0058 |
| C723 有否制订各种突发事件应急避难场所清单 | 0.0058 |
| C724 显著位置张贴避难场所地图和标识 | 0.0054 |
| C731 应急床位数/千人 | 0.0195 |
| C741 拥有家庭救护包的比例 | 0.0203 |
| C751 有否应急物资保障、管理制度 | 0.0097 |

| 三级指标 | 综合权重 |
| --- | --- |
| C752 是否定期对储备的应急物资进行检测和更新 | 0.0097 |
| C761 是否建立了突发事件应急物资紧急调用制度 | 0.0091 |
| C762 应急物资紧急调用流程是否流畅 | 0.0091 |
| C771 卫生保健设施与服务状况是否良好 | 0.0155 |
| C781 是否有突发公共卫生事件专项基金 | 0.0115 |
| C782 是否制订了应急储备资金紧急调用程序 | 0.0102 |
| C811 是否制订了突发公共卫生事件应急总体预案 | 0.0066 |
| C812 是否制订了突发公共卫生事件应急专项预案 | 0.0064 |
| C813 是否有针对当地脆弱群体的应急预案 | 0.0064 |
| C814 预案的实用性、科学性和可操作性 | 0.0061 |
| C821 社区居民卫生应急培训次数/年 | 0.0094 |
| C822 社区卫生应急专项宣传次数/年 | 0.0091 |
| C823 是否编写或制作了公众应对宣传手册或宣传短片 | 0.0091 |
| C831 学校卫生应急教育次数/年 | 0.0013 |
| C832 学生卫生应急知晓率 | 0.0146 |
| C841 工矿企业卫生应急教育次数/年 | 0.0256 |
| C851 公众参与率 | 0.0247 |
| C861 全年公共场所消毒合格率 | 0.0044 |
| C862 健康教育设施健全率 | 0.0042 |
| C863 全年新生儿疾病筛检率 | 0.0042 |
| C864 全年妇女疾病筛检率 | 0.0040 |
| C865 全年老人体检率 | 0.0042 |
| C871 社区应急演练次数/年 | 0.0204 |
| C911 有否突发公共卫生事件监测的计划和方案 | 0.0211 |
| C921 检测点数目 | 0.0109 |
| C922 监测网络健全情况 | 0.0114 |
| C931 有否定期开展社区卫生诊断 | 0.0114 |
| C932 有否像居民公布社区卫生诊断结果 | 0.0093 |
| C941 突发公共卫生事件监测系统 | 0.0056 |

续表

| 三级指标 | 综合权重 |
|---|---|
| C942 有否开展监测 | 0.0058 |
| C943 社区卫生服务机构有否开展预检分诊断工作 | 0.0054 |
| C944 学校与当地社区卫生服务机构建立学生缺课信息报告制度 | 0.0047 |
| C951 是否有风险评估制度 | 0.0114 |
| C952 有否结合当地实际制订风险隐患排查方案，并组织实施 | 0.011 |
| C961 社区突发公共卫生事件报告及时性 | 0.0128 |
| C962 报告信息的准确率 | 0.0123 |
| C971 重大危险源的报告系统健全情况 | 0.0052 |
| C972 对流动人口的管理 | 0.0043 |
| C973 每千人口监督人员数量 | 0.0034 |
| C974 全年预警信息发布机制 | 0.0039 |
| C975 是否有突发公共卫生事件举报制度 | 0.0045 |
| C981 信息网络健全程度 | 0.0237 |
| C991 公共卫生场所卫生监测率/月 | 0.0051 |
| C992 饮用水源监测率/月 | 0.0059 |
| C993 食品卫生检测率/月 | 0.0053 |
| C994 卫生监督专项整治/月 | 0.0049 |
| C1011 有否建立社区协调、沟通机制 | 0.029 |
| C1021 是否有信息发布制度 | 0.0143 |
| C1022 当地是否制订了突发事件信息发布的标准 | 0.0143 |
| C1031 卫生部门与社区政府联系的紧密性 | 0.0285 |
| C1041 卫生部门与其他部门联系情况 | 0.0295 |
| C1051 有否卫生系统内的联动机制 | 0.0304 |
| C1111 是否有社区报警系统 | 0.024 |
| C1121 是否有现场灾害评估机制 | 0.0216 |
| C1131 是否有应急指挥机制 | 0.0252 |
| C1141 是否建立或指定了专门医疗机构承担医疗救治工作 | 0.0063 |
| C1142 社区卫生服务机构急救药物是否齐全 | 0.0068 |

| 三级指标 | 综合权重 |
| --- | --- |
| C1143 呼救反应时间 | 0.0079 |
| C1144 是否制订了突发事件病人转诊的实施办法 | 0.0052 |
| C1151 居民可动员参与程度 | 0.0111 |
| C1152 社会卫生机构可动员参与程度 | 0.0111 |
| C1161 居民自救能力 | 0.0088 |
| C1162 居民互救能力 | 0.0088 |
| C1163 居民救物能力 | 0.0090 |
| C1171 有否组织疏散计划 | 0.0118 |
| C1172 有否制订组织各种事件的疏散流程或指引 | 0.0127 |
| C1211 有否制订恢复方案 | 0.0312 |
| C1221 是否指定专门机构负责应急工作致伤残、死亡人员的补助和抚恤工作 | 0.0101 |
| C1222 是否安排了专项资金用于应急工作致伤残或死亡人员的补助和抚恤 | 0.0101 |
| C1223 是否制订了应急工作致伤残或死亡人员补助和抚恤标准 | 0.0104 |
| C1231 居民社会保险参保率 | 0.0144 |
| C1232 居民商业保险参保率 | 0.0150 |
| C1241 是否指订了专门机构负责事后受影响人群的心理咨询工作 | 0.0110 |
| C1251 是否制订了突发事件先进集体和个人表彰、奖励办法 | 0.0097 |
| C1252 是否制订了突发事件中出现失职、渎职行为的个人和单位处理办法 | 0.0105 |

# 附录 3C

编号□□□□□□□□

# 社区突发性公共卫生事件脆弱性评估表

所在市：

所在区/县：

　　　　街道/社区名称：

邮政编码：

社区负责人：

填表人：

联系电话（填表负责人）：

20　年　月

## 一、社区人群情况

1. 本街道/社区常住人口总数_____人，其中户籍人口_____人，外来人口_____人。

2. 本街道/社区妇女_____人，儿童_____人，60 岁以上_____人。

3. 本街道/社区文盲及半文盲率_____%。

4. 本社区居民年人均收入_____元/年/人，人均医疗费用_____元/年/人。

5. 居民健康水平：婴儿死亡率_____%，孕产妇死亡率_____%，成人慢性病总患病率_____%，两周患病率_____%，居民平均期望寿命_____岁。

6. 本社区/街道 2010 年的人口增长率_____%，出生率_____%。

7. 社区儿童计划免疫接种率_____%，加强免疫接种率_____%。

8. 居民应急知识知晓率_____%，居民应急技能掌握率_____%（本题由其他调查获得数据）。

9. 居民对卫生应急的态度　①积极应对　②一般　③逃避

10. 对发生过的突发公共卫生事件的心理反应　①平淡　②一般　③恐慌

## 二、社区突发公共卫生事件发生情况

1. 近 5 年本社区传染病事件发生例数_____例，发生总人数_____人。

2. 近 5 年本社区群体性不明原因疾病例数_____例，发生总人数_____人。

3. 近 5 年本社区重大食物中毒事件发生例数_____例，发生总人数_____人。

4. 近 5 年本社区职业中毒事件发生例数_____例，发生总人数_____人。

5. 近 5 年本社区其他严重影响公众健康的事件发生例数_____例，发生总人数_____人。

## 三、社区环境因素情况

1. 社区人均住房面积_____$m^2$。

2. 家庭饮水主要类型　①自来水　②桶装水　③井水　④其他

3. 家庭使用厕所类型　①室内厕所　②室外厕所　③公共厕所

4. 2010 年，社区人均 GDP_____元。

5. 2010 年，本社区的恩格尔系数_____。

6. 2010 年，本社区的尼基系数_____。

7. 2010 年，人均财政收入_____元。

8. 2010 年，当地年人均公共卫生事业拨款_____元。

9. 居民医疗保险参保比例_____%。

10. 本社区交通便利情况 ①便利 ②一般 ③不便利

11. 人均道路面积_____m²/人。

12. 社区卫生机构数量_____家。

13. 学校数目_____所。

14. 社区老人院数目_____所。

15. 街道办或居委有否建立卫生监督机构、疾病控制机构？ ①有 ②无

## 四、管理因素

1. 社区是否建立了突发公共卫生事件工作网络 ①有 ②无

2. 社区有网络机构人员名单和通讯方式 ①有 ②无

3. 去年，本社区内突发公共卫生事件瞒报_____例、漏报_____例、谎报_____例。

4. 去年发生的突发公共卫生事件中，有_____例未进行调查处理。

5. 去年突发公共卫生事件处置不当造成社会影响情况 ①无处理不当 ②有处理不当造成的社会影响 ①没有影响 ②小 ③中 ④大

6. 社区行政管理人员风险意识状况 ①强 ②中 ③弱

7. 社区医护人员风险意识状况 ①强 ②中 ③弱

## 五、社区卫生应急机构与制度

1. 社区是否建立应急领导机构 ①有 ②无

2. 社区有否设立应急相关工作组 ①综合协调组 ②应对防治组 ③宣传动员组 ④后勤保障组 ⑤没有建立任何工作组

3. 社区内是否有专门的应急日常管理机构 ①有 ②无

（1）如有，卫生应急部门为 ①独立设置 ②挂靠：（挂靠部门为_____）

（2）卫生应急部门的工作职责中是否还包括某些疾病的日常管理（如鼠疫、SARS、禽流感等） ①是，请列出_____②否

（3）卫生应急部门是否有独立的办公用房：①有 ②无

4. 有否社区应急技术部门 ①有 ②无

5. 社区应急管理制度是否健全 ①健全 ②部分健全 ③完全不健全

## 六、社区卫生应急队伍

1. 有否配备社区应急专业队伍 ①有 ②无

如成立，队伍共有_____支，共_____人，

（1）社区卫生应急队伍的平均工作年限为：_____年；

（2）社区卫生应急队伍中，本科以上学历_____人，大专学历_____人，大专_____人；

（3）社区卫生应急队伍中，长期借调（借调时间≥6月）的工作人员_____人。

（4）配置的社区应急专业队伍包括：

①医疗救治应急队伍：_____支_____人；

②传染病类突发事件应急队伍：_____支_____人；

③职业中毒和化学中毒事件应急队伍：_____支_____人；

④食物中毒事件应急队伍：_____支_____人；

⑤核和辐射事件应急队伍：_____支_____人；

⑥救灾防病应急队伍：_____支_____人；

⑦其他队伍：_____支_____人。

2. 社区应急专业队伍运作情况

①每月组织活动一次　②2～6个月组织活动一次　③6～12个月组织活动一次　④1～2年组织活动一次　⑤2年以上组织活动一次

3. 所在社区卫生服务机构的卫生技术人员_____人，其中注册公共卫生医师_____人，注册护士_____人，心理咨询师_____人。

4. 有否建立社区应急志愿者组织　①有　②无

5. 社区应急志愿者组织运作情况　①每月组织活动　②2～6个月组织活动一次　③6～12个月组织活动一次　④1～2年组织活动一次　⑤2年以上组织活动一次

6. 社区应急队伍培训频率　①半年一次培训　②每年一次　③每2年一次　④2年以上一次

7. 2010 年，本社区应急队伍培训累计_____个班次，共培训了_____天；培训了_____人。

8. 社区应急队伍培训比例　①76％～100％　②51％～75％　③26％～50％　④0～25％

9. 社区应急队伍的应急知识水平　　　　①好　　②中　　　③差

10. 社区应急队伍的应急态度　　　　　①好　　②中　　　③差

11. 社区应急队伍的应急技能水平　　　①好　　②中　　　③差

12. 社区医护人员的应急知识水平　　　①好　　②中　　　③差

13. 社区医护人员的应急态度　　　　　①好　　②中　　　③差

14. 社区医护人员的应急技能水平　　　①好　　②中　　　③差

15. 社区行政管理人员的应急知识水平　①好　　②中　　　③差

16. 社区行政管理人员的应急态度　　　①好　　②中　　　③差

17. 社区行政管理人员的应急技能水平　①好　　②中　　　③差

## 七、社区卫生应急物资储备能力

1. 本社区是否有卫生应急物资实物储备　①无　②有

（1）如有，请列出本级卫生应急物资的主要储备地点：
①本单位仓库储备　②委托疾控机构储备　③外租仓库储备　④其他_____

（2）本社区卫生应急队伍是否有统一的卫生应急服装：①无　②有

如有，款式为：①卫生部指定款式，已装备_____套
②本省自行设计，已装备_____套

（3）是否参照原卫生部下发的指导目录对卫生应急队伍进行装备：①否　②是
如是，则现有的装备情况：①基本满足需要　②无法满足需要

2. 有专门的机构或个体负责紧急情况下调用物资的筹备？①否　②是

3. 2010 年，本社区应急物资储备_____种，价值总量_____万元。

4. 本社区内有应急避难场所数目_____个。

5. 本社区的应急避难场总面积_____m²。

6. 有否制订了各种突发事件应急避难场所清单　①无　②有

7. 显著位置张贴避难场所地图和标识　①无　②有

8. 社区卫生服务机构内设置了应急床位数_____张。

9. 本社区或者社区卫生服务机构有急救车辆_____辆。

10. 拥有家庭救护包的比例（本题由其他调查获得数据）①0～25％　②26％～50％
③51％～75％　④76％～100％

11. 社区有否应急物资保障制度　①无　②有

12. 社区有否应急物资管理制度　①无　②有

13. 是否定期对储备的应急物资进行检测和更新　①无　②有

14. 是否建立了突发事件应急物资紧急调用制度　①无　②有

15. 本社区的应急物资紧急调用流程是否流畅　①不流畅　②一般　③流畅

16. 卫生保健设施与服务状况　①差　②良好　③很好

17. 是否有突发公共卫生事件专项基金　①无　②有

18. 是否制订了应急储备资金紧急调用程序　①无　②有

## 八、社区卫生应急预防、准备

1. 是否制订了突发公共卫生事件应急总体预案　①无　②有

2. 制订了以下哪些公共卫生事件应急专项预案（多选）①传染病疫情　②
新发传染病/群体性不明原因传染病　③食源性疾病爆发　④职业中毒　⑤医源

性感染爆发　⑥群体性预防接种异常反应　⑦灾害事故　⑧生物/化学恐怖　⑨其他

3. 是否有针对当地脆弱群体的应急预案　①没有　②有

4. 是否有定期修订应急预案　①没有　②有

5. 应急预案的科学性如何　①不科学　②一般　③很科学

6. 应急预案的可行性如何　①不可行　②一般　③很可行

7. 应急预案的实用性如何　①不实用　②一般　③很实用

8. 有否建立了社区卫生应急档案　①没有　②有

9. 社区卫生应急档案管理情况　①不规范　②规范

10. 对社区居民进行卫生应急培训频率　①2年以上一次　②每2年一次　③每年一次　④半年一次培训

11. 对居民开展社区卫生应急专项宣传频率　①1年以上一次　②每1年内一次　③每半年内一次　④每月一次培训

12. 是否编写或制作了公众应对宣传手册或宣传短片　①没有　②有

13. 学校卫生应急教育频率　①1年以上一次　②每1年内一次　③每半年内一次　④每月一次培训

14. 学生对卫生应急知晓情况　①差　②中　③好

15. 工矿企业卫生应急教育频率　①1年以上一次　②每1年内一次　③每半年内一次　④每月一次培训

16. 社区卫生应急活动的公众参与度　①低　②中　③高

17. 全年公共场所消毒合格率　①0～50%　②51%～70%　③71%～90%　④91%～100%

18. 健康教育设施情况　①没有　②欠缺　③齐全

19. 全年新生儿疾病筛检率　①0～50%　②51%～70%　③71%～90%　④91%～100%

20. 全年妇女疾病筛检率　①0～50%　②51%～70%　③71%～90%　④91%～100%

21. 全年老人体检率　①0～50%　②51%～70%　③71%～90%　④91%～100%

22. 社区应急演练频次　①2年以上一次　②每2年一次　③每年一次　④半年一次

# 九、社区监测、预警

1. 社区突发公共卫生事件监测计划　①没有　②有

2. 社区突发公共卫生事件监测方案　①没有　②有

3. 社区内有卫生检测点_____个。

4. 社区突发公共卫生事件监测网络　①无　②不健全　③健全

5. 定期开展社区卫生诊断　①没有　②有

6. 向居民公布社区卫生诊断结果　①没有　②有

7. 社区内安装了突发公共卫生事件监测系统（网络直报系统）　①没有　②有

8. 社区内已开展卫生应急监测工作　①没有　②有

9. 社区卫生服务机构已开展预检分诊工作　①没有　②有

10. 学校与当地社区卫生服务机构建立学生缺课信息报告制度　①没有　②有

11. 社区是否有风险评估制度　①没有　②有

12. 过去一年，社区有否组织实施风险隐患排查　①没有　②有

13. 社区突发公共卫生事件报告及时性　①不及时　②及时

14. 卫生事件报告信息的准确率　①0～50%　②51%～70%　③71%～90%　④91%～100%

15. 重大危险源的报告系统健全情况　①没有该系统　②不健全　③健全

16. 对流动人口的管理能力　①根本不行　②勉强胜任　③基本胜任　④完全胜任

17. 本社区卫生监督人员数量_____人。

18. 有无全年预警信息发布制度　①没有　②有

19. 是否有突发公共卫生事件举报制度　①没有　②正在建立　③有

20. 信息网络健全程度　①没有信息网络　②不健全　③健全

21. 公共卫生场所卫生监测频率　①2个月以上一次　②一个月内一次　③2周内一次　④一周内一次　⑤每天一次

22. 饮用水源监测频率　①2个月以上一次　②一个月内一次　③2周内一次　④一周内一次　⑤每天一次

23. 食品卫生检测频率　①2个月以上一次　②1个月内一次　③2周内一次　④1周内一次　⑤每天一次

24. 卫生监督专项整治频率　①2年以上一次　②每2年一次　③每年一次　④半年一次

# 十、社区卫生应急协调、沟通

1. 建立社区协调、沟通机制　①没有　②有

2. 是否有突发公共卫生事件信息发布制度　①没有　②有

3. 是否制订了突发事件信息发布的标准　①没有　②有

4. 卫生服务机构与社区政府联系的紧密性　①不紧密　②一般　③很紧密

5. 社区医疗单位是否与上级部门建立协作沟通机制 ①没有 ②有

6. 社区医疗单位是否与农业部门建立了沟通机制 ①没有 ②有

7. 社区医疗单位是否与环保部门建立了沟通机制 ①没有 ②有

8. 社区医疗单位是否与商业部门建立了沟通机制 ①没有 ②有

9. 社区医疗单位是否与气象部门建立了沟通机制 ①没有 ②有

# 十一、社区卫生应急处置和协助处置

1. 社区是否有社区报警系统 ①没有 ②有

2. 社区是否有现场灾害评估机制 ①没有 ②有

3. 社区是否有应急指挥机制 ①没有 ②有

4. 是否建立或指定了专门医疗机构承担医疗救治工作 ①没有 ②有

5. 社区应急救援呼救响应时间？①25 分钟以上 ②15～25 分钟 ③10～15 分钟 ④0～10 分钟

6. 是否制订了突发事件病人转诊的实施办法 ①没有 ②有

7. 居民可动员参与程度 ①低 ②中 ③高

8. 社会卫生机构可动员参与程度 ①低 ②中 ③高

9. 居民自救能力 ①弱 ②中 ③强

10. 居民互救能力 ①弱 ②中 ③强

11. 居民救物能力 ①弱 ②中 ③强

12. 社区内有否组织疏散计划 ①没有 ②有

13. 有否制订组织各种事件的疏散流程或指引 ①没有 ②有

# 十二、社区卫生应急事后恢复

1. 是否指定了专门机构或成立工作小组负责事后评价工作 ①没有 ②有

2. 当地是否订定了突发事件事后评价的内容要求 ①没有 ②有

3. 有否制订恢复方案或流程 ①没有 ②有

4. 是否指定专门机构负责应急的补助和抚恤事宜 ①没有 ②有

5. 是否安排了专项资金用于应急的补助和抚恤 ①没有 ②有

6. 是否制订了应急工作致伤残或死亡人员补助和抚恤标准 ①没有 ②有

7. 居民社会保险参保率 ①0～50％ ②51％～70％ ③71％～90％ ④91％～100％

8. 居民商业保险参保率 ①10～30％ ②31％～60％ ③61％～90％ ④91％～100％

9. 是否指订专门机构负责事后受影响人群的心理咨询工作 ①没有 ②有

10. 是否制订了突发事件先进集体和个人表彰和奖励办法　①没有　②有
11. 是否制订了突发事件中出现失职、渎职行为处理办法　①没有　②有

审核人：_____填表日期：_____

# 附录 3D　社区管理人员卫生应急调查表

编号：

您好，首先感谢您抽空接受本问卷调查！

本调查旨在了解社区管理人员突发公共卫生事件健康素养的相关状况，为有关部门制订和实施基层卫生应急相关政策提供依据。故此，请您根据实际情况实事求是地回答所有问题。请填写相关的数据或在相应的选项处打"√"。本调查为匿名调查方式，非常感谢您的支持！

## 一、一般情况

1. 您现居住的街道名称　　　　市　　　区　　　街道　　　居委
2. 您的性别　①男　②女
3. 您的年龄　岁
4. 婚姻状况　①未婚　②已婚　③离婚　④其他
5. 您的最高学历/学位　①初中及以下　②中专（高中）　③大专　④本科　⑤硕士以上
6. 所学专业　①管理相关专业　②卫生相关专业　③其他
7. 您的职称　①初级　②中级　③高级
8. 行政级别　①科员或以下　②副科级干部　③科级干部　④副处级以上级别
9. 您已在街道或居委工作岗位　年。
10. 您在街道或居委负责的工作内容　①卫生专线　②民政专线　③城管　④其他

## 二、公共卫生知识水平与健康素养

1. 您了解突发公共卫生事件吗？（单选）
①完全知道　　②知道一些　　③听说过　　④完全不知道
2. 您了解国务院颁布的《突发公共卫生事件应急条例》吗？（单选）
①完全知道　　②知道一些　　③听说过　　④完全不知道
3. 您遇到过突发公共卫生事件发生吗？（单选）
①遇到过　　②没有遇到过　③不知道
4. 当您遇到不明原因传染病或疑似突发公共卫生事件发生时，主要向哪些

部门报告？（单选）

①完全知道　　②知道一点　　③不知道

5. 您知道常见的突发公共卫生事件的上报时限吗？

①不知道　　　②知道一点　　③完全知道

6. 您觉得突发公共卫生事件发生后，最迅速的报告方式是：（单选）

①电话上报　　②网络直报　　③磁盘上报　　④逐级上报　　　⑤不知道

7. 当遇到突发公共卫生事件时，您会（单选）

①自救　　　　②互救　　　　③逃生　　　　④不知道

8. 您知道我国紧急医疗救助电话号码是什么吗？（单选）

①110　　　②120　　　③119　　　④999　　⑤122　　⑥不知道

9. 您认为自己对现场救护知识的掌握情况如何（单选）

①很好地掌握了②掌握部分　　③有点了解　　④完全不懂

10. 您认为自己对突发公共卫生事件预防知识掌握情况如何：（单选）

①很好地掌握了②掌握部分　　③有点了解　　④完全不懂

11. 您知道社区突发公共卫生事件预警机制吗？

①知道　　　　②知道一些　　③仅听过　　　④完全不知道

12. 您曾经参加过关于突发事件防控相关的教育或培训（如讲座、咨询、宣传单和演练等）吗（单选）

①参加过　　　②没有参加过　　③不清楚

13. 您获得突发公共卫生事件防治知识的主要来源是？（多选）

①学校教育　　②自学　　　　③单位组织的讲座　④社区组织的健康教育

⑤媒体宣传　　⑥继续教育　　⑦工作实践经验积累　　　⑧其他：_____

14. 您认为突发公共卫生事件的防治需要社区居民的参与吗？（单选）

①需要　　　　②不需要　　　③不知道

15. 您觉得"随地吐痰"是不卫生的行为吗？（单选）

①是　　　　　②不是　　　　③不知道

16. 您觉得"乱扔垃圾"是不卫生的行为吗？（单选）

①是　　　　　②不是　　　　③不知道

17. 您是否需要突发公共卫生事件防控方面的免费培训？（单选）

①需要　　　　②没有所谓　　③不需要

18. 您认为应该对公民进行旨在增强公共卫生意识的教育吗？（单选）

①应该　　　　②不应该　　　③不知道

19. 您觉得自己最需要培训的突发公共卫生事件内容是：（单选）

①重大传染病疫情的防控知识　　　②食物中毒和职业中毒的防控知识

③其他突发公共卫生事件的防控知识　④现场救护的知识

⑤卫生应急管理的知识　　　　　　　⑥其他

20. 对社区居民开展突发公共卫生事件教育，您觉得用哪种培训方式最适合：（多选）

①讲座　　　　②义诊咨询　　　　③发宣传单　　　　④张贴宣传画
⑤播放录像或广播　　　　⑥网络媒体　　　　⑦其他

# 三、对社区突发公共卫生事件风险的认知

1. 您知道什么是风险管理吗？
①不知道　　　　②知道一点　　③完全知道
2. 您认为本社区/居委/村存在突发公共卫生事件发生的危险吗？（单选）
①绝对不可能　②不可能　　③可能会发生　　④会发生　　⑤肯定会发生
3. 您认为本社区/居委/村最常见的突发公共卫生事件是（单选）
①重大传染病疫情　②群体性不明原因疾病　③重大食物中毒和职业中毒
④其他严重影响公众健康的事件　⑤无突发公共卫生事件的风险　⑥不知道
4. 您认为本社区/居委/村发生以下突发公共卫生事件的可能性如何？（单选）
(1) 化学物中毒：①绝对不可能　②不可能　③可能会发生　④会发生　⑤肯定会发生
(2) 食物中毒：　①绝对不可能　②不可能　③可能会发生　④会发生　⑤肯定会发生
(3) 放射性事故：①绝对不可能　②不可能　③可能会发生　④会发生　⑤肯定会发生
(4) 环境污染事件：①绝对不可能　②不可能　③可能会发生　④会发生　⑤肯定会发生
(5) 人畜共患病：①绝对不可能　②不可能　③可能会发生　④会发生　⑤肯定会发生
(6) 流行性感冒：①绝对不可能　②不可能　③可能会发生　④会发生　⑤肯定会发生
(7) 霍乱：　　　①绝对不可能　②不可能　③可能会发生　④会发生　⑤肯定会发生
(8) 伤寒：　　　①绝对不可能　②不可能　③可能会发生　④会发生　⑤肯定会发生
(9) 流脑：　　　①绝对不可能　②不可能　③可能会发生　④会发生　⑤肯定会发生
(10) 乙脑：　　　①绝对不可能　②不可能　③可能会发生　④会发生　⑤肯定会发生
(11) SARS：　　①绝对不可能　②不可能　③可能会发生　④会发生　⑤肯定会发生
(12) 鼠疫：　　　①绝对不可能　②不可能　③可能会发生　④会发生　⑤肯定会发生
(13) 炭疽：　　　①绝对不可能　②不可能　③可能会发生　④会发生　⑤肯定会发生
(14) 艾滋病：　　①绝对不可能　②不可能　③可能会发生　④会发生　⑤肯定会发生
(15) 不明原因传染病　①绝对不可能　②不可能　③可能会发生　④会发生　⑤肯定会发生
(16) 其他传染病　①绝对不可能　②不可能　③可能会发生　④会发生　⑤肯定会发生

# 四、对社区突发公共卫生事件处理的评价

1. 您认为您工作所在的社区处理突发公共卫生事件的能力如何？（单选）

①弱　　②一般　　③强　　④不知道

2. 您认为本社区/居委/村应对以下突发公共卫生事件的能力如何？

（1）不明原因重大群体性疾病：①弱　　②一般　　③强　　④不知道

（2）重大传染病：　　　　　　①弱　　②一般　　③强　　④不知道

（3）食物中毒：　　　　　　　①弱　　②一般　　③强　　④不知道

（4）职业中毒：　　　　　　　①弱　　②一般　　③强　　④不知道

（5）其他伤害事件：　　　　　①弱　　②一般　　③强　　④不知道

3. 您认为本社区/居委/村能同时应对_____起突发公共卫生事件疫情？

4. 在过去的五年，您知道本地区（社区）/居委/村共发生多少起突发公共
卫生事件吗？

①共　　起　　　②不知道

5. 您知道本街道办或居委有突发公共卫生事件应急预案吗？

①有　　　　　②无　　　　③不知道

6. 本社区/居委/村是否有突发公共卫生事件专项预案？

①有　　　　　②无　　　　③不知道

7. 您觉得本社区/居委/村的突发公共卫生事件的预案作用如何？

①具有可操作性　　②具有指导性　　　③作用不大　　　④不知道

8. 您知道本社区/居委/村有应急避难场所吗？

①有　　　　　②无　　　　③不知道

9. 您知道本社区/居委/村有社区应急志愿者组织吗？

①有　　　　　②无　　　　③不知道

10. 您知道在过去的 5 年里面，本社区/居委/村开展过多少次应急演练？

①每年一次　②两年一次　③三年以上一次　④从来没有开展过应急演练
⑤不知道

11. 您认为本社区/居委/村对风险管理的意识如何？（单选）

①弱　　　　　②一般　　　③强　　　　　④不知道

12. 您认为本社区/居委/村的突发公共卫生事件应急管理体系如何？

①不了解　　②不完善　　③较完善　　④很完善

13. 您认为本社区/居委/村对疫情报告和检测情况如何？

①不了解　　②不完善　　③较完善　　④很完善

14. 您认为本社区/居委/村管理部门与医疗卫生部门、疾控部门、公安部门
及信工部门应对突发事件的协作性如何？

①不了解　　②协作性弱　③协作性一般　④协作性强

15. 您认为本社区/居委/村突发事件的管理中存在的主要问题是：（多选）

①缺乏相关教育　　　②缺乏预备队伍　　③全员缺乏危机意识
④缺乏资金或物资储备　⑤领导缺乏意识　　⑥无相关的预案

⑦其他_____

16. 您认为影响本社区/居委/村应对突发公共卫生事件能力的主要原因是：
（多选）

①政府管理水平不够　　②上级部门指导不足　　③社区医护人员人手不够

④技术水平不够

⑤缺乏资金或物资储备　⑥社区居民素质不高　　⑦社区的健康教育不足

⑧其他原因_____

17. 您认为本社区/居委/村对突发公共卫生事件的宣传力度如何？（单选）

①差　　　②不够　　　③足够　　　④不知道

18. 您认为本社区对社区/居委/村居民开展突发公共卫生事件的健康教育情
况如何？（单选）

①差　　　②不够　　　③足够　　　④不知道


**非常感谢您的合作！**

填写日期：20 　年　　　月　　　日

# 附录3E 社区医护人员卫生应急评价问卷

编号：

您好，首先感谢您在百忙中抽空填写本问卷！

本调查旨在了解本地社区医疗机构医务人员对突发公共卫生事件的相关状况，为政府部门制订和实施基层卫生应急相关政策提供依据。故此，请您根据你们的实际情况实事求是地填写所有内容。请填写相关的数据或在相应的选项处打"√"。本调查为匿名调查方式，非常感谢您的支持！

## 一、一般情况

1. 社区医疗机构名称
2. 您的性别　①男　②女
3. 您的年龄　岁
4. 从事社区卫生服务工作　年
5. 您的最高学历/学位　①初中及以下　②中专（高中）　③大专　④本科　⑤硕士　⑥博士
6. 您的职称　①无职称　②初级　③中级　④副高　⑤正高
7. 您的职务是　①社区卫生服务中心（站）负责人　②科室负责人　③普通职工　④其他_____
8. 您在学校学的专业　①临床医学专业　②预防医学专业　③检验专业　④护理专业　⑤影像专业　⑥口腔医学专业　⑦其他专业_____
9. 您现在的工作类别　①全科医师　②公共卫生医师　③护士　④其他卫生技术相关工作
10. 您的健康状况　①健康　②一般　③不健康

## 二、对突发公共卫生事件风险认知情况

1. 您认为本社区最常见的突发公共卫生事件是（只选一项）
①重大传染病疫情　②群体性不明原因疾病　③重大食物中毒和职业中毒
④其他严重影响公众健康的事件　⑤无突发公共卫生事件的风险
2. 您认为本社区最常见的传染病疫情是（只选一项）　①消化道传染病　②呼吸道传染病　③性及血源性传染病　④自然疫源性传染病　⑤其他_____
3. 您认为本社区发生以下突发公共卫生事件的可能性如何？

（1）化学物中毒①绝对不可能　②不可能　③可能会发生　④会发生　⑤肯定会发生

（2）食物中毒　①绝对不可能　②不可能　③可能会发生　④会发生　⑤肯定会发生

（3）放射性事故①绝对不可能　②不可能　③可能会发生　④会发生　⑤肯定会发生

（4）环境污染事件①绝对不可能　②不可能　③可能会发生　④会发生　⑤肯定会发生

（5）核电站事故①绝对不可能　②不可能　③可能会发生　④会发生　⑤肯定会发生

（6）人畜共患病①绝对不可能　②不可能　③可能会发生　④会发生　⑤肯定会发生

（7）流行性感冒①绝对不可能　②不可能　③可能会发生　④会发生　⑤肯定会发生

（8）霍乱　　　①绝对不可能　②不可能　③可能会发生　④会发生　⑤肯定会发生

（9）伤寒　　　①绝对不可能　②不可能　③可能会发生　④会发生　⑤肯定会发生

（10）禽流感　　①绝对不可能　②不可能　③可能会发生　④会发生　⑤肯定会发生

（11）流行性脑脊髓膜炎　　　①绝对不可能　②不可能　③可能会发生　④会发生　⑤肯定会发生

（12）流行性乙型脑炎　　　①绝对不可能　②不可能　③可能会发生　④会发生　⑤肯定会发生

（13）SARS　　　①绝对不可能　②不可能　③可能会发生　④会发生　⑤肯定会发生

（14）鼠疫　　　①绝对不可能　②不可能　③可能会发生　④会发生　⑤肯定会发生

（15）炭疽　　　①绝对不可能　②不可能　③可能会发生　④会发生　⑤肯定会发生

（16）获得性免疫缺陷综合征　　　①绝对不可能　②不可能　③可能会发生　④会发生　⑤肯定会发生

（17）不明原因传染病　①绝对不可能　②不可能　③可能会发生　④会发生　⑤肯定会发生

（18）其他传染病　①绝对不可能　②不可能　③可能会发生　④会发生　⑤肯定会发生

# 三、对突发公共卫生事件知晓与应急能力评价

1. 您对国务院颁布的《突发公共卫生事件应急条例》的知晓情况如何？
①不知道　②知道一点　③完全知道

2. 请问您知道什么叫风险管理吗？
①不知道　②知道一点　③完全知道

3. 您知道如何诊断/判断常见的突发公共卫生事件吗？
①不知道　②知道一点　③完全知道

4. 当您遇到不明原因传染病或疑似突发公共卫生事件发生时，主要向哪些部门报告？
①不知道　②知道一点　③完全知道

5. 您知道常见的突发公共卫生事件的上报时限吗？①不知道　②知道一点　③完全知道

6. 您觉得突发公共卫生事件发生后，最迅速的报告方式是（单选）
①电话上报　②网络直报　③磁盘上报　④逐级上报　⑤不知道

7. 当遇到突发公共卫生事件时，你会（可多选）
①自救　　　②互救　　　③逃生　　　　　④不知道

8. 您觉得自己对以下突发公共卫生事件内容的掌握情况如何：
（1）突发公共卫生事件现场急救知识
①很好地掌握了　②掌握部分　③有点了解　④完全不懂
（2）突发公共卫生事件预防知识
①很好地掌握了　②掌握部分　③有点了解　④完全不懂
（3）流行病学调查知识
①很好地掌握了　②掌握部分　③有点了解　④完全不懂
（4）突发公共卫生事件风险管理知识
①很好地掌握了　②掌握部分　③有点了解　④完全不懂
（5）突发公共卫生事件的监测知识
①很好地掌握了　②掌握部分　③有点了解　④完全不懂
（6）突发公共卫生事件预案制订知识
①很好地掌握了　②掌握部分　③有点了解　④完全不懂
（7）突发公共卫生事件媒体沟通知识
①很好地掌握了　②掌握部分　③有点了解　④完全不懂
（8）进行卫生应急健康教育的方法
①很好地掌握了　②掌握部分　③有点了解　④完全不懂
（9）灾后心理危机干预知识

①很好地掌握了　②掌握部分　③有点了解　④完全不懂

9. 近 3 年，您参加过多少次突发公共卫生事件现场处理工作？

①没有参加过　　②1～2 次　　　　③3～5 次　　　　④6～10 次

⑤＞10 次

10. 对社区居民开展突发公共卫生事件健康教育的能力如何？　①弱　②一般　③强

11. 对突发公共卫生事件调查能力　　①弱　②一般　③强

12. 突发公共卫生事件现场救护能力　①弱　②一般　③强

13. 灾后心理危机干预能力　　　　　①弱　②一般　③强

14. 您觉得自己的沟通协调能力如何　①弱　②一般　③强

15. 您觉得自己在社区范围内处理突发公共卫生事件的能力如何　①弱　②一般　③强

16. 您认为医院、中心（站）医护人员应对突发公共卫生事件时应具备的素质包括（多选）①知识面宽　②应变力强　③反应快　④思维敏捷　⑤良好的心理素质　⑥良好的医德　⑦其他_____

17. 您觉得自己在应对突发公共卫生事件中，最缺乏的知识或技能是？（单选）　①突发公共卫生事件急救知识　②风险管理知识　③突发公共卫生事件流行病学知识　④突发公共卫生事件预防知识　⑤突发公共卫生事件监测知识　⑥预警知识　⑦预案制订知识　⑧媒体沟通知识　⑨其他知识_____

18. 是否参与过突发公共卫生事件处置　①从未参与过　②参与过 1 次　③参与过 2 次　④参与过 3 次　②参与 4 次

# 四、卫生应急培训情况

1. 您工作以来是否参加过卫生应急有关的培训班？

①每年都参加培训　②2～5 年参加 1 次培训　③5 年以上参加 1 次培训

④从来没有参加过培训

2. 您获得突发公共卫生事件防治知识的主要来源是？（多选）

①学校教育　②自学　　　③单位组织的讲座

④媒体宣传　⑤继续教育　⑥工作实践经验积累　⑦其他_____

3. 您觉得自己需要培训的内容是？（多选）

①规章制度、法律法规、职责　②急救常规　③自我防护知识

④突发公共卫生事件流行病学调查知识　　　⑤风险管理知识

⑥检测和预警　　　　　⑦预案制订　　　⑧媒体沟通知识

⑨其他知识：_____

4. 您认为在应对社区突发公共卫生事件时，以下哪类人最需要培训？（单选）

①所有医务人员　②传染病相关医护人员　　　③职业病相关医护人员

④急诊医生　　　⑤疾病控制机构工作人员　　　⑥其他人员：＿＿＿＿＿＿

5. 对于社区突发公共卫生事件相关培训，您觉得哪种培训方式最适合？（单选）

①脱产系统学习　②学术讲座　　　　　　③案例分析与讨论

④实战演练　　　⑤模拟演练（桌面推演）⑥远程教学

⑦其他人员：＿＿＿＿＿＿

## 非常感谢您的合作！

调查员：

填写日期：20　年　月　日

# 附录 3F　社区居民突发公共卫生事件健康素养调查问卷

编号：

您好，首先感谢您抽空接受本问卷调查！

本调查旨在了解社区居民突发公共卫生事件健康素养的相关状况，为有关部门制订和实施基层卫生应急相关政策提供依据。故此，请您根据实际情况实事求是地回答所有问题。请填写相关的数据或在相应的选项处打"√"。本调查为匿名调查方式，非常感谢您的支持！

## 一、一般情况

1. 您现居住的街道名称　　　市　　　区（镇）　　　街道（村）
2. 您的性别　①男　②女
3. 您的年龄　岁
4. 您的最高学历/学位　①初中及以下　②中专（高中）　③大专　④本科　⑤硕士以上
5. 您的职业　①事业单位干部　②企业（公司）管理者　③个人经营者　④技术人员　⑤工人　⑥农民　⑦学生　⑧退休　⑨无业　⑩其他：＿＿＿＿＿＿
6. 你家现有　人一起居住
7. 您在本街道（村）已经居住了　年

## 二、公共卫生知识水平与健康素养

1. 您了解突发公共卫生事件吗？（单选）
①完全知道　　②知道一些　　③听说过　　④完全不知道
2. 您了解国务院颁布的《突发公共卫生事件应急条例》吗？（单选）
①完全知道　　②知道一些　　③听说过　　④完全不知道
3. 您所居住的社区曾经发生过突发公共卫生事件吗？（单选）
①发生过　　②没有发生过　　③不知道
4. 您遇到过突发公共卫生事件发生吗？（单选）
①遇到过　　②没有遇到过　　③不知道
5. 当您遇到不明原因传染病或疑似突发公共卫生事件发生时，主要向哪些部门报告？（单选）

①完全知道　　　②知道一点　　　③不知道

6. 当您遇到健康问题时，您首选去哪里看病？（单选）

①社区卫生服务中心（站）　　②区医院　　　③市级以上的医院

④专科医院　　　⑤无所谓

7. 当遇到突发公共卫生事件时，您会（单选）

①自救　　　②互救　　　③逃生　　　④不知道

8. 您遇到突发公共卫生事件时，应该首先拨打以下哪个求救电话？（单选）

①110　　②120　　③119　　④999　　⑤122　　⑥不知道

9. 您认为自己对现场救护知识的掌握情况如何（单选）

①很好地掌握了　　②掌握部分　　　③有点了解　　④完全不懂

10. 您认为自己对突发公共卫生事件预防知识掌握情况如何（单选）

①很好地掌握了　　②掌握部分　　　③有点了解　　④完全不懂

11. 您曾经参加过与突发事件防控相关的健康教育（如讲座、咨询、宣传单和演练等）吗？（单选）

①参加过　　　②没有参加过　　　③不知道

12. 您获得突发公共卫生事件防治知识的主要来源是？（多选）

①学校教育　②自学　　③单位组织的讲座　　　④社区组织的健康教育

⑤媒体宣传　⑥继续教育　⑦工作实践经验积累　　　⑧其他：＿＿＿＿＿＿

13. 您认为突发公共卫生事件的防治需要社区居民的参与吗？（单选）

①需要　　　②不需要　　　③不知道

14. 您觉得"随地吐痰"是不卫生的行为吗？（单选）

①是　　　②不是　　　③不知道

15. 您觉得"乱扔垃圾"是不卫生的行为吗？（单选）

①是　　　②不是　　　③不知道

16. 您是否需要突发公共卫生事件防控方面的免费培训（单选）

①需要　　　②没有所谓　　　③不需要

17. 您认为应该对公民进行公共卫生意识的教育？（单选）

①应该　　　②不应该　　　③不知道

## 三、对社区突发公共卫生事件处理的评价

1. 您认为您居住的社区处理突发公共卫生事件的能力如何？（单选）

①弱　　②一般　　③强　　④不知道

2. 您认为本社区对风险管理的意识如何？（单选）

①弱　　②一般　　③强　　④不知道

3. 您认为本社区突发事件的管理中存在的主要问题是：（多选）

①缺乏相关教育　　②缺乏预备队伍　　③全员缺乏危机意识

④缺乏物资储备　　⑤领导缺乏意识　　⑥无相关的预案　　⑦其他_____

4. 您认为影响本社区应对突发公共卫生事件能力的主要原因（多选）

①政府管理水平不够　　②上级部门指导不足　　③社区医护人员人手不够

④技术水平不够　　　　⑤缺乏物资储备　　　　⑥社区居民素质不高

⑦社区的健康教育不足　　⑧其他原因

5. 您认为本社区对突发公共卫生事件的宣传力度如何？（单选）

①差　　②不够　　③足够　　④不知道

6. 您认为本社区对社区居民开展突发公共卫生事件的健康教育情况如何？
（单选）

①差　　②不够　　③足够　　④不知道

# 四、对社区突发公共卫生事件风险的认知

1. 您认为本社区存在突发公共卫生事件发生的危险吗？（单选）

①绝对不可能　　②不可能　　③可能会发生　　④会发生　　⑤肯定会发生

2. 您认为本社区最常见的突发公共卫生事件是：（单选）

①重大传染病疫情　　②群体性不明原因疾病　　③重大食物中毒和职业中毒

④其他严重影响公众健康的事件　　⑤无突发公共卫生事件的风险　　⑥不知道

3. 您认为本社区发生以下突发公共卫生事件的可能性如何？（单选）

（1）化学物中毒　　①绝对不可能　　②不可能　　③可能会发生　　④会发生
　　　　⑤肯定会发生

（2）食物中毒　　　①绝对不可能　　②不可能　　③可能会发生　　④会发生
　　　　⑤肯定会发生

（3）放射性事故　　①绝对不可能　　②不可能　　③可能会发生　　④会发生
　　　　⑤肯定会发生

（4）环境污染事件①绝对不可能　　②不可能　　③可能会发生　　④会发生
　　　　⑤肯定会发生

（5）人畜共患病　　①绝对不可能　　②不可能　　③可能会发生　　④会发生
　　　　⑤肯定会发生

（6）流行性感冒　　①绝对不可能　　②不可能　　③可能会发生　　④会发生
　　　　⑤肯定会发生

（7）霍乱　　　　　①绝对不可能　　②不可能　　③可能会发生　　④会发生
　　　　⑤肯定会发生

（8）伤寒　　　　　①绝对不可能　　②不可能　　③可能会发生　　④会发生
　　　　⑤肯定会发生

（9）流行性脑脊髓膜炎　①绝对不可能　②不可能　③可能会发生　④会发生　⑤肯定会发生

（10）流行性乙型脑炎　①绝对不可能　②不可能　③可能会发生　④会发生　⑤肯定会发生

（11）SARS　　①绝对不可能　②不可能　③可能会发生　④会发生　⑤肯定会发生

（12）鼠疫　　　①绝对不可能　②不可能　③可能会发生　④会发生　⑤肯定会发生

（13）炭疽　　　①绝对不可能　②不可能　③可能会发生　④会发生　⑤肯定会发生

（14）获得性免疫缺陷性综合证　①绝对不可能　②不可能　③可能会发生　④会发生　⑤肯定会发生

（15）不明原因传染病　①绝对不可能　②不可能　③可能会发生　④会发生　⑤肯定会发生

（16）其他传染病　①绝对不可能　②不可能　③可能会发生　④会发生　⑤肯定会发生

## 非常感谢您的合作！

调查员：

填写日期：20　年　月　日

# 附录 3G 访谈提纲

**1. 社区突发公共卫生事件脆弱性专家访谈提纲**

选取公共卫生领域有 10 年以上工作经验的资深专家进行访谈，访谈的内容包括以下几个方面：

(1) 您认为目前本地区的社区脆弱状况如何？主要的原因是什么？

(2) 您认为目前本地区的社区突发公共卫生事件的风险状况如何？

(3) 您认为目前本地区的社区对突发公共卫生事件的应对能力如何？

(4) 如何评价目前本地区的社区卫生应急管理工作？

(5) 对于本地区的社区卫生应急管理，目前最急需解决的问题是什么？有何应对策略？

(6) 目前，要有效开展社区卫生应急管理，您认为社区医疗机构的功能和配置应该如何？

(7) 社区医护人员应该具备怎样的卫生应急能力？

**2. 社区突发公共卫生事件脆弱性社区管理干部访谈提纲**

在社区脆弱性评估过程中，与社区相关负责人访谈，了解当前社区脆弱性情况，及基层卫生应急工作现状与建议，主要内容包括：

(1) 您认为本社区开展卫生应急管理能力如何？主要的问题是什么？

(2) 您是否听说过社区脆弱性评估？您如何理解社区的脆弱性？

(3) 本社区是否有定期开展社区突发公共卫生事件风险评估？

(4) 您认为目前本地区的社区突发公共卫生事件的风险状况如何？

(5) 您认为目前本地区的社区对突发公共卫生事件的应对能力如何？

(6) 目前，社区医疗机构要开展卫生应急工作，最缺什么？

(7) 您对于目前本地区的基层卫生应急工作有何意见或建议？

**3. 社区突发公共卫生事件脆弱性社区卫生技术人员访谈提纲**

在社区脆弱性评估过程中，与社区相关卫生技术人员访谈，了解当前社区脆弱性情况及基层卫生应急工作现状与建议，主要内容包括：

(1) 您认为本社区开展卫生应急管理能力如何？主要的问题是什么？

(2) 您是否听说过社区脆弱性评估？您如何理解社区的脆弱性？

(3) 本社区是否有定期开展社区突发公共卫生事件风险评估？

(4) 您认为目前本地区的社区突发公共卫生事件的风险状况如何？

(5) 您认为目前本地区的社区对突发公共卫生事件的应对能力如何？

(6) 目前，社区医疗机构要开展卫生应急工作，最缺什么？

（7）您对于目前本地区的基层卫生应急工作有何意见或建议？

（8）社区医护人员应该具备怎样的卫生应急能力？您认为本社区的卫生技术人员是否具备了这些卫生应急能力？

# 第4章 社区卫生服务机构应急能力评估研究

## 第一节 卫生应急能力评估概述

2003 年，SARS 的暴发暴露出我国卫生应急体系的严重不足，此后我国政府在卫生工作中多次提出要加强突发公共卫生事件应急体系建设。经过多年建设，已基本建成了自上而下的应急反应系统。完善突发公共卫生事件应急机制，提高卫生应急能力需要社会多部门建立有效的信息沟通，协调配合机制，形成包括政府、疾控中心、监督部门、医疗机构等的应急反应体系。这些机构的应急能力直接关系到整个事件的处置效果，如果想提高应急能力，首先要了解哪些能力是薄弱环节，有针对性地改善，因此要以客观、科学的能力评估工具为基础。如何建立科学、完整、真实，同时又具有代表性和可比性的应急能力评估指标体系成为近几年卫生应急工作中的一项重要研究内容。

## 一、基本概念

### （一）卫生应急

指在突发公共卫生事件发生前或出现后，采取相应的监测、预测、预警、储备等应急准备，以及现场处置等措施，及时对产生突发公共卫生事件的可能因素进行预防和对已出现的突发公共卫生事件进行控制；同时，对其他突发公共事件实施紧急的医疗卫生救援，以减少其对社会政治、经济、人民群众生命安全的危害。

### （二）能力

《现代汉语词典》第五版的解释为"能力是能胜任某项任务的主观条件"。

在心理学范畴将能力定义为能顺利而有效地完成某种活动所具备的一种个性心理特征，主要指的是个人的能力。

UNDP 的能力评价模型包括系统、组织和个体 3 个层次。系统层次包括政策、法律法规、管理或责任追究、资源及过程；组织层次包括职责和发展战略、文化和能力、过程、人力资源、财力资源、信息资源、基础设施；个体层次主要考虑个体工作要求、培训、个体职业经历、动机、个人价值观念和态度、与其他个体的关系等方面。

### （三）卫生应急能力

卫生应急能力指为了顺利完成突发公共卫生事件的监测、预警、储备、现场处置和其他突发公共事件的医疗卫生救援工作所必须具备的各种条件。

卫生应急能力是有效应对各类突发事件的基础，只有具有了能力，才能做出针对性的准备，具备了各种必备条件，才能有效应对。

### （四）能力评估

能力评估是指参照一定的标准，运用科学且可行的资料收集和传播的方法，对组成要素、投入、过程、效果等各维度进行的一种判断活动，目的是为组织未来的能力发展提供参考及策略计划。从本质上讲，应急能力评估就是依据一定的客观标准，通过各种测量和相关资料的收集，对评价对象的活动及其效果进行客观衡量和科学判定的系统过程，是对应急活动及其效果的价值判断。

应急能力评估更强调分析、论证和评估应急建设不足及由此产生的损失和伤害的可能性、影响范围、严重程度及应采取的对策措施等，其目的就是了解现状、发现存在问题和薄弱环节，提出改进的措施，使能力建设满足应急工作的需要，为推动应急能力的提高起到了关键作用。

## 二、历史沿革

### （一）国外研究进展

美国的应急能力研究起步较早，而且也取得了比较丰硕的成果。研究的评价工具如下。

1997 年 6 月由美国国家突发事件管理协会（NEMA）和联邦突发事件管理局（FEMA）联合研制的州突发事件应对能力评价工具（CAR），是评价州和区域突发事件应对能力的自评工具；包括立法与授权，风险识别和风险评价，风险缓解，资源管理，预案，指挥、控制和协调，沟通和预警，实施及步骤，后勤和设施，培训，演习、评价和校正，危机交流、公众教育和信息，财政和管理 13 项功能的评价。

美国联邦政府疾病预防控制中心为评价"生物恐怖的公共卫生准备和响应"情况，专门研制了一套用于评价州和地方公共卫生机构应对公共卫生威胁和突发事件能力的评价工具。根据州和地方公共卫生机构承担的职能不同，各包含 77 和 79 个评价指标。

美国联邦政府国家疾病预防控制中心评价生物性、化学性和放射性突发事件应急准备能力的评价工具，用于对系统综合能力和基本公共卫生服务功能进行评价。

美国州与地方流行病学家委员会根据 10 项基本公共卫生服务项目编制了一份专门用于评价从事流行病学工作人员的工作能力的评价工具，包括总体能力评价的 22 项指标和传染病、突发事件管理方面的流行病学能力评价的 86 个指标。

夏威夷卫生管理协会参照州突发事件准备状况能力评价工具（CAR）编制了一份用来评价医院突发事件应对能力的评价工具，包括 12 项危机管理功能。

2001 年 WHO 发布了《国家传染病监测应对体系评估方案（*Protocol for the Assessment of National Communicable Disease Surveillance and Response System*)》后，WHO 各成员国陆续开始传染病监测体系的评估，欧盟、美国、英国等先后开发出多个有关能力评估的工具。

日本、澳大利亚、加拿大等都进行了较多的应急能力研究工作，但大多都与灾害应对、公共安全联系在一起，单一考量突发公共卫生事件应急能力研究较少。

## （二）国内研究进展

我国有关应急能力评估最早起源于灾害事故的应急能力研究，而关于卫生应急能力的研究起步较晚，但近几年有关医疗卫生服务机构的应急能力的研究也很多。针对机构的评估，包括对各级综合医院、疾病预防控制中心、卫生监督机构的突发公共卫生事件应急能力的评估，主要都是采用自行设计的量表进行的。针对个人能力的评估包括对管理人员、医务人员等的评估。

### 1. 对机构或组织的能力评估

（1）对综合医院应急能力的评估：在突发公共卫生事件应对过程中，医院承担着监测预警、应急处置等多种职责，为降低突发公共卫生事件所致的各种影响起着重要作用。目前对各级医疗部门的能力研究开展较多。

2006 年李观明通过查阅文献资料、国家和广东省的有关规定，通过专家咨询法，建立应急能力评估指标体系。为保证问卷的内容效度，请相关的管理人员和专家进行审阅修改，形成最终问卷，调查广东省内县级以上综合医院的应急机制、突发公共卫生事件监测与预警、现场救援和医疗救治、应急保障、公众宣传和媒体沟通 5 个方面的状况。通过此次调查全面了解了广东省医疗机构突发公共卫生事件应急能力建设的现状，为加强和完善应急能力建设提供了参考依据。

2006 年，军事医学科学院博士研究生程红群根据 UNDP 能力概念模型，构建医院应急医学救援能力评估指标体系，从个体层次、实体层次到系统层次逐步分析。研究采用系统分析法对救援系统构成要素进行深入分析，将总体目标逐层分解，划分成若干子目标，结合文献资料分析优选法、自由访谈法初步确立了指标体系框架，经改良德尔菲法、层次分析进一步筛选评估指标，确定指标权重值后，构建了由组织管理、快速反应、救援技术、救援保障、野外生存 5 个一级指标、16 个二级指标组成的医院应急医学救援能力评估指标体系，并通过基于 Agent 的仿真模型进行典型事例分析，说明建立的指标体系具有较好的信度，既验证了评估体系的科学性、实用性，又完善了评估指标体系，使之适用于不同类型和等级医院应急医学救援能力的评估。

2009 年赵琦通过文献综述、专家咨询等定性研究的方式，构建系统评价我国突发公共卫生事件应急体系能力的评估框架和评估指标体系，并使用因子分析法建立了由应急因子、识别因子和保障因子组成的应急能力评估模型。采用自行开发和设计的、经过信度和效度评价的评估工具了解能力建设现状。构建的评估工具包括县级综合医院和乡镇卫生院两个不同层次。县级综合医院的评估工具（8 个维度）包括：①预案、规章制度、操作手册等文件；②监测与预警；③实验室检测；④应急队伍及专家库；⑤信息交流与发布、协调机制；⑥演练与培训；⑦应急处置能力；⑧储备。乡镇卫生院则着重评估基本卫生服务、监测与预警、实验室检测和应急能力四个方面。

（2）对疾病预防控制机构应急能力的评估：疾病预防控制机构作为公共卫生系统的重要部门，其应急能力建设也备受关注。山东大学博士研究生薄涛通过文献归纳法，根据突发公共卫生事件发生的特点和应对机制以及理论分析，运用系统论、复杂系统理论、鲁棒性理论等观点，将疾控机构应急能力分为预测预警能力、技术实施能力、资源储备能力、运行管理能力、获得外援能力等几个纬度层面，提出了对县级 CDC 突发公共卫生事件应急能力评价的指标构建设计方案。通过咨询专家 Delphi 与学习 AHP 层次分析法，确定了指标的权重，并构建评价模型，在此基础上通过实证分析对指标体系进行了验证，并进一步完善了评估指标体系。

段琼红等采用分层随机抽样的方法，应用统一的调查表进行半结构式访谈和问卷调查，重点从疫情的监测预警、疫情的应急处理等方面研究湖北省 4 市 4 县 4 乡镇基层 CDC 对突发公共卫生事件的应急能力，认为人才、装备、运行机制、疾控网络的完善是影响基层 CDC 应急能力的关键。

（3）对卫生监督机构应急能力的评估：卫生监督机构作为公共卫生系统的重要部门，经常出现在突发公共事件发生后的第一处置现场，医疗机构、疾病预防控制机构突发公共卫生事件应急处理各项措施落实情况，因此，其应急能力的高低也直接影响卫生应急工作的效率和效果。何晓燕等人根据"结构-过程-结果"模型，通过文献查阅、分析访谈、职能分析、专家访谈和德尔菲法，拟定指标并赋予权重，最终确定由结构、过程、结果 3 个一级指标和 20 个二级指标构成的应急能力评价指标体系，并对上海市某区卫生监督所53名在编职工和干部进行突发事件卫生监督应急能力的综合考评，寻找突发事件应急过程中的薄弱环节，发现存在的不足与问题，提出科学可行的对策与建议。

**2. 对个人能力的评估**

（1）对医务人员的应急能力评估：南方医科大学硕士研究生杨风通过文献分析、参考标准以及专家咨询的方法，初步拟订突发公共卫生事件医务人员应对能力评价指标体系的框架，通过两轮德尔菲法确定3个一级指标为基本概况、知识体系、实践和技能和19项二级指标及权重，并依此结果建立了突发公共卫生事件医务人员应对能力的线性模型。但此研究缺乏实证性，因此其信度和效度并未经过检验，难以保证其可靠性和实用性。另外，此研究是针对所有医务人员应急能力的评估，没有考虑各类人员的不同职责特征，因此也限制了该指标体系的推广和使用。

（2）对护理人员的应急能力评估：目前对于护理人员应急能力的研究较少，大多也以应急处置时的现场急救技术为主，而针对预防阶段和恢复重建阶段的能力研究基本还没有。

曾维等通过文献研究、专家咨询等方法，以社区公共卫生护理模式和健康促进模式为理论框架，采用自行设计并经过信度效度检验的问卷对深圳市福田区内35家社区健康服务中心的158名护士和其中30位社区健康服务中心主任进行社区护士公共卫生应急能力评价研究。评价内容包括个人一般情况、参加公共卫生知识培训情况、公共卫生护理工作内容、对知识掌握及应用能力的评价4个一级指标。通过研究发现社区护士在应对突发公共卫生事件时存在的问题，提出改进措施，促进基层卫生应急能力的提高。

我国有关卫生应急能力的研究主要集中在人力、物力资源较为丰富的地区及应对能力较强的省、市级医疗卫生机构，而专门针对社区这一基层单位的研究较少。目前关于乡镇卫生院的能力评估项目非常少，不能全面衡量这一机构的整体应急能力。随着社区卫生服务机构有关公共卫生的职能日益丰富，其卫生应急能力也亟待提升。

社区卫生服务机构作为卫生系统最基层单位，是城市突发公共卫生事件应急网络的网底，承担了社区居民的预防、保健、医疗、康复、健康教育和计划生育服务六项工作，对于任何的突发公共卫生事件，归结到最后落实还是在社区。正确处理好突发的公共卫生事件，是社区卫生工作的一项基本服务内容，也是保障居民健康的最直接手段。"关口"前移使得社区卫生服务机构在突发公共卫生事件特别是传染病事件的处置上，发挥了不可替代的作用。社区医师是突发公共卫生事件第一时间的接触者，对防止疫情扩散起到了关键作用。社区护士在协同医师管理、教育、追踪患者等方面也同样发挥着重要作用。国内外事故应急救援实践表明，事故发生后社区的快速响应是减轻事故后果、减少人员伤亡的关键因素。社区的健康和稳定是整个社会健康稳定的基石，因此社区卫生服务机构的卫生应急能力与整个突发公共卫生事件的处置效果和效率有直接关系。

# 三、主要内容

## （一）评估内容

社区卫生服务机构卫生应急能力评估内容包括组织管理体系、资源构成、预防与应急准备、监测预警、应急处置与救援、善后处理。

**1. 组织管理体系**　为健全卫生应急管理和指挥决策系统，要求乡镇、街道等基层医疗卫生机构有专人负责卫生应急工作。因此进行能力评估时要考察社区卫生服务中心是否专人负责卫生应急工作，工作人员是否熟知工作职责，工作记录是否完备，具体包括以下几个方面。

（1）领导组织：为了保证应急队伍调动，应急工作顺利进行，要求由主管院长或中心副主任以上职务人员担任本单位应急工作指挥人员。

（2）工作机构：成立突发事件卫生应急队伍和应急医疗救援队伍，应急队伍人员应职责分工明确，并有专人负责突发公共卫生事件上报工作。

（3）制度体系：社区卫生服务机构应制订本单位卫生应急处置流程，收集相关的技术方案或救治手册，种类与本单位基本职责相适应并能及时更新；制订有关卫生应急人员的管理制度，职责明确。制订有关物质储备、使用管理等相关制度；与街道办事处、社区居委会、驻区单位等建立沟通协调机制。

**2. 资源构成**

（1）人力资源：各类专业技术人员的数量、职称和工作年限；志愿者的数量和工作年限；各类人员对预案、制度、救治方案或手册的知晓情况及实际参加应急工作的次数。

（2）物质资源：按照国家卫生和计划生育委员会、发展改革委关于加快突发公共事件卫生应急体系建设和发展的指导意见的要求，建立健全各级医疗卫生机构应急物资如药品、疫苗、医疗卫生器材和设备等的实物储备或生产能力储备制度，提高卫生应急物资供应的时效性。

考察指标包括防护装备、设备器械、药品和耗材、培训器材、中毒和常见传染病的急救药品、消毒净化用品、生产商/供应商信息、物品储备清单、药品有效期的查验记录。

（3）信息资源：按照国家卫生和计划生育委员会关于开展国家卫生信息网络直报工作的通知要求，社区卫生服务机构应具备网络直报功能。网络直报率达100％。从2007年11月1日起，医疗机构（诊所和村卫生室除外）正式登陆国家卫生统计网络直报系统直报数据。国家卫生统计网络直报操作技术规范中对计算机和网络环境都有明确要求。为保证信息的有效性，并为社区诊断提供数据资料，应及时进行相关信息的收集整理。

主要考察指标：有用于信息上报的电脑、能保证信息上报网络畅通、有用于存储相关信息的存储设备、能及时进行相关信息的收集和整理。

### 3. 预防与应急准备

（1）培训演练：为了提高卫生应急现场处置能力，适应新的形势和需要，与相关部门保持良好的沟通协作机制，确保应急队伍能够快速到达现场，全面有效开展应急处置工作，应定期对卫生应急队伍进行培训和演练具体指标有培训的年平均次数、培训的考核合格率、演练的年平均次数。

（2）健康教育：制订卫生应急健康教育计划，有完整记录和总结评价。能利用媒体开展宣传、讲座，发放和张贴宣传资料，并对重点人群和重点场所开展有针对性的宣传教育。按照规定，社区卫生服务机构每年应发放不少于 12 种健康教育印刷材料，播放不少于 6 种的健康教育音像材料，组织不少于 9 次面向公众的健康教育咨询活动，举办不少于 12 次健康教育讲座，按照标准设置健康宣传栏且内容 2 个月更换 1 次。考察其中与卫生应急相关的健康教育情况。

（3）预防接种：包括预防接种程序规范、一类疫苗预防接种率、一类疫苗预防接种合格率、一类疫苗预防接种查漏补种工作情况。

（4）预案体系：国务院关于全面加强应急管理工作的意见中指出，各地区、各部门要根据《国家总体应急预案》，抓紧编制修订本地区、本行业和领域的各类预案。社区要针对群众生活中可能遇到的突发公共事件，制订操作性强的应急预案。各基层单位要根据实际情况制订和完善本单位预案，明确各类突发公共事件的防范措施和处置程序，并能根据实际需要或按照上级要求进行更新。

### 4. 监测预警

（1）社区评估：能运用相关研究方法，根据大量的社区居民、环境、卫生服务等资料，确定本社区主要健康问题和可能遇到的突发公共事件以及如何采取措施解决这些问题。

（2）信息上报：首诊医师在诊疗过程中发现传染病患者及疑似患者后，按要求填写《中华人民共和国传染病报告卡》，并进行网络直报或通过电话、传真等方式报告，包括传染病、突发公共卫生事件、卫生监督协管信息、预防接种异常反应、突发事件紧急医疗救援信息及其他事件的报告。

（3）常见传染病症状监测：为了早期发现传染病患者，控制传染病疫情发展，应开展常见传染病症状（发热、腹泻等）监测。

（4）预检分诊：社区卫生服务中心、乡镇卫生院规范开展预检分诊工作，设立规范的发热门诊、肠道门诊（或合并为感染性疾病科），有效开展监测工作。

### 5. 应急处置与救援

（1）医学救治：包括对各种类型突发事件患者的先期救治及病情较重患者的

转诊。

（2）危险物的处理：对医疗废物处理规范化，隔离控制区内的生活垃圾和其他危险物。

（3）其他措施：包括对患者和密切接触者的管理、协助流行病学调查、疫点疫区规范化处理、应急接种和预防性服药、开展应急宣传教育。

**6. 善后处理**

（1）经验总结：突发公共卫生事件结束后，应组织相关人员对本单位突发公共卫生事件的处置情况进行总结，包括应急准备、应急处置及处置效果等方面。

（2）奖惩措施：突发公共卫生事件结束后，应对本单位参与应急工作的相关人员进行补助，对表现突出、贡献大的人员或部门进行奖励表彰；对存在渎职情况的人员进行相应惩罚。

### （二）评估方法

通过查阅其机构设置及职责分工等文件、查阅工作记录资料、现场考察等方式综合评估。

### （三）评估注意事项

1. 省市级卫生行政部门负责指导和管理所辖区内的社区卫生服务机构卫生应急能力评估工作。

2. 评估时间由区（县）级卫生行政部门统一安排。

3. 参与评估的人员应具备卫生应急工作经验，同时应参加统一培训，以保证评估结果真实可靠，同时具有可比性。

4. 评估的程序包括前期准备、现场实施和评估结果报告。由评估小组确定评估时间和评估对象，并通知被评对象准备相关材料；在拟定的时间对评估对象进行应急能力的评估；评估结束后由评估小组讨论后出具评估报告，应包括能力评估现状、得分、评估中发现的问题以及针对这些问题提出的建议。

5. 社区卫生服务机构在卫生行政部门的指导和帮助下提高卫生应急能力。

## 四、存在的问题及展望

我国在经历 2003 年 SARS 事件后，着力建立"横向到边，纵向到底"的突发公共卫生事件应急反应系统。现阶段应急体系建设思路清晰、方向明确，并取得了阶段性的成果，但是仍旧存在很多问题。

我国开展卫生应急能力建设与评价的研究相对较晚，而且多是根据组织或系统自身情况进行研究，未能建立统一的、标准的、全面的卫生应急反应能力评估指标体系。由于存在地域差别，全国各地经济状况差异较大，即使建立一个统一指标体系，在一定时期内用其衡量所有社区卫生服务机构的卫生应急能力也难以实现。

近年来，基层的卫生应急管理工作得到我国各级政府部门的重视，国家出台了一系列卫生应急管理的相关文件。2006 年 7 月 6 日，国务院发布的《国务院关于全面加强应急管理工作的意见》强调，要以社区、乡村、学校、企业等基层单位为重点，全面加强应急管理工作，充分发挥基层组织在应急管理中的作用。2006 年原卫生部（现称卫计委）组织制订了《突发公共卫生事件社区（乡镇）应急预案编制指南（试行）》，对指导和规范社区（乡镇）突发公共卫生事件的处理工作，提高基层卫生应急能力起到了指引作用。随后在 2007 年、2009 年国务院办公厅又下发相关文件，提出建立健全基层应急管理组织体系，加强综合应急能力建设。由此可见，我国政府对于提高突发事件应急反应能力十分重视。

各级医疗卫生机构的职责在国家卫生和计划生育委员会制订的相关文件中都有规定，即使目前不能做到，但是可以据此制订评估指标，以此促进医疗卫生机构卫生应急能力的提高。

目前对于卫生应急能力评估指标体系的研究越来越多，可以借鉴其他文献，综合运用德尔菲法、专家访谈、层次分析法等建立相应的指标体系，并确定权重系数，最后经过信度效度检验后建立起适用于我国现阶段各种医疗卫生机构的科学、统一的应急能力评估指标体系，使今后的应急能力评估具有统一的参照标准，也利于各地区进行卫生应急能力的横向比较。

# 第二节　社区卫生服务机构卫生应急能力评估技术

## 一、前言

### （一）依据

社区卫生服务机构卫生应急能力评估技术内容依据《中华人民共和国传染病防治法》《突发公共卫生事件应急条例》、国家卫生和计划生育委员会发布的《国家卫生应急综合示范县（市、区）创建工作指导方案》《全国疾病预防控制机构突发公共卫生事件应急工作规范》《国务院关于全面加强应急管理工作的意见》《城市社区卫生服务机构设置和编制标准指导意见》《国家卫生统计网络直报操作技术规范》《社区卫生服务机构绩效考核办法（试行）》《国家基本公共卫生服务规范（2011 年版）》《传染病防治日常卫生监督工作规范》《突发中毒事件医疗卫生应急人员防护导则》《卫生应急工作手册》编制。

### （二）目的及适用范围

全面、客观、科学、可行地评估社区卫生服务机构的卫生应急能力，针对不足及时采取措施优化资源配置、完善应急机制，提高社区卫生服务机构的卫生应急能力。社区卫生服务机构卫生应急能力评估技术适用于评估所有社区卫生服务机构的卫生应急能力。

## 二、评估管理

（一）为配合"卫生应急综合示范县（市、区）"创建工作，规范城市社区卫生服务机构卫生应急能力评估工作，提高评估工作质量，特总结了社区卫生服务机构卫生应急能力评估技术。

（二）评估技术中所称卫生应急能力评估，是指依据《城市社区卫生服务机构设置和编制标准指导意见》《社区卫生服务机构绩效考核办法（试行）》《国家基本公共卫生服务规范（2011 年版）》为准则，参考《国家卫生应急综合示范县（市、区）评估标准》、有关传染病和突发事件应对等的法律法规，对社区卫生服务机构的卫生应急工作进行检查和评价的活动。评估技术作为一种评价工具，主要用于卫生行政部门对所辖社区卫生服务机构进行的应急能力评估，也可用于社区卫生服务机构对本机构应急能力的检查。

（三）卫生应急能力评估的目标是促进卫生服务机构和人员遵循各种相关法律和规范，提高卫生应急工作质量，提升社区卫生服务机构对卫生应急工作的重视程度，充分发挥基层卫生服务机构的网底作用。

（四）社区卫生应急能力评估一般由区（县）级卫生行政部门应急管理人员实施，也可由多个社区卫生服务机构的应急负责人共同参与评估。

（五）参与评估的人员应具备卫生应急工作经验，同时应参加统一培训，以保证评估结果的真实可靠。

（六）社区卫生服务机构卫生应急能力评估的内容。

1. 卫生应急工作相关制度的制定和遵循情况。

2. 应急组织结构及运行机制的合理性。

3. 各类卫生应急资源的配置情况。

4. 应急准备、监测预警、应急处置、恢复重建工作开展的规范程度。

5. 应急工作结束后，社区卫生服务机构日常工作恢复情况。

（七）评估的程序包括前期准备、现场实施和评估结果报告。评估可以运用现场访谈、查阅记录资料等方法。

（八）评估的结果包括优、良、中和差。

（九）卫生应急能力评估结果可以作为卫生应急工作绩效考核的参考依据。

## 三、评估流程（图 4-1）

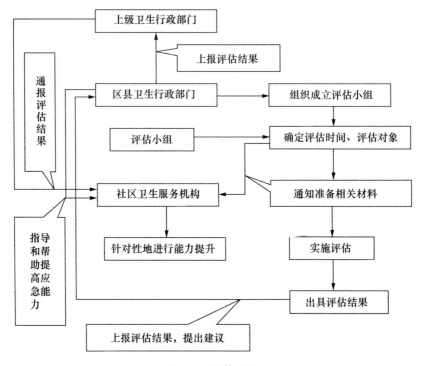

**图 4-1** 评估流程

（一）评估发起机构［如区（县）卫生和计划生育委员会应急办］负责组织成立评估小组，并规定组长、副组长及各成员的职责。

（二）评估小组确定评估时间和评估对象，并通知被评对象准备相关材料。

（三）在规定的时间对评估对象进行应急能力的评估。

（四）小组讨论后出具评估报告，应包括能力评估现状、得分、评估中发现的问题以及针对这些问题提出的建议。

（五）将评估结果上报到区（县）卫生行政部门。

（六）区（县）卫生行政部门根据评估结果对被评单位进行有针对性的指导和帮助。

（七）社区卫生服务机构根据评估中发现的问题，在卫生行政部门和专业机构的指导下，开展有针对性的整改。

## 四、评估必备条件

（一）制订突发公共卫生事件相关的应急预案。

（二）成立卫生应急组织，由主要领导负责，有专人负责卫生应急工作。

（三）组建疾病防控与医学救援应急队伍。

（四）有针对突发公共卫生事件的物资储备。

（五）定期组织卫生应急培训和演练。

（六）突发公共卫生事件网络直报覆盖率和处置率达 100%。

（七）不得谎报、瞒报突发公共卫生事件相关信息。

## 五、评估结果及建议

（一）机构为"优"

得分≥85，建议保持现有的制度和运行机制。

（二）机构为"良"

75≤得分＜85，建议在保持现有运行机制的基础上，针对评估中发现的问题进行针对性的整改。

（三）机构为"中"

60≤得分＜75，说明该机构具备了基本的应急能力，但处理突发事件的能力较弱，建议对得分较低的项目进行深入研究，提出具体的整改方案，并在上级部门的指导下实施。

（四）机构应急能力不合格

得分＜60，说明该机构卫生应急能力需要全面加强，建议在社区办事处、卫生行政部门和专业卫生机构的指导和帮助下，制订全面的卫生应急能力建设方案，并督促实施。

## 六、评估内容

卫生应急工作能力指为了完成卫生应急工作所必备的条件，包括组织体系、资源构成、制度体系、预防与应急准备、监测预警、应急处置和救援、信息沟通、恢复重建 8 个方面。

### （一）组织体系

为了健全卫生应急管理和指挥决策系统，要求社区基层医疗卫生机构有专人负责卫生应急工作，因此，进行能力评估时要考察社区卫生服务中心是否明确专人负责卫生应急工作，工作人员是否熟知工作职责，工作记录是否完备。

**1. 领导机构**　为了保证应急队伍调动，应急工作顺利进行，要求由主管的中心主任担任应急工作指挥人员。

评估方法为查阅其机构设置及职责分工等文件、现场询问等。

**2. 工作机构**　成立突发事件卫生应急队伍和应急医疗救援队伍，应急队伍人员应有明确的职责分工，并有专人负责突发事件上报工作。

评估方法为查阅其机构设置及职责分工、工作记录等。

**3. 运行机制**　社区卫生服务机构应具备针对各类事件可操作的卫生应急预案、技术方案或行动方案，各类预案和方案实现动态更新。

评估方法为查阅预案、技术方案、工作方案等。

## （二）资源构成

**1. 人力资源**

（1）各类专业技术人员：按照社区卫生服务机构设置和编制标准指导意见，社区卫生服务机构应设置全科医师、护士、公共卫生医师、一定数量中医类别的执业医师。

1）原则上社区卫生服务中心应每万名居民配备 2～3 名全科医师，1 名公共卫生医师。全科医师与护士的比例目前按 1∶1 的标准配备，其他人员不超过社区卫生服务中心编制总数的 5％。服务人口在 5 万居民以上的社区卫生服务中心，核编标准可适当降低。

2）培训演练情况按照卫计委办公厅关于在全国卫生系统开展卫生应急大练兵活动的通知要求，将社区卫生机构有关人员纳入培训演练计划。社区卫生服务机构应制订本机构的培训演练计划，包括社区志愿者队伍的卫生应急培训和演练计划和实施方案。

①参加应急培训和演练次数：卫生应急专业队伍培训次数一年不少于 4 次，年度培训率不低于 85％。卫生应急专业技术骨干应按要求参加培训，每年至少培训 1 周；至少开展应急演练 2 次。

②培训演练效果：对培训对象在培训前后相关知识的知晓情况、培训满意度（包括培训知识的需求、教学方式的可接受性）等进行测评，了解培训效果。

评估方法：查阅培训计划、培训方案、培训总结等记录。

③预案或技术方案知晓率：应急培训人员对应急预案和技术方案的知晓率应达到 100％。

④参与卫生应急合作和交流情况：组织本机构卫生应急人员参与卫生应急的合作、交流和科研活动。

评估方法：通过查阅相关文件、现场询问等方式进行评估。

（2）志愿者：社区中具备一定数量的卫生应急志愿者，能保证应对突发公共卫生事件时应急能力的扩充。志愿者应具备卫生应急救援及自救、互救、个人防护的技能以及协助专业救援队伍参与卫生应急处置的能力。

①数量：社区卫生服务机构应根据社区的实际情况以及相关卫生部门的要求，确定卫生应急志愿者数量。

②专业：卫生应急志愿者应包括公共卫生、临床医学、心理咨询、宣传教育、应急技术与管理等方面的人员，可根据具体情况组建志愿者应急队伍。

③准入标准：可根据社区实际情况制订志愿者准入标准。一般要求责任心强、热心公益事件、具有一定专业知识和技能、身体条件良好的社区居民。

④志愿者管理：根据志愿者的特点，可组成不同专业的卫生应急志愿者队伍，也可在其他志愿者队伍中增加卫生应急的培训内容，使其具备卫生应急功能；建立志愿者队伍管理制度，定期开展卫生应急专业知识和技能培训，定期开展卫生应急演练，或在综合演练中增加卫生应急内容，使志愿者队伍能够适应社区卫生应急的需要。

评估方法：通过查阅相关文件、制度、工作记录等，如有可能最好通过询问志愿者本人等方式进行评估。

**2. 卫生应急硬件设施**

（1）网络直报设备：查阅报告记录等文件、现场考评进行评估。

（2）防护装备：依据不同的事件级别准备不同类别的防护设备，并定期进行维护，保持良好的防护功能。

评估方法：查阅储备和维护记录、现场考评进行评估。

（3）卫生应急储备：社区卫生服务机构应建立卫生应急物资储备制度，按要求储备符合本地特点的应急药品、耗材、疫苗、医疗卫生器材和设备等。

（4）培训器材：为满足卫生应急人员培训的要求，需要相应的培训设备和器材。培训器材与设备可与社区其他培训实现资源共享。

（5）应急物资管理：建立卫生应急物资管理制度，对各项物品使用与消耗情况应及时登记，确保物品齐全、使用安全。

评估方法：查阅储备、使用、更新记录，结合现场考评进行评估。

**3. 经费来源**

各级卫生行政部门要预留一定金额的专项资金，将卫生应急专项工作经费列入财政预算，用于突发公共卫生事件发生时采购所需应急物资，并根据卫生应急处置需要及时安排临时经费。各社区卫生服务机构应本着"自用自储"的原则制订日常应急资金储备计划。

评估方法：通过查阅记录进行评估。

**4. 信息系统**

具有网络直报的各种设备、设施，有专职人员从事网络直报工作，掌握网络直报技能，能够满足社区卫生服务机构卫生信息网络直报率达到100％的要求。

（1）专用电脑：社区卫生服务机构要配置直报工作用计算机，客户端使用 Windows XP 和 Windows 2000 及以上操作系统，IE6.0 及以上版本浏览器，并安装网络直报的专用软件。

（2）网络及相关设备：社区卫生服务机构要配备相应上网设备并完善上网条件；有外线电话和传真机；有安全的数据存储设备。

（3）网络直报人员：社区卫生服务机构有专人负责网络直报工作；有收集和登记传染病及突发公共卫生事件报告卡的制度；操作者应熟练掌握网络直报的操作方法。

评估方法：检查设备条件；操作人员示范操作过程；检查报告卡和登记本。

## （三）制度体系

### 1. 管理制度

（1）社区卫生服务机构应急管理制度

1）应急值守制度：社区卫生服务机构须有专人在确定的值班地点值守，保证通讯设备 24 小时畅通，及时记录报告事件的时间、地点、人物、内容、处理经过以及通话人姓名、单位、联系电话等信息；遇有突发公共卫生事件，应按有关程序立即向有关领导报告，并按领导批示组织处理；认真做好值班记录和交接班记录；值班记录、交接班记录及值班事项处理记录等要按规定整理、保存，并及时归档。

评估方式：查阅工作记录、值班记录等方式。

2）物资储备管理制度

①严格遵照三分四定制度，即应急物资储备分为携带物资、前运物资、留守物资三类，要定人、定位、定车、定量进行管理。

②坚持"预防为主、有备无患"的工作原则，结合所承担的应急任务，建立科学、经济、有效的应急物资储备和运行机制，确保应急物资计划、采购、储备、调用、补充等工作科学、有序开展。

③做好应急物资的储备，统一规划，实行实物储备、计划储备、资金储备和信息储备相结合的方式进行储备，实施动态管理，及时调整、补充。

④完善网络平台，建立卫生应急物资储备信息库，在需要的时候能够迅速地检索出所需物资的生产、供应信息。

⑤加强对应急储备物资的科学购置、严格管理及及时发放工作，做到迅捷、保障有力。

3）应急人员管理制度：社区卫生服务机构应对卫生应急队伍和志愿者队伍进行规范管理，建立应急队员资料库，并根据各种情况变化及时更新相关内容；社区卫生应急队伍及志愿者队伍的相关信息应报街道办事处应急办和区卫生局应急办备案。

评估方式：查阅管理制度。

**2. 工作制度**

（1）应急保障主要有各种卫生应急预案和技术方案，队伍、装备、物资、信息和经费保障，培训、演练等工作制度。

（2）监测预警与报告主要包括突发公共卫生事件监测、分析、预警、信息报告与网络管理等工作制度。

（3）现场处置主要有现场医疗救援、现场调查和处理、个人防护、监督检查等工作制度。

（4）信息发布与健康教育主要有突发公共卫生事件的信息社区发布、公众的心理干预、健康教育与健康促进等工作制度。

（5）卫生应急工作总结对突发公共卫生事件各阶段应对的工作效果进行评估。

评估方式：查阅工作制度。

### （四）预防与应急准备

**1. 培训演练**　为了提高卫生应急现场处置能力，适应社区卫生应急工作的需要，与相关部门保持良好的沟通协作，应定期对卫生应急队伍进行培训和演练。

（1）参加卫生行政部门组织的或与其他部门合作的卫生应急培训演练。

（2）本单位内部自行组织的应急培训演练。

（3）社区组织的辖区内多部门合作的应急培训演练。

评估方法：通过查阅相关记录进行评估。

**2. 健康教育**　制订卫生应急宣传教育计划，有完整记录和总结评价；开展社区宣传，办讲座，发放和张贴宣传资料；对重点人群和重点场所开展有针对性的宣传教育。

（1）健康教育数量：社区卫生服务机构每年应发放不少于 12 种健康教育印刷材料，播放不少于 6 种的健康教育音像材料，组织不少于 9 次面向公众的健康教育咨询活动，举办不少于 12 次健康教育讲座，按照标准设置了健康宣传栏且内容 2 个月更换 1 次。

评估方法：查阅工作记录和现场考察。

（2）健康教育效果：居民熟知突发公共卫生事件相关知识，掌握自救、互救基本技能，了解突发公共卫生事件报告途径，并及时报告。卫生应急知识宣传教育对社区居民的覆盖率＞80%，居民对卫生应急相关知识的知晓率＞60%。

评估方法：随机访问居民。

**3. 预防接种**　预防接种是预防相关传染病的主要手段，包括纳入计划免疫的常规接种和针对社区传染病风险的应急接种，各项疫苗接种程序及具体要求应符合国家免疫规划。

（1）接种率：某种疫苗接种率＝辖区内某种疫苗年度实际接种人数/某种疫苗年度应接种人数×100％。

评估方法：查阅记录是否符合国家免疫规划要求。

（2）及时率：某种疫苗接种及时率＝辖区内严格按照规定时间要求进行各种疫苗接种实际人数/某种疫苗应严格按照规定时间要求进行各种疫苗接种人数×100％

评估方法：查阅记录是否符合规定的接种时间要求。

（3）接种合格率：接种合格率＝年度辖区内合格接种实际人数/年度实际接种人数×100％

评估方法：查阅记录是否符合国家免疫规划要求。

（4）查漏补种：为了保证预防接种的效果，按照要求进行查漏补种工作。

评估方法：通过查阅工作记录进行评估。

## （五）监测预警

社区卫生服务中心（站）应规范填写门诊日志、入/出院登记本、X 线检查和实验室检测结果登记本。

**1. 社区诊断**　在对社区居民、环境、卫生服务等资料进行统计分析后，确定本社区主要健康问题以及相应的应对策略与措施。

评估方法：查阅资料、现场考评。

**2. 传染病报告**　首诊医师在诊疗过程中发现传染病患者及疑似患者后，按要求填写《中华人民共和国传染病报告卡》，并进行网络直报或通过电话、传真等方式报告。

（1）报告率：传染病疫情报告率＝报告卡片数/登记传染病病例数×100％。

（2）及时率：传染病疫情报告及时率＝报告及时的病例数/报告传染病病例数×100％。

按要求发现甲类传染病和乙类传染病中的肺炭疽、传染性非典型肺炎、脊髓灰质炎、人感染高致病性禽流感患者或疑似患者，或发现其他传染病、不明原因疾病暴发时，应按有关要求于 2 小时内报告。发现其他乙、丙类传染病患者、疑似患者和规定报告的传染病病原携带者，应于 24 小时内报告。

评估方法：查阅报告卡和工作记录。

**3. 突发公共卫生事件报告**　首诊医师在诊疗过程中发现或怀疑为突发公共卫生事件时，按要求填写《突发公共卫生事件相关信息报告卡》，并进行网络直报或通过电话、传真等方式报告。

（1）报告率：突发公共卫生事件相关信息报告率＝及时报告的突发公共卫生事件相关信息数/应报告突发公共卫生事件相关信息数×100％。

（2）及时率：发现突发公共卫生事件相关信息，要求于 2 小时内报告。

发现报告错误，或报告病例转归或诊断情况发生变化时，应及时对《传染病报告卡》《突发公共卫生事件相关信息报告卡》等进行订正；对漏报的传染病病例和突发公共卫生事件应及时进行补报。

评估方法：查阅报告卡和工作记录。

**4. 卫生监督协管信息报告**　开展社区食品安全信息报告、职业卫生咨询指导、饮用水卫生安全巡查、学校卫生服务等工作。

（1）食品安全信息报告：发现或怀疑有食物中毒、食源性疾病、食品污染等对人体健康造成危害或可能造成危害的线索和事件，及时报告卫生监督机构并协助调查。

（2）职业卫生咨询：在医疗服务过程中，发现从事接触或可能接触职业危害因素的服务对象，应对其开展针对性的职业病防治咨询、指导工作，对发现的可疑职业病患者向职业病诊断机构报告。

（3）饮用水卫生安全巡查：协助卫生监督机构对集中式供水、二次供水和学校供水进行巡查，协助开展饮用水水质抽检服务，发现异常情况及时报告。

（4）学校卫生服务：协助卫生监督机构定期对学校传染病防控开展巡访，发现问题隐患及时报告。

评估方法：查阅卫生监督协管信息登记报告表和卫生监督协管巡查登记表。

卫生监督协管信息报告率＝报告的事件或线索次数/发现的事件或线索次数×100%。

**5. 预防接种异常反应报告**　如发现疑似预防接种异常反应情况，接种人员应按照《全国疑似预防接种异常反应监测方案》的要求进行处理和报告。

评估方法：查阅疑似预防接种异常反应个案报告卡或群体性疑似预防接种异常反应登记表、疑似预防接种异常反应个案调查表和工作记录。

**6. 其他事件的报告**　包括不明原因的事件和非职业性的 CO 中毒。

评估方法：查阅工作记录进行。

**7. 社区突发公共卫生事件风险管理**　在疾病预防控制机构和其他专业机构指导下，社区卫生服务中心（站）协助开展传染病疫情和突发公共卫生事件的风险排查、相关资料收集和提供风险信息等工作，评估社区应对突发公共卫生事件的脆弱性。

评估方法：查阅工作记录。

**8. 预检分诊**　社区卫生服务中心应开展预检分诊工作，有条件的社区卫生服务中心应设立规范的发热门诊、肠道门诊（或合并为感染性疾病科），有效开展监测工作。

评估方法：现场考察。

**9. 突发事件的群众举报** 对社会公众公布突发事件的举报电话，及时收集信息，并对事件进行识别，确认后再进行正式报告。

评估方法：查阅工作记录和现场考察。

## （六）应急处置和救援

**1. 医学救治**

（1）各种类型突发事件患者的紧急救治：按照要求对突发公共卫生事件伤者进行必要的现场急救，书写医学记录及其他有关资料并妥善保管。

（2）转诊：现场急救后，病情较重患者应及时转诊。

评估方法：查阅工作记录、转诊记录等。

**2. 危险物的处理**

（1）医疗废物处理规范化：医院废物是指医疗卫生机构在医疗、预防、保健以及其他相关活动中产生的具有直接或者间接感染性、毒性以及其他危害性的废物，包括生物性的废物和非生物性的废物，也包括生活垃圾。

各类医疗废物应分类收集，用有警示标识的黄色包装物或容器物盛装。医疗废物与生活垃圾不得混放，需要及时对收集的医疗废物进行登记；医疗废物运送时，必须由专职人员按照规定的时间和路线运送至医疗废物暂存点，并由专门医疗废物回收公司回收处理，个人不得擅自处理。另外，传染病人生活垃圾按危险废物处理。

评估方法：查阅过程性资料、登记记录等。

（2）隔离控制区内的生活垃圾和其他危险物的处理：传染病隔离控制区的生活垃圾和受污染的土壤、物品等应当作为危险废弃物进行统一处理。生活垃圾应由密闭式垃圾车统一运送并定期消毒处理。

评估方法：查阅工作记录。

**3. 实验室检测** 社区卫生服务中心应具备一般的常规检验能力，必要时应将标本送至其他有条件的实验室协助检测。

评估方法：现场考评和查阅记录。

**4. 其他措施**

（1）患者和密切接触者的管理：①对于社区内的突发传染病疫情，应及时报告并协助开展救治患者、隔离传染源、追踪密切接触者等工作，根据专业防治机构的要求，协助对患者或密切接触者进行隔离、留验、医学观察和健康随访。②对于食物中毒事件，应协助专业机构救治患者、调查可能暴露者和对暴露者进行医学观察。③对于职业中毒事件，应协助开展现场人员疏散、检伤分类工作；协助对现场中毒患者进行急救和医学观察。④对于核和辐射事件，应在专业防治机构的指导下，协助开展健康教育、宣传动员、个人防护及社区卫生指导等工作。

评估方法：查阅工作记录。

（2）突发事件紧急医疗救援信息报告：社区内发生 10 人及以上人员伤亡的事件时，应立即向卫生行政部门报告。

评估方法：查阅工作记录。

（3）协助流行病学调查：协助专业机构对本社区的传染病疫情和突发公共卫生事件开展流行病学调查，收集和提供患者、密切接触者、其他暴露人员的相关信息。

评估方法：查阅工作记录。

（4）疫点处理：做好社区卫生服务机构内的消毒隔离、个人防护、医疗垃圾和污水的处理工作。协助专业机构对被污染的场所进行卫生处理，开展杀虫、灭鼠等工作。

评估方法：查阅工作记录。

（5）应急接种和预防性服药：协助开展应急接种、预防性服药、应急药品和防护用品分发等工作，并提供指导。

评估方法：查阅工作记录。

（6）宣传教育：根据突发公共卫生事件的性质和特点，开展相关知识技能和法律法规的宣传教育，提供必要的心理援助。

评估方法：查阅工作记录。

## （七）信息沟通

**1. 信息沟通机制**　社区卫生服务机构应与当地政府、卫生行政部门、疾控中心及卫生监督机构、医疗机构、社区内重点企事业单位等建立卫生应急信息联络网，建立信息沟通机制，实现信息共享。

评估方法：查阅文件、工作记录等。

**2. 沟通协调**　在当地政府和卫生行政部门的统一协调下，社区卫生服务机构应与相关部门建立协调联动机制，保证在紧急状况下各部门、单位间的卫生应急行动协调一致。

评估方法：查阅文件、工作记录等。

**3. 信息发布**　突发公共卫生事件发生时，社区卫生服务机构应利用广播、电视、报纸、网络等社区媒体，按要求及时传播健康教育信息和事件相关信息，动员社区组织和居民参与和协助卫生应急工作。

## （八）恢复重建

**1. 参与恢复重建**　卫生应急行动结束后，社区卫生服务机构应协助卫生行政部门和专业疾病防控机构开展卫生学评估、损失程度评估和恢复重建规划的制订工作。

（1）参与善后处理

①补（救）助和抚恤：按照政府的相关规定和标准，协助政府卫生行政部门落实对参加卫生应急处置一线工作的专业技术人员的补助，以及对因参与应急处理工作致病、致残、致死亡人员的补助和抚恤，必要时提供司法援助，对有关人员给予心理抚慰。

②征用物资的归还和补偿：社区卫生服务机构应协助政府及时归还在卫生应急过程中征用的物资、设施、设备或占用的房屋、土地；协助开展损失、损害评估和补偿。

**2. 事件评估与总结** 突发公共卫生事件结束后，社区服务机构应协助相关部门对突发公共卫生事件的处置进行评估；对本中心的应对工作进行总结。

（1）评估和总结内容

①应急准备和保障评估：对应急预案和技术方案、应急队伍和人员培训、应急物资储备和装备进行评估。

②应急处置措施评估：对事件处置的及时性，处置措施的有效性、针对性和科学性以及负面效应进行评估。

③危害及处置效果评估：评估引起事件的危害因素、发生发展过程、公众健康、社会和经济影响等。

（2）评估方法：相关卫生应急管理和专业技术人员采取听取汇报、审核事件的相关资料、现场考察、询问现场处置人员等方式对突发公共卫生事件的处置进行评估。

**3. 预案更新** 在总结经验教训的基础上，对社区突发公共卫生事件应急预案进行修订和更新。

评估方法：查阅预案更新记录、工作记录等。

**4. 奖励和惩罚** 协助卫生行政部门对参加突发公共卫生事件处置过程中做出突出贡献的先进集体和个人进行表彰奖励；协助卫生行政部门对玩忽职守、失职及渎职人员进行惩罚。

评估方法：查阅卫生应急行动过后的补助奖励工作记录。

# 第三节　社区卫生应急能力评估研究报告

## 一、研究背景

近年来，随着经济的发展，工业化、全球化进程加快，人口流动越来越频繁，加之环境的改变，突发公共卫生事件日益增多。突发公共卫生事件的防控管理越来越受到世界各国的关注。突发公共卫生事件是指突然发生，造成或者可能造成社会公众健康严重损害的重大传染病疫情、群体不明原因疾病、重大食物中毒和职业中毒及其他严重影响公众健康的事件。涉及范围和种类非常广泛，主要特征是突发性、公共性、严重性、紧迫性、复杂性和易变性。突发公共卫生事件不仅关系到公众健康，而且对经济发展、社会稳定，国家或地区安全都具有重大影响。因此，提高突发公共卫生事件的应急管理能力受到全世界各国的广泛关注。

卫生应急能力是有效应对各类突发事件的基础，只有具有了能力，即做出有针对性的准备，才能有效应对。能力评价是指使用恰当的评价方法，采取恰当的资料收集和传播的方法获得组织某方面工作的能力现状，目的是为组织未来的能力发展提供参考及策略计划。应急能力评价就是依据一定的客观标准，通过各种测评和相关资料的收集，对评价对象的活动及效果进行客观衡量和科学判定的系统过程，是对应急活动及其效果的价值判断。

完善突发公共卫生事件应急机制，提高卫生应急能力需要社会多部门建立有效的信息沟通、协调配合机制，形成包括政府、疾控中心、监督部门、医疗机构等的应急反应体系。因此这些机构的应急能力直接关系到整个事件的处置效果，如果想提高应急能力，首先要了解哪些能力是薄弱环节，然后有针对性地改善，因此要有客观、科学的能力评估工具作为基础。目前，针对卫生应急能力的研究较多，其中大部分是对医院、CDC、政府及某个区域的综合应对能力或灾害等应对能力的评估。

通过这些研究，开发卫生应急能力评估的方法与手段，制订了一批应急能力评估量表，使县级以上各类医疗卫生机构的卫生应急能力评估有方法可用。

近年来，基层的卫生应急管理工作得到我国各级政府部门的重视，国家出台了一系列卫生应急管理相关的文件。2006 年 7 月 6 日，国务院发布的《国务院关于全面加强应急管理工作的意见》强调，要以社区、乡村、学校、企业等基层单位为重点，全面加强应急管理工作，充分发挥基层组织在应急管理中的作用，增强第一时间预防和处置各类突发公共事件的能力。2006 年原卫生部（现称卫计委）组织制订了《突发公共卫生事件社区（乡镇）应急预案编制指南（试行）》，对指导和规范社区（乡镇）突发公共卫生事件的处理工作，提高基层卫生应急能力起到了指引作用。2007 年、2009 年国务院办公厅又下发相关文件，提出建立健全的基层应急管理组织体系，加强综合应急能力建设。我们在文献中也看到在突发公共卫生事件发生时，社区卫生服务具有不可替代的作用，社区防治成为处理这类事件的关键措施，在应急工作中承担了政策的贯彻与落实、疫情报告、分类管理、健康教育、疾病预防、转诊等重要职责。《国务院关于全面加强应急管理工作的意见》中强调，社区要针对群众生活中可能遇到的突发公共事件，制订操作性强的应急预案；开展应急知识宣传，提高群众自救、互救能力，并充分发挥城镇应急救援力量的辐射作用；改善技术装备，强化培训演练，提高应急救援能力；建立应急救援专家队伍，发挥专家学者的专业特长和技术优势。

《中华人民共和国突发事件应对法》《突发公共卫生事件应急条例》等法规政策中没有明确要求社区在卫生应急工作中承担的责任，因此这方面的工作一直比较滞后，对社区卫生应急能力的研究更少。开发社区卫生应急能力评估对进一步完善卫生应急理论研究、对社区突发性公共卫生事件预警及处理具有重要的作用。

本研究拟通过卫生系统宏观模型的理论和危机管理理论对社区卫生应急能力进行研究，开发出社区卫生服务机构应急能力评价工具和方法。

## 二、研究意义

为了应对突发公共卫生事件，人们逐渐认识到必须加强社区卫生服务机构应急能力建设。根据社区卫生服务机构在突发公共卫生事件应对中的职责与作用，构建一套适用于卫生应急能力评价的科学、合理、可靠、可行的综合评价体系，并以此为努力方向，提高其应急能力水平，具有非常重要的现实意义。

通过对部分社区服务中心应急处置能力的评估，进行缺陷诊断，找出不足，有利于机构针对不足，及时采取措施优化资源配置，完善应急机制，提高卫生应急能力。

形成客观、科学、全面的社区卫生服务机构应急能力评估体系，以便进行定期的卫生应急能力评估，了解社区应急能力的优势与不足，比较不同机构间的应急能力，为制订社区卫生服务机构应急能力建设提供科学依据和政策性的建议。

## 三、研究目的

（一）通过文献研究、专家访谈、Delphi 法的应用，开发社区卫生服务机构卫生应急能力评价指标与评价方法。

（二）在全国东、中、西部三个省市中抽取一个城市的全部社区开展卫生应急能力评估，检验能力评估指标体系的信度和效度，评价评估方法的可操作性和适用性。

## 四、研究内容与方法

### （一）研究内容

**1. 应用卫生系统宏观模型的基本框架和危机管理理论**　通过文献研究法和专家咨询等方法，找到可以定量测量、描述应急体系基本能力的评价指标，构建系统评价我国城市社区卫生服务机构卫生应急能力的指标体系。

**2. 应用 Delphi 法**　对初步设计的评价指标体系进行打分和筛选，形成最终的评价指标体系。指标体系将围绕社区卫生服务机构的组织管理体系、资源构成、卫生应急整个过程构建评估工具。

**3. 应用根据此指标体系转换的调查问卷**　在全国的东、中、西部各随机选择一个城市的全部社区卫生服务中心进行卫生应急能力调查，了解其能力现状，并利用收集的资料，采用统计方法分析和评价评估工具的信度和效度。

### （二）研究方法

**1. 文献研究法**

（1）指导原则：遵循"卫生系统宏观模型"的结构-过程-结果的基本框架和危机管理的相关理论，通过文献研究、个人和专题小组访谈、Delphi 法等，寻找可以定量测量、描述应急体系基本能力的评价指标，继而构建系统评价社区卫生服务机构卫生应急能力的评价指标体系。

（2）文献来源及分类：

1）本研究共检索到相关文献资料 1023 份。经筛选，获得与本研究相关的重点文献资料共 208 份，分为以下 4 类。

①法律法规、政策文件、工作报告、领导讲话、研究报告、总结材料、会议记录等共 63 份。

②应急管理、突发公共卫生事件管理和能力评价理论等共 37 份。

③应急医学救援体制、体系建设研究 65 份。

④应急能力评价方法及工具共 43 份。

2）文献资料主要来源于以下三个方面。

①电子文献数据库：检索的电子文献库包括 MEDLINE、Free Medical Journal、Springer 全文电子期刊、CNKI 数字图书馆、万方电子期刊、维普中文科技期刊全文数据库共 6 个数据库系统。文献资料的检索年限为 2003 年 1 月 1 日至 2011 年 12 月 31 日。

②网络：搜索引擎使用了 Google、Yahoo 和百度。登录了世界卫生组织（World Health Organization，WHO）、美国联邦紧急事务管理局（Federal

Emergency Management Agency，FEMA）、美国疾病预防控制中心（Centers for Disease Control and Prevention，CDC）、中华人民共和国卫计委、中国疾病预防控制中心和北京卫生信息网等网站。

③在广泛的文献资料阅读过程中，笔者从相关书籍和引文文献中发现与本研究有关的其他重要文献，并在网上书店搜索相关新的出版物，购买相关书籍备查。

**2. 个人深入访谈**　访谈是定性研究的基础、收集资料的首要方法。研究者在为访谈对象创造的特定环境中，通过引导对方深入探讨问题，从而有效地获取信息。深入访谈是指研究者向被访问者提出一系列问题，并根据对象的回答逐步深入询问，从中了解调查对象对人或事物的深入的观点和看法等。

本研究选择 5 位社区卫生服务中心应急工作负责人，就前期形成的指标体系、对其构成和评估的方法进行深入访谈，结合社区实际经验、职能要求确定指标的构成。

访谈方式：每次访谈前，访谈员提前电话联系专家，确定对每位专家进行访谈的时间、地点，并初步介绍访谈提纲与内容，以便专家提前做好准备。

正式访谈时，由一名访谈员对访谈对象进行引导式的提问，访谈对象针对问题提出自己的见解，记录员对访谈资料进行快速记录，并在征得访谈对象同意的情况下进行录音，以便访谈结束后进行资料整理。每次访谈时间为 60 分钟左右。

**3. 焦点组访谈**　焦点组访谈是从特定的目标人群中选择具有类似背景和经验的人，就与研究目的有关的话题进行深入、自由、自愿讨论，给研究者提供了一个观察小组成员在相互影响下进行深入讨论的机会。为了保证有足够时间表达各自的观点，小组访谈以 6～10 人为宜。

本研究选择社区卫生服务领域、卫生应急领域、社区卫生服务中心负责人、各级应急办负责人等共 8 名。小组讨论的主要内容为如何构建社区卫生服务机构卫生应急能力评估指标体系；对初步构建的评估指标体系框架进行修改、完善；讨论指标体系的设置、指标的评价标准、可行性和可操作性等。

讨论前，研究人员事先把相关资料、访谈结果和需要讨论的问题送到专家手中，由主持人引导专家开展讨论。研究人员充分听取专家的意见，并根据专家的讨论结果对前期初步构建的指标体系进行修正，并形成第一轮 Delphi 专家咨询问卷。

**4. Delphi 法**

（1）简介：Delphi 法是专家咨询法中一种较常用的方法，是 20 世纪 50 年代由美国兰德公司与道格拉斯公司合作开发的一种直观预测技术。中文翻译为特尔菲或德尔菲法，是以书面的形式广泛征询专家意见，预测某个专题或项目的未来发展定性方法，是专家会议预测法的一种发展，核心是通过匿名方式进行几轮函询征求专家们的意见。预测评价领导小组对每一轮的意见都进行汇总整理，作为参考资料再寄给每位专家，供专家们分析判断，删除多余的内容，添加补充的内容，提出新的论证意见，如此多次反复，直至意见逐步趋于一致，得到一个比较一致的且可靠性较大的结论或方案。Delphi 法不仅用于预测领域，而且广泛应用于各种评价指标体系的建立和指标权重的确定过程。经典的方法一般需要进行 3～4 轮咨询，本次研究采用改良的方法进行 2 轮专家咨询。

（2）专家的选择：影响 Delphi 法能否成功的关键因素在于专家的选择是否具有代表性。因此在进行专家选择时，要选择对突发公共卫生事件具有应对经验、熟悉突发事件的医学救援人员，还应包括熟悉社区卫生应急能力要求的人员，以保证 Delphi 法的结果准确和可靠。

本次研究最终选择包括省市级 CDC 公共卫生专业技术人员 5 名，省、市、区（县）级卫生行政部门应急管理人员 9 名，社区卫生服务机构主管应急人员 8 名，高校卫生应急管理方面研究人员 5 名，总共 27 人作为咨询对象。

（3）实施：在进行专家咨询前通过电话将本次咨询的背景、方式、内容简要介绍并得到专家同意后，以电子邮件的方式将专家咨询表发给各位专家，开展第一轮专家咨询。对收回的第一轮专家咨询表进行统计处理和分析，结果反馈给专家参考。根据结果和专家意见调整指标体系，再进行第二轮专家咨询。分析专家的积极系数、专家意见的协调程度。专家意见的协调系数接近 0.5 且有显著性时，结束咨询。

第 1 轮将各指标的评价等级依重要性分为非常重要、很重要、重要、不太重要、不重要 5 个等级，并赋相应的量化值为 9、7、5、3、1。专家意见反馈后，分析专家应答率、专家协调系数、专家的熟悉程度和权威程度。

## （三）技术路线（图 4-2）

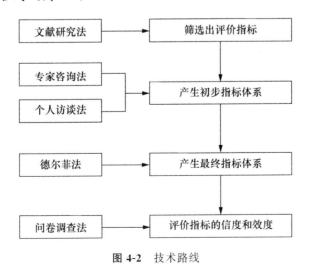

图 4-2　技术路线

## （四）资料分析方法

**1. 定性资料分析**　　定性研究的资料采用归纳法进行分析。访谈结束后，立即整理小组访谈录音和笔记，对原始资料中的所有反馈进行编码，并按内容和目的找出资料之间的逻辑关系，再进行分类，最后归纳出研究的结果。

**2. 定量资料分析**　　使用 EpiData3.0 软件，两人录入，逻辑检错后建立数据库。利用 SPSS17.0 对收集的数据进行分析，计算专家的积极系数、权威程度和协调程度；计算各指标的重要性、可行性及变异系数；对指标体系的信度和效度进行分析。

**3. 质量控制方法**　　为避免在流行病学研究中出现的偏倚和其他误差，应把质量控制贯穿于研究的全过程，包括设计阶段（含调查表的设计）、现场调查阶段和资料整理阶段，确保调查质量满足研究要求。

（1）调查前的质量控制措施

①调查方案设计（含调查表设计）：由课题组讨论提出设计初稿，经专家论证，并听取卫生应急相关管理人员的反馈意见，进一步做出修改、定稿。

Delphi 法所咨询的专家都是从事疾病控制、卫生应急研究的专业技术人员和科研人员，或者从事卫生行政管理的卫生行政官员，及社区卫生服务机构的应急工作负责人，有着丰富的理论经验与实践经验。

②预调查：在正式调查前，对所选取城市的几十家社区卫生服务机构进行预调查，验证调查表各指标数据获取的可得性和调查方法可行性，为正式调查创造条件。

③制订统一的填表说明：为避免被调查单位对指标理解出现歧义而引起的偏倚，应制订统一调查表填写说明书，对特殊指标加以解释。

④与区（县）卫生局应急办联系，提高被查单位的应答率：北京市某区卫生局应急办发文至各社区卫生服务机构，要求各单位下载电子版调查表，填写后将纸质版寄回课题组。合肥和甘肃原卫生厅要求被调查单位直接将填写好的电子版调查表统一收回后，再交回课题组，这种组织方式有较高的应答率。

（2）调查中的质量控制措施

①明确调查目的，避免信息偏倚：在正式调查时，课题研究人员向被调查单位说明本研究的目的。为获得社区卫生服务机构卫生应急能力的真实现况，应说明调查结果不与机构绩效考核评审挂钩，问卷中的真实信息只为出现信息缺失时再次核实信息使用，以避免调查对象误会，造成信息偏倚。

②保持联系，随时解答：研究者在正式调查过程中保持与被调查单位的联系，及时解决调查中的疑问。

（3）调查后的质量控制措施

①核实缺失数据或不符合逻辑的数据：资料整理过程中，研究人员对回收的

调查表进行逻辑检查和核对，缺失信息时需要及时与填表人联系补充完整；②数据建库，双录入制；③采用 EpiData3.0 软件，双人录入，逻辑检查后建立数据库。

# 五、研究结果

## （一）个人深入访谈结果

将前期文献研究形成的指标体系初稿与社区卫生工作相关负责人进行个人访谈，问题主要包括：①有无超越社区卫生服务机构职能的指标？②哪些指标是目前不能达到的？③哪些指标是所有机构都能达到的？④哪些指标没有具体评价标准和方法？⑤还有哪些需要增加的指标？⑥哪些指标的说法不明确需要修改？

整理访谈结果如下：

1. 突发公共卫生事件的报告目前不能实现专人负责。

2. 物质资源的储备目前没有量化的统一指标，但各类型都有储备，疫苗储备由疾控部门负责。

3. 目前应急的专项经费都统一在区里使用。

4. 规章制度中的沟通协作制度没有专门成文，但在预案中有所体现，而且可以实现。

5. 目前在做社区评估，但是能力较弱，没有统一的评估方法、内容、模式，但专家普遍认为是需要加强的一项工作。

6. 目前社区卫生服务中心都不涉及卫生监督协管信息报告这项工作。在 2011 版的国家基本公共卫生服务规范中是新增的内容。

7. 社区卫生服务机构的实验室检测目前一般仅限于三大常规检查，其他检测都不能开展。

8. 其他措施目前仅有突发事件紧急医学救援信息报告、协助流行病学调查和应急接种有统一的规范模式。

9. 心理援助目前不能开展，相关工作主要由精神卫生防治部门承担。

10. 应急工作领导应由中心副主任或主管院长担任，以增强突发事件发生后的协调和处置能力。

11. 工作机构：目前本区卫生局要求各社区卫生服务中心成立 2 个小分队，1 个是由医师、护士、司机组成的急救小分队，另一个是由 5 位公共卫生人员组成的公共卫生应急小分队。

12. 目前规范应急组织运行的机制包括应急预案、工作方案、应急处置工作流程，同时也制订了各种活动计划。

13. 组织培训和演练观摩活动，本单位组织的次数没有统一规定，与街道、精防部门、学校等都有合作培训。

14. 信息通报在网上不能实现共享，但卫生局自己制订月通报制度，因此可以实现。

15. 事件评估报告没有统一格式要求，但也在实施。

16. 预案的更新按照上级要求，没有自己主动更新。

17. 关于社区功能的恢复，大多数人认为目前这种状态下的突发事件都不会对社区卫生服务中心的正常运转造成影响。

18. 突发事件发生后，门诊量基本变化不大。

19. 健康档案使用率（活档）各地都不同、健康体检数量也不稳定、应急工作人员均没有休假和调离的情况，这些能否作为结果指标还有待考量。

20. 建议在物资储备记录中增加药品有效期的查验记录。

## （二）焦点组访谈结果

将前期形成的初筛指标体系和个人深入访谈结果进行分析，在专家会议前一周发给每位专家，使专家有充足的时间了解本课题的目的，并对本研究提出宝贵意见。

问题主要围绕：①该指标体系中有无超越社区卫生服务机构职能的指标？②建议增加哪些指标？③建议删除哪些指标（实际不能达到的、不易测量的或所有机构都能实现的）？④建议修改哪些指标？

访谈结果总结如下：

1. 社区卫生服务机构在突发事件应急管理中，职能一般定位于协助机构工作，重点任务为监测关口。目前监测预警能力较弱，但应加强。

2. 指标体系的构建可重点从社区承担的卫生应急任务着手，从培训、演练、健康教育、社区传染病和突发事件发现、报告和先期处置等方面评价。

3. 在突发事件的处置中协作机制很重要，需要进一步加强。

4. 当前社区卫生服务机构的编制状况很难设计出单独的人员与机构来从事应急工作。

5. 应急预防接种应该经过县级以上人民政府批准，社区卫生服务机构仅为任务执行单位。

6. 应增加是否有综合预案和专项预案以及预案的完整性、实用性、是否及时更新预案等。

7. 城市社区卫生服务机构不具备向社会公众和媒体发布信息的权力。

8. 事件评估的主体不是社区卫生服务机构。社区卫生服务机构最多是参与上级机构的评估活动，提供相关信息资料。

9. 预防接种建议修改为一类疫苗的覆盖率＼及时率＼合格接种率等，因为二类疫苗在本市没有统一的要求，也没有查漏补种的相关要求。同时还应该考核应急接种工作的开展情况。

10. 风险管理工作是一项科学性很强的工作，而且很重要，但是目前社区卫生机构很难开展。

11. 临床检验和卫生检测不同，临床检验项目社区卫生服务机构基本都可以做。

### （三）指标体系框架的初步拟定

通过前期的文献检索，参考国家相关法律法规、原卫生部（现称卫计委）下发的《国家基本公共卫生服务规范（2011 年版）》、社区卫生服务机构绩效考核指标体系、《国务院关于全面加强应急管理工作的意见》等文件，在个人深入访谈和专题小组访谈的基础上进一步筛选出包括组织体系、资源构成、制度体系、预防与应急准备、监测预警、应急处置和救援、信息沟通和恢复重建 8 个一级指标、25 个二级指标和 68 个三级指标，拟定第一轮专家咨询表（附录 4A）。

**1. 指标体系的确定**

（1）Delphi 法

1）专家选择的要求：选择的专家应在相关的领域里从事专业技术工作时间较长，既有丰富的实践经验，又有较深理论修养。专家人数以 15～50 为宜。

本次研究确定入选专家必须符合两个条件：一是从事疾病控制、卫生行政管理、公共卫生研究工作，在医学院校、社区卫生服务机构任职，具有相当于副高以上职称或硕士学位以上文化程度，或是社区卫生服务中心主管应急的领导，具有突发公共卫生事件应急处理经验；二是对基层突发公共卫生应急工作有兴趣，有时间和精力完成咨询工作。

本次研究最终选择包括省市级 CDC 公共卫生专业技术人员 5 名，省、市、区（县）级卫生行政部门应急管理人员 9 名，社区卫生服务机构主管应急人员 8 名，高校卫生应急管理方面研究人员 5 人，共 27 人作为咨询对象。

2）专家的基本情况

①两轮咨询各有 27 名专家参加，专家的学位、工作机构分布具体情况见表 4-1。

表 4-1　咨询专家的基本情况

| 项目 | 类别 | 专家人数 | 所占比例 |
| --- | --- | --- | --- |
| 学位 | 学士 | 15 | 55.6% |
|  | 硕士 | 6 | 22.2% |
|  | 博士 | 6 | 22.2% |
| 工作机构 | 疾控中心 | 5 | 18.6% |
|  | 卫生行政部门 | 9 | 33.3% |
|  | 卫生发展研究中心 | 1 | 3.7% |
|  | 社区卫生服务机构 | 8 | 29.6% |
|  | 普通高校 | 4 | 14.8% |

②工作年限结构分布：专家从事社区卫生相关工作年限 $10.5\pm1.8$ 年，从事卫生应急相关工作年限为 $8.4\pm2.1$ 年，具体情况见表 4-2。

表 4-2　咨询专家的工作年限结构分布

| 工作年限（年） | 数量（人） |
| --- | --- |
| 5～ | 12 |
| 10～ | 8 |
| 15～ | 2 |
| 20～ | 2 |
| 25～ | 3 |

③职称职务结构分布：专家职称职务分布具体情况见表 4-3。

表 4-3　咨询专家的职称职务结构分布

| 职称 | 数量（人） | 职务 | 数量（人） |
| --- | --- | --- | --- |
| 正高级 | 7 | 卫生和计划生育委员会（局）/CDC应急办主任 | 8 |
| 副高级 | 10 | 卫生和计划生育委员会局长 | 1 |
| 中级 | 6 | 高校院长/系主任/所长 | 4 |
| 初级 | 1 | 社区中心主任 | 5 |
| 主任科员 | 2 | 疾控中心主任 | 3 |
| 副主任科员 | 1 | 其他应急工作相关人员 | 6 |

（2）第一轮专家咨询

1）目的：通过专家评分并提出意见和建议，修改初步筛选的指标体系，使得指标体系更贴近评价目的和内容。

2）结果

①积极系数：即专家咨询表的回收率，其大小说明专家对该项目研究的关心程度。第一轮共发出 28 份专家问卷，收回 27 份，应答率 96.4%。两轮专家咨询表的回收率都已满足统计学要求，而且应对率非常高，第一轮有 17 名专家对指标体系提出了意见和建议，约占总人数的 63%，说明专家很关心和支持本次调查的内容，并且对社区卫生服务机构的应急工作也是相当熟悉的。

②协调系数：用于判断专家对指标的评价是否存在较大分歧，是咨询结果可信度指标。协调系数介于 0～1，数值越大，表示协调程度越好。两轮咨询的专家意见协调系数（W）结果见表 4-4。第一轮咨询的协调系数基本都小于 0.5，

说明专家意见尚不够协调，主要由于一些指标对于社区卫生服务机构而言要求过高，另有一些指标设置不太合理，根据专家意见修改了部分指标后，又做了第二轮专家咨询。

表 4-4　第一轮专家意见协调性检验结果

| 指标等级 | | 参评专家数 | kendall 协调系数 W | 卡方值 | 自由度 | P 值 |
|---|---|---|---|---|---|---|
| 一级指标 | 重要性 | 27 | 0.183 | 34.627 | 7 | 0.000 |
| | 可行性 | 27 | 0.120 | 22.660 | 7 | 0.002 |
| 二级指标 | 重要性 | 26 | 0.201 | 130.897 | 25 | 0.000 |
| | 可行性 | 25 | 0.186 | 116.063 | 25 | 0.000 |
| 三级指标 | 重要性 | 26 | 0.142 | 255.207 | 69 | 0.000 |
| | 可行性 | 26 | 0.161 | 288.166 | 69 | 0.000 |

③权威程度：专家的权威程度由专家的判断系数和专家对相关研究的熟悉程度两个因素决定。判断系数越大表明对专家判断的影响程度越大。专家对本次研究的熟悉程度分为 5 个等级。

分析专家对社区卫生服务机构卫生应急工作熟悉程度自评的结果发现，参加评分的 27 名专家中，18 名（占 66.7%）专家表示非常熟悉，5 名（占 18.5%）专家表示比较熟悉，没有专家认为自己对社区卫生服务机构卫生应急工作不熟悉。

本次研究两轮咨询专家没有变化，经计算，参与咨询的专家权威程度 Cr 为 0.85±0.09，大于专家认为的可接受信度 0.70。

④指标修订：根据专家意见认为指标体系存在分类模糊情况，如组织体系和制度体系，保证组织正常运行离不开各种制度规范，因此很难将二者区分，因此将两个指标合并为组织管理体系。

信息沟通原是单作为一项一级指标，但是信息沟通在实际工作中也是在各种制度中体现，而社区信息沟通职能体现在信息的上报和健康教育中，与监测预警有重叠，因此将此项目并入其他指标中。

多数专家认为恢复重建工作在社区卫生服务机构涉及很少，因此也只保留和其关系密切的经验总结和奖惩措施，名称也修改为善后处理。

经过第一轮专家咨询将一级指标调整为组织管理体系、资源构成、预防与应急准备、监测预警、应急处置和救援及善后处理六个指标。

根据专家意见删除了资源构成中的经费资源、监测预警中的风险管理、应急处置和救援中的实验室监测能力，恢复重建中的事件评估、参与恢复重建情况。这些指标虽然在卫生应急处置过程中也具有重要意义，但是目前社区卫生服务机构并没有用于卫生应急的专项经费。开展规范的风险管理、具有较高的实验室检测能力和卫生应急结束后的评估对于现阶段的社区卫生服务机构来说很困难，为了保证能力评估的可行性，删除了这些指标。

根据专家意见，监测预警增加了二级指标"常见传染病症状的监测"，资源构成中的信息资源增加了三级指标"能够及时进行相关信息的收集和整理"。

第一轮专家咨询后，将咨询表调整为包含 6 个一级指标、20 个二级指标和 58 个三级指标的指标体系进行第二轮专家咨询（详见附录 4B）。

（3）第二轮专家咨询

1）目的：为了获得较为一致性的结果，将第一轮专家提出的意见进行分类整理，评分情况进行统计分析后反馈给各位专家以供参考。同时根据专家评分的情况确定各级指标的权重系数，形成最终的评价指标体系。

2）结果

①积极系数：第二轮共发出 27 份，收回 27 份，应答率为 100%。第二轮有 6 名专家对指标体系提出了意见和建议，约占总人数的 22%，人数明显下降，说明专家的意见已渐趋一致。

②协调系数：第二轮专家咨询中，所有的协调系数（表 4-5）比第一轮有了较大幅度的提高，一级指标的协调系数＞0.5，且都具有统计学意义，说明专家的意见趋向一致。

表 4-5　第二轮专家意见协调性检验结果

| 指标等级 | | 参评专家数 | kendall 协调系数 W | 卡方值 | 自由度 | P 值 |
|---|---|---|---|---|---|---|
| 一级指标 | 重要性 | 27 | 0.501 | 57.603 | 5 | 0.000 |
| | 可行性 | 27 | 0.483 | 55.504 | 5 | 0.000 |
| 二级指标 | 重要性 | 25 | 0.353 | 162.416 | 20 | 0.000 |
| | 可行性 | 24 | 0.409 | 188.127 | 20 | 0.000 |
| 三级指标 | 重要性 | 24 | 0.354 | 479.704 | 59 | 0.000 |
| | 可行性 | 24 | 0.386 | 501.092 | 59 | 0.000 |

③权威程度分析：本次研究两轮咨询专家没有变化，经计算参与咨询的专家权威程度 Cr 为 0.85±0.09，大于一般专家认为的可接受信度 0.70。

④指标体系修订：根据指标的重要性评分和变异系数决定指标取舍，遵循如下原则：首先，选取重要性和可行性平均分均在 6 以上，且变异系数在 0.3 以下的指标；其次，对不满足原则 1 的指标包括志愿者的结构（数量、工作年限），有针对突发事件的培训器材，有药品、设备器械等的生产商或供应商信息，卫生监督协管信息报告情况，规范处理隔离控制区内的生活垃圾和危险物等在进行专家访谈后根据专家意见和相关文件要求再做决定；最后，结合专家建议增加有现实意义的指标。能及时进行相关信息的收集和整理，开展常见传染病症状（发

热、腹泻等）监测。

A. 一级指标的确定：一级指标的重要性、变异程度分析结果见表 4-6，依据本研究所设计的标准，只有善后处理这个一级指标未达到纳入标准，但是善后处理作为整个应急工作的一项流程，在突发事件应对法、突发公共卫生事件应急预案中均是非常重要的一项内容，在实际工作中也起到总结经验教训、提高应急能力的重要作用，因此最终根据专家意见保留此项指标。

表 4-6　一级指标的重要性和可行性评分及变异系数（CV）

| 指标 | 重要性 | | 可行性 | |
|---|---|---|---|---|
| | 评分 | CV | 评分 | CV |
| 1 组织管理体系 | 9.00 | 0.00 | 8.57 | 0.14 |
| 2 资源构成 | 8.91 | 0.05 | 8.04 | 0.18 |
| 3 预防与应急准备 | 8.74 | 0.08 | 8.04 | 0.18 |
| 4 监测预警 | 8.13 | 0.12 | 7.43 | 0.24 |
| 5 应急处置与救援 | 8.57 | 0.10 | 7.78 | 0.17 |
| 6 善后处理 | 5.26 | 0.31 | 5.78 | 0.31 |

B. 二级指标的确定：二级指标的重要性、变异程度分析结果见表 4-7。

表 4-7　二级指标的重要性和可行性评分及变异系数（CV）

| 指标 | 重要性 | | 可行性 | |
|---|---|---|---|---|
| | 评分 | CV | 评分 | CV |
| 1.1 领导组织 | 8.90 | 0.05 | 8.65 | 0.09 |
| 1.2 工作机构 | 9.00 | 0.00 | 8.83 | 0.07 |
| 1.3 制度体系 | 9.00 | 0.00 | 8.48 | 0.13 |
| 2.1 人力资源 | 9.00 | 0.00 | 8.30 | 0.16 |
| 2.2 物质资源 | 8.00 | 0.13 | 7.17 | 0.22 |
| 2.3 信息资源 | 9.00 | 0.00 | 7.17 | 0.19 |
| 3.1 培训演练 | 8.70 | 0.08 | 8.30 | 0.12 |
| 3.2 健康教育 | 8.40 | 0.14 | 8.74 | 0.08 |
| 3.3 预防接种 | 8.10 | 0.22 | 8.48 | 0.18 |
| 3.4 预案体系 | 8.18 | 0.15 | 7.78 | 0.19 |
| 3.5 预案更新 | 8.50 | 0.10 | 7.61 | 0.18 |

续表

| 指标 | 重要性 | | 可行性 | |
|---|---|---|---|---|
| | 评分 | CV | 评分 | CV |
| 4.1 社区诊断 | 8.00 | 0.17 | 5.87 | 0.27 |
| 4.2 信息上报 | 9.00 | 0.00 | 8.39 | 0.13 |
| 4.3 常见传染病症状监测 | 8.33 | 0.14 | 7.43 | 0.28 |
| 4.4 其他措施 | 6.50 | 0.22 | 5.09 | 0.22 |
| 5.1 医学救治 | 8.50 | 0.13 | 7.70 | 0.24 |
| 5.2 危险物的处理 | 7.40 | 0.24 | 5.87 | 0.34 |
| 5.3 其他措施 | 7.80 | 0.19 | 6.30 | 0.25 |
| 6.1 经验总结 | 7.70 | 0.13 | 6.22 | 0.25 |
| 6.2 奖惩措施 | 7.00 | 0.23 | 7.52 | 0.22 |

根据分析结果显示"4.1 社区诊断""5.2 危险物的处理"和监测预警中的"4.4 其他措施"可行性得分较低,而且"危险物的处理"可行性的变异系数也比较大,说明专家认为这几项在实际工作中的可行性较差。但是这些指标下的三级指标是达到我们预先设定的纳入标准的,综合考虑还是应该保留下来。

C. 三级指标的确定:三级指标经过统计分析后满足入选指标要求的具体信息(表 4-8)。

表 4-8    三级指标的重要性和可行性评分及变异系数(CV)

| 指标 | 重要性 | | 可行性 | |
|---|---|---|---|---|
| | 评分 | CV | 评分 | CV |
| 1.1.1 有应急领导小组或专人指挥应急工作 | 8.91 | 0.05 | 8.91 | 0.05 |
| 1.2.1 应有专人负责突发公共卫生事件报告 | 8.74 | 0.08 | 8.74 | 0.10 |
| 1.2.2 组建卫生应急和医疗救援队伍 | 7.35 | 0.20 | 7.09 | 0.23 |
| 1.3.1 制订了应急处置工作流程 | 8.48 | 0.11 | 8.57 | 0.10 |
| 1.3.2 收集了救治手册或技术方案 | 7.52 | 0.16 | 7.17 | 0.22 |
| 1.3.3 制订了应急人员、物资等管理制度 | 8.22 | 0.14 | 8.30 | 0.14 |
| 1.3.4 有部门人员间的协作沟通制度 | 8.04 | 0.13 | 7.70 | 0.22 |
| 2.1.1 临床医师的结构(数量、职称、工作年限) | 8.22 | 0.14 | 7.35 | 0.23 |
| 2.1.2 公卫医师的结构(数量、职称、工作年限) | 8.22 | 0.12 | 7.17 | 0.24 |
| 2.1.3 护师的结构(数量、职称、工作年限) | 6.83 | 0.17 | 7.09 | 0.25 |

续表

| 指标 | 重要性 | | 可行性 | |
|---|---|---|---|---|
| | 评分 | CV | 评分 | CV |
| 2.1.4 对预案、制度、救治方案或手册的知晓情况 | 8.65 | 0.09 | 7.17 | 0.19 |
| 2.2.1 有针对突发事件的防护装备 | 8.39 | 0.13 | 7.70 | 0.23 |
| 2.2.2 有针对突发事件的设备器械 | 8.13 | 0.12 | 6.13 | 0.24 |
| 2.2.3 有针对突发事件的药品、耗材 | 8.65 | 0.11 | 6.13 | 0.28 |
| 2.2.4 有针对中毒、常见传染病的急救药品 | 8.48 | 0.13 | 6.57 | 0.27 |
| 2.2.5 有针对突发事件的消毒净化用品 | 8.22 | 0.14 | 7.52 | 0.24 |
| 2.2.6 有物资储备清单 | 7.70 | 0.17 | 7.70 | 0.13 |
| 2.2.7 有药品有效期的查验记录 | 7.87 | 0.21 | 7.96 | 0.24 |
| 2.3.1 有用于信息上报的电脑 | 8.48 | 0.13 | 8.65 | 0.09 |
| 2.3.2 能保证信息上报网络畅通 | 8.83 | 0.07 | 8.74 | 0.08 |
| 2.3.3 有用于存储相关信息的存储设备 | 7.00 | 0.12 | 7.00 | 0.19 |
| 2.3.4 能够及时进行相关信息的收集和整理 | 7.86 | 0.12 | 7.45 | 0.17 |
| 3.1.1 参加培训的年平均次数 | 8.04 | 0.15 | 8.39 | 0.13 |
| 3.1.2 参加培训的考核合格率 | 7.70 | 0.13 | 7.09 | 0.23 |
| 3.1.3 参加演练的年平均次数 | 8.04 | 0.15 | 8.30 | 0.14 |
| 3.2.1 制订开展健康教育活动的计划 | 7.26 | 0.19 | 8.13 | 0.18 |
| 3.2.2 实际开展与卫生应急相关的健康教育情况 | 7.87 | 0.15 | 7.70 | 0.22 |
| 3.3.1 预防接种程序符合规范要求 | 8.83 | 0.07 | 7.96 | 0.13 |
| 3.3.2 一类疫苗预防接种覆盖率 | 8.74 | 0.08 | 7.87 | 0.17 |
| 3.3.3 一类疫苗预防接种合格接种率 | 8.83 | 0.07 | 8.57 | 0.10 |
| 3.3.4 一类疫苗预防接种查漏补种工作情况 | 8.22 | 0.19 | 7.70 | 0.24 |
| 3.4.1 有突发事件卫生应急总体预案 | 7.78 | 0.25 | 7.64 | 0.19 |
| 3.4.2 有突发事件卫生应急专项预案 | 8.26 | 0.14 | 7.95 | 0.15 |
| 3.5.1 能根据上级部门要求及时更新预案 | 7.52 | 0.14 | 7.17 | 0.12 |
| 4.1.1 能够开展社区诊断工作 | 8.04 | 0.17 | 6.22 | 0.29 |
| 4.2.1 传染病报告情况 | 8.91 | 0.05 | 8.74 | 0.08 |
| 4.2.2 突发公共卫生事件报告情况 | 8.91 | 0.05 | 8.48 | 0.11 |
| 4.2.3 预防接种异常反应报告情况 | 8.30 | 0.14 | 8.65 | 0.09 |
| 4.2.4 突发事件紧急医疗救援信息报告情况 | 8.74 | 0.08 | 8.39 | 0.15 |
| 4.2.5 其他事件的报告情况 | 7.26 | 0.21 | 6.91 | 0.24 |

续表

| 指标 | 重要性 | | 可行性 | |
|------|------|------|------|------|
| | 评分 | CV | 评分 | CV |
| 4.3.1 开设常见传染病症状（发热、腹泻等）监测 | 8.30 | 0.09 | 7.88 | 0.14 |
| 4.4.1 开设预检分诊（发热、肠道门诊等） | 7.43 | 0.14 | 6.22 | 0.27 |
| 5.1.1 能够对患者进行先期救治 | 8.22 | 0.12 | 6.22 | 0.30 |
| 5.1.2 能够进行及时转诊 | 8.74 | 0.08 | 8.22 | 0.14 |
| 5.2.1 能够进行医疗废物规范化处理 | 7.26 | 0.25 | 6.57 | 0.26 |
| 5.3.1 对病人和密切接触者进行规范管理 | 8.65 | 0.09 | 7.70 | 0.23 |
| 5.3.2 协助进行流行病学调查 | 8.74 | 0.08 | 8.39 | 0.17 |
| 5.3.3 疫点疫区规范化处理 | 8.39 | 0.15 | 6.57 | 0.30 |
| 5.3.4 能够开展应急接种和预防性服药 | 8.65 | 0.09 | 6.57 | 0.30 |
| 5.3.5 能够开展应急宣传教育 | 8.74 | 0.08 | 6.39 | 0.27 |
| 6.1.1 对本单位实际应急工作开展情况进行书面总结 | 7.78 | 0.15 | 7.35 | 0.11 |
| 6.2.1 对本单位参加应急人员进行奖励、补助和表彰，对渎职人员进行惩罚 | 7.35 | 0.16 | 7.35 | 0.25 |

在进行专家咨询时，人力资源中的志愿者的结构重要性和可行性评分分别为 5.61 和 5.43，变异系数为 0.33 和 0.40，不符合我们的指标纳入标准，但是志愿者作为社会动员机制中的一种重要力量，在传染病、地震事件等突发公共事件和各种大型活动保障中发挥着重要作用。通过志愿者服务增强了公民的社会责任感，降低了成本，同时还可以缓解突发事件造成的恐慌、流言等副作用。通过社会动员机制可以在短时间内对社会各方面的资源与力量进行整合，以巨大的社会合力确保突发公共事件的快速有效处置。全国卫生部门卫生应急管理工作规范中也提出让志愿者参加相关的培训和演练活动，以便提高其卫生应急能力。因此志愿者的数量、专业，工作的时间也在一定程度上影响着卫生服务机构总体的卫生应急能力，此项指标予以保留。

卫生监督协管信息的报告在 2011 年写入国家基本公共卫生服务规范，目前在社区卫生服务机构中实施的重要性和可行性的评分是符合要求的，分数达到 6.74 和 6.13，说明大多数专家认为此项指标比较重要，而且可以实现。可行性的变异系数为 0.32，超过我们的纳入标准，作为一项刚刚写入规范的职责要求，目前实施的难度较大，但是从长远考虑还是需要的，很多卫生监督信息与突发事件的发生密切相关。我们的考核指标体系的建立也要考虑在一定时期内的适应性，所以此项指标我们最终也保留了下来。

物质资源构成的有针对突发事件的培训器材一项的重要性和可行性的平均分

为 5.87 和 5.61，低于 6 分的纳入标准（表 4-7），但在专家访谈过程中，专家认为培训器材的使用对于增强培训效果有非常重要的影响，参考专家意见最终保留了此项指标。

物质资源构成中的有药品、设备器械等的生产商或供应商信息一项（表 4-7），变异系数超过 0.30 的标准，但根据国家的相关要求，基层单位也要建立应急资源储备制度，物资的储备既包括实物储备也包括信息储备。信息储备的目的是保证在短期内能够迅速开展生产来满足处置突发事件对应急物资的紧急大量需求，与整个事件的应急处置关系非常密切，因此我们最终也保留了这项指标。

危险物的处理中对于社区卫生服务机构能够进行医疗废物规范化处理这一要求的重要性和可行性均比较高（表 4-7），我国的《医疗废物管理条例》中也有明确规定，但对于规范处理隔离控制区内的生活垃圾和危险物，专家对其可行性评分较低（5.61），变异系数也较大（0.36），说明大家对这一项指标的看法不统一。2003 年在进行 SARS 密切接触者的隔离控制时，对隔离区域内的生活垃圾等危险物都实行了分类规范化处理，而且在一些地区也出台了相应的管理办法，如《哈尔滨市危险废物污染环境防治办法》，明确要求传染性疾病隔离区（包括隔离单位、隔离居民楼或小区等）产生的废弃物应按危险废物进行收集、运输和处置。不论从控制环境污染还是切断疾病传播的角度，隔离控制区域内的危险物都应该进行规范化处理，所以这项指标也保留下来。

综合以上分析，通过两轮专家咨询后，最终确立了包含 6 个一级指标、20 个二级指标和 57 个三级指标的能力评价指标体系。

3）权重系数的确定：根据专家对指标的赋值求其平均分值，将指标平均分值累加，计算出每个指标得分所占总分的比例，作为该项指标的权重系数。计算结果见表 4-9。

表 4-9　社区卫生服务机构卫生应急能力评价指标体系及各指标权重

| 一级指标 | 权重系数 | 二级指标 | 权重系数 | 三级指标 | 权重系数 |
|---|---|---|---|---|---|
| 1. 组织管理体系 | 0.19 | 1.1 领导组织 | 0.0628 | 1.1.1 应有应急领导小组或专人指挥应急工作 | 0.0628 |
| | | 1.2 工作机构 | 0.0636 | 1.2.1 应有专人负责突发公共卫生事件报告 | 0.0346 |
| | | | | 1.2.2 组建卫生应急和医疗救援队伍 | 0.0290 |
| | | 1.3 制度体系 | 0.0636 | 1.3.1 制订应急处置工作流程 | 0.0167 |
| | | | | 1.3.2 收集救治手册或技术方案 | 0.0148 |
| | | | | 1.3.3 制订了应急人员、物资等管理制度 | 0.0162 |
| | | | | 1.3.4 有部门人间的协作沟通制度 | 0.0159 |

续表

| 一级指标 | 权重系数 | 二级指标 | 权重系数 | 三级指标 | 权重系数 |
|---|---|---|---|---|---|
| 2. 资源构成 | 0.18 | 2.1 人力资源 | 0.0623 | 2.1.1 临床医师的结构 | 0.0130 |
| | | | | 2.1.2 公卫医师的结构 | 0.0130 |
| | | | | 2.1.3 护师的结构 | 0.0108 |
| | | | | 2.1.4 志愿者的结构 | 0.0118 |
| | | | | 2.1.5 对预案、制度、救治方案或手册的知晓情况 | 0.0137 |
| | | 2.2 物质资源 | 0.0554 | 2.2.1 有针对突发事件的防护装备 | 0.0067 |
| | | | | 2.2.2 有针对突发事件的设备器械 | 0.0065 |
| | | | | 2.2.3 有针对突发事件的药品、耗材 | 0.0069 |
| | | | | 2.2.4 有针对突发事件的培训器材 | 0.0047 |
| | | | | 2.2.5 有针对中毒、常见传染病的急救药品 | 0.0067 |
| | | | | 2.2.6 有针对突发事件的消毒净化用品 | 0.0065 |
| | | | | 2.2.7 有药品、设备器械等的生产商或供应商信息 | 0.0050 |
| | | | | 2.2.8 有物资储备清单 | 0.0061 |
| | | | | 2.2.9 有药品有效期的查验记录 | 0.0063 |
| | | 2.3 信息资源 | 0.0623 | 2.3.1 有用于信息上报的电脑 | 0.0164 |
| | | | | 2.3.2 能保证信息上报网络畅通 | 0.0171 |
| | | | | 2.3.3 有用于存储相关信息的存储设备 | 0.0135 |
| | | | | 2.3.4 能及时进行相关信息的收集和整理 | 0.0153 |
| 3. 预防与应急准备 | 0.18 | 3.1 培训演练 | 0.0375 | 3.1.1 参加培训的年平均次数 | 0.0127 |
| | | | | 3.1.2 参加培训的考核合格率 | 0.0121 |
| | | | | 3.1.3 参加演练的年平均次数 | 0.0127 |
| | | 3.2 健康教育 | 0.0361 | 3.2.1 制订开展健康教育活动的计划 | 0.0173 |
| | | | | 3.2.2 实际开展与卫生应急相关的健康教育情况 | 0.0188 |
| | | 3.3 预防接种 | 0.0348 | 3.3.1 预防接种程序符合规范要求 | 0.0089 |
| | | | | 3.3.2 一类疫苗预防接种覆盖率 | 0.0088 |
| | | | | 3.3.3 一类疫苗预防接种合格接种率 | 0.0089 |
| | | | | 3.3.4 一类疫苗预防接种查漏补种工作情况 | 0.0082 |
| | | 3.4 预案体系 | 0.0351 | 3.4.1 有突发事件卫生应急总体预案 | 0.0170 |
| | | | | 3.4.2 有突发事件卫生应急专项预案 | 0.0181 |
| | | 3.5 预案更新 | 0.0365 | 3.5.1 能根据上级部门要求及时进行预案更新 | 0.0365 |

| 一级指标 | 权重系数 | 二级指标 | 权重系数 | 三级指标 | 权重系数 |
|---|---|---|---|---|---|
| 4. 监测预警 | 0.17 | 4.1 社区诊断 | 0.0427 | 4.1.1 能够开展社区诊断工作 | 0.0427 |
| | | 4.2 信息上报 | 0.0481 | 4.2.1 传染病报告情况 | 0.0088 |
| | | | | 4.2.2 突发公共卫生事件报告情况 | 0.0088 |
| | | | | 4.2.3 卫生监督协管信息报告情况 | 0.0066 |
| | | | | 4.2.4 预防接种异常反应报告情况 | 0.0082 |
| | | | | 4.2.5 突发事件紧急医疗救援信息报告情况 | 0.0086 |
| | | | | 4.2.6 其他事件的报告情况 | 0.0071 |
| | | 4.3 症状监测 | 0.0445 | 4.3.1 开展常见传染病症状（发热、腹泻等）监测 | 0.0445 |
| | | 4.4 其他措施 | 0.0347 | 4.4.1 开设预检分诊（发热、肠道门诊等） | 0.0347 |
| 5. 应急处置与救援 | 0.18 | 5.1 医学救治 | 0.0646 | 5.1.1 能够对病人进行先期救治 | 0.0313 |
| | | | | 5.1.2 能够进行及时转诊 | 0.0333 |
| | | 5.2 危险物的处理 | 0.0562 | 5.1.3 能够进行医疗废物规范化处理 | 0.0276 |
| | | | | 5.1.4 规范处理隔离控制区内的生活垃圾和危险物 | 0.0286 |
| | | 5.3 其他措施 | 0.0592 | 5.3.1 对病人和密切接触者进行规范管理 | 0.0119 |
| | | | | 5.3.2 协助进行流行病学调查 | 0.0120 |
| | | | | 5.3.3 疫点疫区规范化处理 | 0.0114 |
| | | | | 5.3.4 能够开展应急接种和预防性服药 | 0.0119 |
| | | | | 5.3.5 能够开展应急宣传教育 | 0.0120 |
| 6. 善后处理 | 0.10 | 6.1 经验总结 | 0.0524 | 6.1.1 对本单位应急工作开展情况进行书面总结 | 0.0524 |
| | | 6.2 奖惩措施 | 0.0476 | 6.2.1 对本单位参加应急工作的人员进行奖励、补助和表彰，对渎职人员进行惩罚 | 0.0476 |

### （四）指标体系的应用和评价

**1. 目的**　应用统计学的原理，评价社区卫生服务机构卫生应急能力评价指标体系的有效性和可靠性。

**2. 对象和方法**　为了方便获得真实数据和实施能力评价，将能力评价指标体系转换为城市社区卫生服务机构卫生应急能力调查问卷。在全国的东、中、西部各抽取一个有代表性的城市，运用制订的调查问卷对 3 个城市中的全部社区卫生服务中心进行卫生应急能力的评估。为了保证评估工具所需资料的可获得性，正式调查之前随机抽取1个城市20个社区卫生服务中心进行了预调查。经过培训后的调查人员现场查阅相关资料进行评价。

预调查结果：

（1）指标含义清晰，指标数据可得，调查方法可行。

（2）调查表个别条目需要修改。

**3. 信度评价**  本研究评价指标包含6个维度，运用协调系数法计算指标体系的6个维度间的内部一致性信度。

综合评价指标体系的总体内部一致性信度系数为0.928，各维度内部一致性协调系数在0.377～0.920，表明该评价指标体系信度较好（表4-10）。

**表4-10    社区卫生服务机构卫生应急能力评估指标体系内在信度分析结果**

| 应急能力 | Cronbach's α | 基于标准化项的 Cronbach's α |
|---|---|---|
| 组织管理体系 | 0.610 | 0.713 |
| 资源构成 | 0.738 | 0.787 |
| 预防与应急准备 | 0.720 | 0.812 |
| 监测预警 | 0.532 | 0.763 |
| 应急处置与救援 | 0.865 | 0.920 |
| 善后处理 | 0.352 | 0.377 |
| 总体 | 0.863 | 0.928 |

**4. 效度评价**  由于目前并没有建立公认的社区卫生服务机构卫生应急能力的评价工具，因此本研究只对评价指标体系的内容和结构效度进行了检验。

（1）内容效度：完成指标体系初筛后，通过个人深入访谈和组织专家研讨会，对指标体系的内容进行了讨论，获得了大家的认可。调查问卷设计后，对专家进行了咨询，大家一致认为现有的问卷内容可以反应调查的需求，现场评估调查时，也得到了现场工作人员的认可。在初步构建评价指标体系阶段，对10名突发公共卫生事件专家组成员进行个人深入访谈，为指标体系的确定提供了一定的实践基础；在指标筛选阶段，邀请专家对评价指标体系中各级指标重要性、可行性进行评价，且经过两轮专家咨询后，专家对各指标评价趋于一致，该指标体系得到了大多数专家的认可；在预调查中，本研究设计的问卷得到了社区相关科室填写人员的认可，在反馈的意见中，仅存在部分小问题，主要体现为个别选项设置的不合理。因此，本研究评价指标体系以及评价问卷得到专家以及问卷填写人员的认可，其内容效度较好。

（2）结构效度：采用Spearman相关分析和因子分析来评价建立的指标体系的结构效度。

1）Spearman 相关分析结果：大部分评估指标体系中的维度之间存在相关性，指标体系 6 个维度间的相关系数在 0.500 左右，最高的达到 0.679，最低的为 0.321（$P<0.05$），提示指标体系中各维度的相关性较好（表 4-11）。

表 4-11　社区卫生服务机构卫生应急能力 6 个维度相关分析结果

| | 组织管理体系 | 资源构成 | 预防与应急准备 | 监测预警 | 应急处置与救援 | 善后处理 |
|---|---|---|---|---|---|---|
| 组织管理体系 | 1.000 | 0.590 | 0.645 | 0.429 | 0.520 | 0.336 |
| 资源构成 | 0.590 | 1.000 | 0.679 | 0.469 | 0.431 | 0.516 |
| 预防与应急准备 | 0.645 | 0.679 | 1.000 | 0.464 | 0.589 | 0.433 |
| 监测预警 | 0.429 | 0.469 | 0.464 | 1.000 | 0.354 | 0.346 |
| 应急处置与救援 | 0.520 | 0.431 | 0.589 | 0.354 | 1.000 | 0.321 |
| 善后处理 | 0.336 | 0.516 | 0.433 | 0.346 | 0.321 | 1.000 |

2）因子分析适用性检验结果：应用因子分析适用性检验对 20 个二级指标的得分进行因子分析，KMO 统计量为 0.794，大于 0.7，说明用该数据进行因子分析的效果比较好；经过 Bartlett 球形检验发现，各变量彼此并不独立，存在一定的相关性（Bartlett 球形检验：$X^2=614.623$，$P=0.000$），适合进行因子分析。

3）公共因子个数的确定：通过因子分析结果发现，前 6 个公共因子的特征值均大于 1.0，累计贡献率达 75.209%，大于 70%，因此根据因子分析法原理，前 6 个公共因子可以比较全面地反映卫生应急能力评价 20 个因子的相关情况，这和我们构建指标体系中的一级指标相吻合，提示指标体系中一级指标的结构效度良好（表 4-12）。

表 4-12　初始公共因子及旋转后公共因子特征值、贡献率及累计贡献率

| 公共因子 | 初始因子载荷 | | | 旋转后因子载荷 | | |
|---|---|---|---|---|---|---|
| | 特征值 | 贡献率（%） | 累计贡献率（%） | 特征值 | 贡献率（%） | 累计贡献率（%） |
| 1 | 3.865 | 19.326 | 19.326 | 3.865 | 19.326 | 19.326 |
| 2 | 2.560 | 12.800 | 32.126 | 2.560 | 12.800 | 32.126 |
| 3 | 2.445 | 12.226 | 44.352 | 2.445 | 12.226 | 44.352 |
| 4 | 2.444 | 12.221 | 56.572 | 2.444 | 12.221 | 56.572 |
| 5 | 2.303 | 11.517 | 68.089 | 2.303 | 11.517 | 68.089 |
| 6 | 1.424 | 7.120 | 75.209 | 1.424 | 7.120 | 75.209 |

续表

| 公共因子 | 初始因子载荷 | | | 旋转后因子载荷 | | |
|---|---|---|---|---|---|---|
| | 特征值 | 贡献率（%） | 累计贡献率（%） | 特征值 | 贡献率（%） | 累计贡献率（%） |
| 7 | 0.838 | 4.192 | 79.401 | | | |
| 8 | 0.813 | 3.863 | 83.264 | | | |
| 9 | 0.706 | 3.360 | 86.624 | | | |
| 10 | 0.598 | 2.889 | 89.513 | | | |
| 11 | 0.518 | 2.492 | 92.005 | | | |
| 12 | 0.459 | 2.131 | 94.136 | | | |
| 13 | 0.426 | 1.900 | 96.036 | | | |
| 14 | 0.360 | 1.232 | 97.268 | | | |
| 15 | 0.154 | 0.980 | 98.248 | | | |
| 16 | 0.103 | 0.717 | 98.965 | | | |
| 17 | 0.086 | 0.568 | 99.533 | | | |
| 18 | 0.053 | 0.296 | 99.829 | | | |
| 19 | 0.018 | 0.106 | 99.935 | | | |
| 20 | 0.010 | 0.065 | 100.000 | | | |

4）公共因子实际含义的解释见表 4-13。

**表 4-13  旋转后的因子载荷矩阵**

| 二级指标 | 公共因子 | | | | | |
|---|---|---|---|---|---|---|
| | 1 | 2 | 3 | 4 | 5 | 6 |
| 1.1 领导组织 | 0.917 | | | | | |
| 1.2 工作机构 | 0.907 | | | | | |
| 1.3 制度体系 | 0.904 | | | | | |
| 2.1 人力资源 | | 0.788 | | | | |
| 2.2 物质资源 | | 0.595 | | | | |
| 2.3 信息资源 | | 0.818 | | | | |
| 6.1 经验总结 | | | 0.921 | | | |
| 6.2 奖惩措施 | | | 0.912 | | | |

| 二级指标 | 公共因子 | | | | | |
|---|---|---|---|---|---|---|
| | 1 | 2 | 3 | 4 | 5 | 6 |
| 5.1 医学救治 | | | | 0.519 | | |
| 5.2 危险物处理 | | | | 0.937 | | |
| 5.3 处置的其他措施 | | | | 0.934 | | |
| 3.1 培训演练 | | | | | 0.675 | |
| 3.2 健康教育 | | | | | 0.873 | |
| 3.3 预防接种 | | | | | 0.581 | |
| 3.4 预案体系 | | | | | 0.617 | |
| 3.5 预案更新 | | | | | 0.919 | |
| 4.1 社区评估 | | | | | | 0.401 |
| 4.2 信息上报 | | | | | | 0.627 |
| 4.3 传染病症状监测 | | | | | | 0.541 |
| 4.4 预检分诊 | | | | | | 0.731 |

　　6 个公共因子分别在 20 个二级指标上有较大的载荷，具体载荷情况如下：公共因子 1 在领导组织、工作机构和制度体系上有较大因子载荷，反映社区卫生服务机构的组织管理体系；公共因子 2 在人力资源、物质资源、信息资源上有较大因子载荷，反映社区卫生服务机构的资源构成情况；公共因子 3 在经验总结和奖惩措施上有较大因子载荷，反映社区卫生服务机构的善后处理措施；公共因子 4 在医学救治、危险物的处理和应急处置的其他措施上有较大因子载荷，反映社区卫生服务机构的应急处置与医学救援能力；公共因子 5 在培训演练、健康教育、预防接种、预案体系和预案更新上有较大因子载荷，反映社区卫生服务机构的预防与应急准备的能力；公共因子 6 在社区评估、信息上报、常见传染病症状的监测及预检分诊上有较大因子载荷，反映社区卫生服务机构的监测预警能力。

# 六、讨论与建议

## （一）开展社区卫生服务机构卫生应急能力评估的重要性

　　社区是社会的最基本单元，也是发现危害事故的最前沿，社区卫生服务机构作为卫生系统最基层单位，是城市突发公共卫生事件应急网络的网底，承担了社区居民的预防、保健、医疗、康复、健康教育和计划生育服务，对于任何的突发公共卫生事件,归结到最后落实还是在社区。正确处理好突发的公共卫生事件,是社区卫生的一项基本服务内容,也是保障居民健康的最直接手段。

国内外事故应急救援实践表明,事故发生后社区的快速响应是减轻事故后果、减少人员伤亡的关键因素。社区的健康和稳定是整个社会健康稳定的基石,因此社区卫生服务机构的卫生应急能力与整个突发公共卫生事件的处置效果和效率有直接关系。卫生应急能力是有效参与各类突发事件的基础,只有具有了能力,即做出有针对性的准备,才能有效应对。

近年来,基层的卫生应急管理工作得到我国各级政府部门的重视,国家出台了一系列卫生应急管理的相关文件,具体内容见本节"研究背景"部分。

提高社区卫生服务机构的卫生应急能力的前提是了解其现有能力,全面、客观分析其目前现状,并有针对性地采取相应措施,加强其应急能力的建设,真正发挥其卫生屏障的有效作用。要了解社区卫生服务机构的薄弱环节,要有客观、科学、全面的能力评价工具作为基础。这是本研究的一项重要内容。

## (二) 本研究构建指标框架和指标体系的合理性

评价指标体系的综合分析是研究中的难点之一,信度和效度是检验问卷或量表测量可靠性和准确性的重要指标。

信度主要是指测量结果的可靠性、一致性和稳定性,即测验结果是否反映了被测者的稳定的、一贯性的真实特征。一般多以内部一致性来表示信度的高低,本研究采用 Cronbach's α 系数评价指标体系的内在信度,指标体系 Cronbach's α 系数为 0.928,表明该评价指标体系具有较好的内部一致性。

效度是个多层面的概念,从不同角度提出了不同衡量效度的方法:①内容效度,是指测量内容的适合性,即所选用的题目是否符合测量的目的和要求。②效标效度(又称准则效度),是指测量结果与一些能够精确表示被测概念的标准之间的一致性程度。③结构效度,指问卷所能衡量到理论上期望的特征的程度,是通过与理论假设相比较来检验的,根据理论推测的"结构"与具体行为和现象间的关系,判断测量该问卷能否反映此种联系。完成指标体系初筛后,组织专家研讨会对指标体系的内容进行了讨论,获得了大家的认可,具体见前文"内容效度"部分。

评价结构效度常用的统计方法是因子分析,其目的是想了解属于相同概念的不同项目是否如理论预测那样集中在同一公共因子里。本研究的 6 个公共因子分别在 20 个二级指标上有较大的载荷,该 6 个公共因子与指标体系最初设计的 6 个维度指标相符,各二级指标仅在一个公共因子上有较大的载荷,因子载荷均大于 0.400,表明该指标体系独立性较好,有较好的结构效度。由于目前学术界还没有公认的卫生应急能力评价工具,因而本研究没有进行效标效度的检测。

# 参考文献

［1］中华人民共和国国务院令（第 376 号）．突发公共卫生事件应急条例［Z］．2003-05-09．

［2］张海颖．加快实施突发事件应急能力评价［J］．新安全，2004，（12）：14-16．

［3］卫生部卫生应急办公室．国家突发公共卫生事件应急预案［Z］．2006．

［4］骆骁，张清．简论社区卫生在突发公共卫生事件中的作用［J］．中国医改指南，2010，8（28）：165-166．

［5］程锦泉，彭绩，周丽，等．社区卫生服务对突发公共卫生事件应对作用的评价［J］．中国初级卫生保健，2006，20（1）：38-40．

［6］国务院办公厅关于加强基层应急管理工作的意见．国办发［2007］52 号，Availableat：http：//www. gov. cn/jrzg/2007-08/07/content-709112. htm．

［7］国务院办公厅关于加强基层应急队伍建设的意见．国办发［2009］59 号，Availableat：http：//www. gov. cn/zwgk/2009-10/22/content _ 1446576. htm．

［8］李曼春．社区卫生服务应对突发公共卫生事件的责任之我见［J］．中华全科医师杂志，2003，2（2）：266-267．

［9］Federal Emergency Management Agency（FEMA）and National Emergency Management Association（NEMA）（2000）State Capability Assessment for Readiness（CAR）［EB/OL］. Availableathttp：//www. fema. gov/doc/rrr/afterreport. doc. December 16，2004．

［10］Center for Disease Control and Prevention. State Public Health Preparedness and Response Capacity Inventory. December2002：version1. 1［EB/OL］. Availableathttp：//www. phppo. cdc/gov/od/inventory/. December 16，2004．

［11］CDCPublic health performance assessment emergency preparedness［EB/OL］. Availableat http：//www. state. in. us/ isdh/ bioterrorism/assessment. pdf. December 6，2004．

［12］Council of State and Territorial Epidemiologists1 National assessment of epidemiologic capacity：findings and recommendation［EB/OL］. Availableat http：//www. cste. org/pdffiles/ ecacover. pdf. November 18，2005．

［13］Healthcare Association of Hawaii1 Hospital capability assessment for readiness［EB/OL］ Availableathttp：//www. ncha. org/public/docs/bioterrorism/Capability. pdf. December 18，2005．

［14］WHO. Protocol for the Assessment of National Communicable Disease Surveillance and Response Systems 2001［EB/OL］. Availableat：http：//www. who. int/csr/resources/publications/surveillance/whocdscsrisr20012. pdf.

［15］李观明．广东省县级以上综合医院突发公共卫生事件应急能力现状调查分析［D］：中山大学，2006．

［16］程红群．医院应急医学救援能力建设研究［D］．中国人民解放军军事医学科学

院，2007

[17] 赵琦. 基层突发公共卫生事件应急体系应对能力评估工具的开发. 应用与评估模型的探索性研究 [D]. 复旦大学，2009.

[18] 薄涛. 疾病预防控制机构突发公共卫生事件应急能力理论与评价研究 [博士学位论文]：山东大学，2009.

[19] 段琼红，张金荣，聂绍发，等. 湖北省基层疾病预防控制机构应对突发公共卫生事件能力评价 [J]. 中华流行病学杂志，2003，24（12）：1077.

[20] 何晓燕，俞晓红，汤宇斌，等. 区县卫生监督机构突发公共卫生事件应急能力研究概述 [J]. 中国预防医学杂志，2011，12（9）：812-814.

[21] 杨凤. 突发公共卫生事件医务人员应对能力评价指标选择和初步模型构建 [D]. 南方医科大学，2009.

[22] 曾维，李晓惠，黄慧萍等. 深圳市社区护士公共卫生应急能力评价及对策 [J]. 护理学报，2011，18（6A）：13-16.

[23] 杨凤池，李晓波，杜玉凤. 医学心理学 [M]. 吉林：吉林科学技术出版社，2000，7.

[24] United Nations Development Programme（UNDP）. Capacity Assessment and Development：In a Systems and Strategic Management Context. Technical Advisory Paper No. 3 developed by Management Development and Governance Division of Bureau for Development Policy [EB/OL]. Availableat：http：//www. chinainfo. gov. cn/date/200504/1-20050427-109317. html，Accessedon October15，2005.

[25] 王陇德. 卫生应急工作手册 [M]. 北京：人民卫生出版社，2005.

[26] 李鲁. 社会医学 [M]. 3 版. 北京：人民卫生出版社，2008，6.

[27] Armalost RL Pet-Armacost JJA. Risk-based management of waterway safety. International Journal of Emergency management，2002，1（2）：96-109.

[28] 苏颀龄. 统计管理与健康统计分册 [M]. 北京：人民卫生出版社，2004，5.

[29] 刘晓云，严非，詹绍康. 卫生服务研究中的定性研究方法 [J]. 上海预防医学杂志，2003，15（11）：535-536.

[30] 龚幼龙，严非. 社会医学 [M]. 2 版. 上海：复旦大学出版社，2007：30.

[31] J. Amos Hatch. 如何做质的研究 [M]. 朱光明，等译. 北京：中国轻工业出版社，2007：23-25.

[32] 詹绍康，龚幼龙. 现场调查技术 [M]. 上海：上海医科大学出版社，2001：72-78.

[33] 郭秀花. 医学现场调查技术与统计分析 [M]. 北京：人民卫生出版社，2009，4.

[34] 谢朝晖，乌正赛. 卫生科技项目评价指标的构建及评价方法 [J]. 中国全科医学，2004，7（8）：588-590.

[35] 张华宇，席彪. 医院绩效评价指标体系研究 [J]. 中国医院管理，2004，24（2）：21-22.

[36] 刘树雷，徐迪雄，陈自强，等. 课堂教学质量评价的现状及发展趋势 [J]. 西北医学教育，2005，13（1）：53-55.

[37] 艾尔巴比. 社会研究方法 [M]. 李银河，译. 成都：四川人民出版社，1987

[38] Sue M，Barbara M，Marion J，et al. The Nursing Outcomes Taxonomy：

Development and coding [J]. Journal of Nursing Care Quality, 1998, 12 (6): 56-63.

[39] 张文彤，邝春伟. SPSS 统计分析基础教程 [M]. 第 2 版. 北京：高等教育出版社，2011，11：304.

[40] 杨风. 突发公共卫生事件医务人员应对能力评价指标选择和初步模型构建 [D]. 江苏，南方医科大学，2009.

[41] 李怀祖. 管理研究方法论 [M]. 2 版. 西安：西安交通大学出版社，2004，1.

[42] 戴峰. 疾病预防控制中心（CDC）应急能力评价模型的研究同济大学 [硕士学位论文]. 上海，同济大学，2006.

[43] Porfiriev B. Managing Crises in the EU: Some Reflections of a Non-EU Scholar [J]. Journal of Contingencies & Crisis Management，2005, 13 (4): 145-152.

[44] 薛澜. 危机管理：转型期中国面临的挑战 [M]. 北京：清华大学出版社，2003.

[45] 国家突发公共事件总体应急预案总体预案 [EB/OL].. 国家电力监管委员会 [2007-12-21]. Availableat：http://www. serc. gov. cn/ztzl/dlyj/yjya/200802/t20080220_5977. htm.

[46] 姚国章. 典型国家突发公共事件应急管理体系及其借鉴 [J]. 南京审计学院学报，2006, 3 (2): 5-10.

[47] 李经中. 政府危机管理 [M]. 北京：中国城市出版社，2003，8.

[48] 郝模. 卫生政策学 [M]. 北京：人民卫生出版社，2005，7.

[49] 方积乾. 卫生统计学 [M]. 北京：人民出版社，2009.

[50] 李玉亮，樊立华，李康. 黑龙江省市县级疾病预防控制机构应急能力评价指标体系研究 [J]. 医学与社会，2011, 24 (7): 33-35.

[51] 马颖，胡志. 对应急体系中开展志愿服务的理性思考 [J]. 医学与哲学（人文社会医学版），2006, 27 (4): 79-81.

[52] 陈思. 社会动员机制在处理重大事务中的功能 [J]. 南都学坛（人文社会科学学报），2010, 30 (2): 138-139.

[53] 全国卫生部门卫生应急管理工作规范 [EB/OL]. http://www. moh. gov. cn/publicfiles/business/htmlfiles/wsb/pxwfb/200804/27929. htm，2007-10-10

# 附 录

## 附录4A 城市社区卫生服务机构卫生应急能力评价研究

### 第一轮专家咨询表

**尊敬的专家：**

您好！

我是 XXXX 大学卫生管理与教育学院社会医学与卫生事业管理专业硕士研究生 XXX。我的导师是 XXX 教授。我选定的硕士研究课题是"城市社区卫生服务机构卫生应急能力评价研究"。构建社区卫生服务机构的应急能力评估指标体系是研究内容之一。悉知您在应急管理领域具有丰富的知识和经验，恳请得到您的指导和帮助。

第一轮专家咨询敬请您完成如下工作：

1. 阅读"社区卫生服务机构卫生应急能力评估指标体系"说明，了解我们初拟指标的思路。

2. 对所列指标的重要性和可行性加以评价，填上相应的代表数字。

3. 增减或合并一级、二级和三级指标，确定指标体系总体结构（请将增补或删减的指标填在空白处，并对其意义加以简要说明）。

4. 填写您的个人信息。

请您将填写好的调查表在 2012 年 8 月 31 日前邮寄或发电子邮件到下列地址。感谢您真诚的支持与指导！

联系人：XXX

地址：XXX　　　　　　邮编：

E-mail：　　　　　电话：＊＊＊＊＊＊＊＊＊＊＊＊（手机）

2012 年 8 月 20 日

# 城市社区卫生服务机构卫生应急能力评价指标说明

## 一、概念界定

卫生应急：是指在突发公共卫生事件发生前或出现后，采取相应的监测、预测、预警、储备等应急准备，以及现场处置等措施，及时对产生突发公共卫生事件的可能因素进行预防和对已出现的突发公共卫生事件进行控制；同时，对其他突发公共事件实施紧急医疗卫生救援，以减少其对社会政治、经济、人民群众生命安全的危害。

能力：在心理学范畴将能力定义为能顺利而有效地完成某种活动所具备的一种个性心理特征，主要指的是个人的能力。一个机构或系统的能力应该是为了顺利完成某种活动所必备的各种条件。

我们将卫生应急工作能力定义为：为了顺利有效地完成卫生应急工作而应具备的各种条件。

社区卫生服务指在一定社区中，由卫生及有关部门向居民提供的以预防、医疗、康复和健康促进为内容的卫生保健活动的总称。

社区卫生服务机构的主要职责包括社区预防、社区保健、社区医疗、社区康复、社区健康教育、社区计划生育。

## 二、指标确定原则

科学性：是否符合相关法律法规规定，具有一定的理论基础。

可度量性：指标能提供评估所需的数据信息。

可实现性：评估指标在付出努力的情况下可以达到，避免设立过高或过低。

可操作性：评估指标是现实的、可以观察和验证的。

## 三、指标确定思路

根据卫生系统宏观模型理论和危机管理理论，通过文献研究、参考《中华人民共和国突发事件应对法》《突发公共卫生事件应急条例》《国家突发公共事件总体应急预案》等文件，将一级指标拟定为组织体系、资源构成、制度体系、预防与应急准备、监测预警、应急处置和救援、信息沟通、恢复重建8个一级指标，信息沟通在整个应急处理过程中都有所涉及，因此将其单独列为一级指标。参考《国家基本公共卫生服务规范（2011年版）》、社区卫生服务机构绩效考核指标体系、《国务院关于全面加强应急管理工作的意见》等文件拟定二级指标共 25 个，三级指标共 68 个（表 4A-2、表 4A-3、表 4A-4）。

## 四、指标体系评分说明

第一轮主要对各指标的重要性和可行性进行评价，在重要性和可行性下面一栏给出相应的代表数字，评分原则如下：

重要性：主要依据科学性和可实现性

可行性：主要依据可操作性和可度量性

表 4A-1　重要性和可行性

| 重要性 | 极重要 | 很重要 | 重要 | 一般 | 不重要 |
|---|---|---|---|---|---|
| 可行性 | 极可行 | 很可行 | 可行 | 一般 | 不可行 |
| 分值（分） | 9 | 7 | 5 | 3 | 1 |

表 4A-2　城市社区卫生服务机构卫生应急能力评价一级指标专家咨询表

| 一级指标 | 重要性 | 可行性 | 备注 |
|---|---|---|---|
| 1. 组织体系（参与应急工作的各种相关因素以及如何运行） | | | |
| 2. 资源构成（开展卫生应急工作所需的各种资源） | | | |
| 3. 制度体系（与卫生应急工作相关的各种制度） | | | |
| 4. 预防与应急准备 | | | |
| 5. 监测预警 | | | |
| 6. 应急处置和救援 | | | |
| 7. 信息沟通 | | | |
| 8. 恢复重建 | | | |
| 修改建议： | | | |

表 4A-3　城市社区卫生服务机构卫生应急能力评价二级指标专家咨询表

| 一级指标 | 二级指标 | 重要性 | 可行性 | 备注 |
|---|---|---|---|---|
| 1. 组织体系 | 1.1 领导组织（设置了应急工作的指挥部门或人员） | | | |
| | 1.2 工作机构（规定了由谁负责什么工作） | | | |
| | 1.3 运行机制（开展卫生应急工作的相关规定） | | | |

续表

| 一级指标 | 二级指标 | 重要性 | 可行性 | 备注 |
|---|---|---|---|---|
| 修改建议： | | | | |
| 2. 资源构成 | 2.1 人力资源 | | | |
| | 2.2 物质资源 | | | |
| | 2.3 经费资源 | | | |
| | 2.4 信息资源 | | | |
| 修改建议： | | | | |
| 3. 制度体系 | 3.1 管理制度 | | | |
| 修改建议： | | | | |
| 4. 预防与应急准备 | 4.1 培训演练 | | | |
| | 4.2 健康教育 | | | |
| | 4.3 预防接种 | | | |
| 修改建议： | | | | |
| 5. 监测预警 | 5.1 社区诊断 | | | |
| | 5.2 信息上报 | | | |
| | 5.3 其他如风险管理、预检分诊等 | | | |
| 修改建议： | | | | |
| 6. 应急处置和救援 | 6.1 医学救治能力 | | | |
| | 6.2 危险物的处理 | | | |
| | 6.3 实验室检测能力 | | | |
| | 6.4 其他措施如病人密切接触者管理、流行病学调查、疫点疫区处理、应急接种、预防性服药等 | | | |
| 修改建议： | | | | |
| 7. 信息沟通 | 7.1 信息通报（卫生系统内的沟通） | | | |
| | 7.2 沟通协调（与其他部门的沟通） | | | |
| | 7.3 信息发布（与社会公众、媒体的沟通） | | | |
| 修改建议： | | | | |
| 8. 恢复重建 | 8.1 参与恢复重建 | | | |
| | 8.2 事件评估 | | | |
| | 8.3 预案更新 | | | |
| | 8.4 奖励表彰 | | | |
| 修改建议： | | | | |

表 4A-4    城市社区卫生服务机构卫生应急能力评价三级指标专家咨询表

| 二级指标 | 三级指标 | 重要性 | 可行性 | 备注 |
|---|---|---|---|---|
| 1.1 领导组织 | 是否有专人担任应急总指挥 | | | |
| 修改建议： | | | | |
| 1.2 工作机构 | 是否有专人负责突发公共卫生事件报告 | | | |
| | 是否由专人组建卫生应急和医疗救援队伍 | | | |
| 修改建议： | | | | |
| 1.3 运行机制 | 是否制订了应急处置工作流程 | | | |
| | 是否制订了针对各类事件的应急预案 | | | |
| | 是否制订应急工作方案 | | | |
| | 是否制订了救治手册或技术方案 | | | |
| 修改建议： | | | | |
| 2.1 人力资源 | 临床医师的结构（数量、职称、工作年限） | | | |
| | 公卫医师的结构（数量、职称、工作年限） | | | |
| | 护师的结构（数量、职称、工作年限） | | | |
| | 志愿者的结构（数量、专业、工作年限） | | | |
| | 培训演练年平均次数 | | | |
| | 培训演练考核合格率 | | | |
| | 参加实际应急工作次数 | | | |
| | 对预案、制度、救治方案或手册的知晓情况 | | | |
| 修改建议： | | | | |
| 2.2 物质资源 | 是否有针对不同类型突发事件的防护装备 | | | |
| | 是否有针对突发事件的设备器械 | | | |
| | 是否有针对突发事件的药品、耗材 | | | |
| | 是否有针对突发事件的培训器材 | | | |
| | 是否有针对中毒、常见传染病的急救药品 | | | |
| | 是否有针对突发事件的消毒净化用品 | | | |
| | 是否有药品、设备器械等的生产商或供应商信息 | | | |
| | 是否有储备物资的储备清单 | | | |
| | 是否有储备药品、设备等的使用指南 | | | |
| | 是否有储备物资的消耗补充记录 | | | |
| | 是否有药品有效期的查验记录 | | | |

| 二级指标 | 三级指标 | 重要性 | 可行性 | 备注 |
|---|---|---|---|---|
| 修改建议： | | | | |
| 2.3 经费资源 | 是否有用于应急工作的专项经费 | | | |
| 修改建议： | | | | |
| 2.4 信息资源 | 是否有用于信息上报的专用电脑 | | | |
| | 是否能保证信息上报网络畅通 | | | |
| | 是否有用于存储相关信息的专用存储设备 | | | |
| 修改建议： | | | | |
| 3.1 管理制度 | 是否制订了应急人员、物资等管理制度 | | | |
| | 是否有部门人员间的协作沟通制度 | | | |
| 修改建议： | | | | |
| 4.1 培训演练 | 参加卫生系统的培训演练年平均次数 | | | |
| | 参加本单位组织的培训演练年平均次数 | | | |
| | 参加与其他部门合作的培训演练年平均次数 | | | |
| 修改建议： | | | | |
| 4.2 健康教育 | 是否制订开展健康教育活动的计划 | | | |
| | 实际开展健康教育活动的情况（次数和类型） | | | |
| 修改建议： | | | | |
| 4.3 预防接种 | 预防接种程序符合规范 | | | |
| | 覆盖率 | | | |
| | 合格接种率 | | | |
| | 查漏补种工作情况 | | | |
| 修改建议： | | | | |
| 5.1 社区诊断 | 是否能够开展社区诊断工作 | | | |
| 修改建议： | | | | |
| 5.2 信息上报 | 传染病报告情况 | | | |
| | 突发公共卫生事件报告情况 | | | |
| | 卫生监督协管信息报告情况 | | | |
| | 预防接种异常反应报告情况 | | | |
| | 其他事件的报告情况 | | | |
| 修改建议： | | | | |

| 二级指标 | 三级指标 | 重要性 | 可行性 | 备注 |
|---|---|---|---|---|
| 5.3 其他措施 | 是否能够开展疫情的风险管理 | | | |
| | 是否开设了预检分诊 | | | |
| | 群众举报渠道是否畅通 | | | |
| 修改建议： | | | | |
| 6.1 医学救治 | 是否能够对各种类型突发事件病人实行紧急救治 | | | |
| | 不能救治的患者能否及时转诊 | | | |
| 6.2 危险物的处理 | 是否能进行医疗废物处理规范化 | | | |
| | 是否能规范处理隔离控制区内的生活垃圾和其他危险物 | | | |
| 6.3 实验室检测能力 | 是否具备基本的检测能力，必要时可以运送到其他实验室进行检测 | | | |
| 6.4 其他措施 | 是否对患者和密切接触者进行规范管理 | | | |
| | 突发事件紧急医疗救援信息报告情况 | | | |
| | 能否协助流行病学调查 | | | |
| | 能否进行疫点疫区规范处理 | | | |
| | 是否开展应急接种和预防性服药 | | | |
| | 是否开展宣传教育和心理援助 | | | |
| 修改建议： | | | | |
| 7.1 信息通报 | 信息是否能在不同级别的医疗部门共享 | | | |
| 修改建议： | | | | |
| 7.2 沟通协调 | 是否能与其他部门互通消息 | | | |
| 修改建议： | | | | |
| 7.3 信息发布 | 是否及时进行公众宣传、媒体沟通 | | | |
| 修改建议： | | | | |
| 8.1 参与恢复重建 | 是否参与恢复重建工作 | | | |
| 修改建议： | | | | |
| 8.2 事件评估 | 是否能够及时进行评估，并撰写评估报告 | | | |
| 修改建议： | | | | |
| 8.3 预案更新 | 是否定期进行预案的修订 | | | |
| 修改建议： | | | | |
| 8.4 奖励表彰 | 是否对参加应急工作人员实行奖励表彰 | | | |
| 修改建议： | | | | |
| 对指标体系修改的整体建议： | | | | |

# 专家个人信息

**尊敬的专家：**

您好！

为了方便及时联系以及对专家咨询结果进行评价，我们需要了解您有关的个人信息以及您对本次咨询问卷做出判断的依据，请您分别填写以下表格。

1. 专家个人信息（表 4A-5）

表 4A-5　专家个人信息表

| 姓名 | | 学历 | |
|---|---|---|---|
| 职称 | | 职务 | |
| 联系电话 | | E-mail 地址 | |
| 工作单位 | | 您从事目前工作：　　　年<br>您从事社区卫生服务相关工作：　　　年<br>您从事过卫生应急相关工作：　　　年 | |

2. 专家对本咨询表的判断依据表（4A-6）（请您在相应的空格中打"√。"）

表 4A-6　专家的判断依据表

| 判断依据 | 对专家判断的影响程度 | | | | |
|---|---|---|---|---|---|
| | 几乎没有 | 少部分 | 部分 | 大部分 | 几乎全部 |
| 理论分析 | | | | | |
| 实践经验 | | | | | |
| 参考文献 | | | | | |
| 个人感觉 | | | | | |

3. 您对突发公共卫生事件应对工作的熟悉程度（表 4A-7）（请您在相应的空格中打"√"。）

表 4A-7　对突发公共卫生事件应对工作的熟悉程度表

| 非常熟悉 | 比较熟悉 | 一般 | 了解一点 | 不熟悉 |
|---|---|---|---|---|
| | | | | |

再次衷心感谢您的参与以及宝贵意见！

填表日期：　　　年　月　日

# 附录4B 城市社区卫生服务机构卫生应急能力评价研究

## 第二轮专家咨询表

尊敬的专家：

您好！

在您和其他专家的支持下，我们顺利完成了第一轮咨询（第一轮咨询了 27 名专家，其中大学教授 5 名，卫生应急业务人员 5 名，卫生应急管理人员 9 名，社区卫生服务人员 8 名），我们对所有专家的意见进行了汇总，现将专家们的主流意见反馈给您，由此展开第二轮咨询。

**第二轮专家咨询填表规则与第一轮相同，敬请您完成如下工作：**

（1）参考主流意见后，重新填写调查表，以使专家的观点较第一轮更为集中（表 4B-1、表 4B-2、表 4B-3、表 4B-4）。

（2）对所列指标的重要性和可行性（在社区开展此项工作的可行性）进行判断，在您认为的等级格内打"√"。

（3）给出三级指标的权重系数。

（4）如果有其他宝贵意见，请填写到问卷中的空白处。

请于 9 月 20 日前将填写好的调查表邮寄或发电子邮件到下列地址。感谢您真诚的支持与指导。

联系人：XXX

地址：XXX　　　　　　　邮编：

E-mail：　　　　　　　电话：＊＊＊＊＊＊（手机）

2012 年 9 月 13 日

表 4B-1　专家信息表

| 姓名 | | 学历 | |
|---|---|---|---|
| 职称 | | 职务 | |
| 联系电话 | | E-mail 地址 | |
| 工作单位 | | 您从事目前工作（是什么）　　　年<br>您从事社区卫生服务相关工作：　　　年<br>您从事过卫生应急相关工作：　　　年 | |

下列表格内的数字为第一轮咨询时选择该栏目的专家人数（总专家数 27 名，部分专家在第一轮咨询时直接修改了指标，因此部分指标未进行全部评分），请在数字栏直接用"√"标记出您本轮的意见。

表 4B-2　城市社区卫生服务机构卫生应急能力评价一级指标专家咨询表

| 一级指标 | 重要性 | | | | | 可行性 | | | | | 备注 |
|---|---|---|---|---|---|---|---|---|---|---|---|
| | 9 | 7 | 5 | 3 | 1 | 9 | 7 | 5 | 3 | 1 | |
| 1. 组织管理体系 | 20 | 5 | 1 | | 1 | 17 | 3 | 7 | | | |
| 2. 资源构成 | 15 | 9 | 2 | 1 | | 12 | 6 | 7 | 2 | | |
| 3. 预防与应急准备 | 13 | 10 | 4 | | | 10 | 9 | 8 | | | |
| 4. 监测预警 | 11 | 11 | 5 | | | 10 | 4 | 10 | 2 | 1 | |
| 5. 应急处置和救援 | 13 | 11 | 2 | 1 | | 8 | 9 | 8 | 2 | | |
| 6. 善后处理（恢复重建） | 7 | 4 | 10 | 5 | 1 | 5 | 4 | 11 | 7 | | |

说明：

1. 大多数专家认为"恢复重建"不是社区卫生服务机构的主要工作内容，但是其中有些内容还是很重要，根据《国家突发公共卫生事件应急预案》将其更名为"善后处理"，内容也做了相应调整。

2. 根据专家意见将组织与制度进行合并，改为组织管理体系。

3. 3、4、5 项名称根据"应对法"和"应急条例"不做更改。

4. 根据专家意见，为了避免内容交叉，将信息沟通这部分内容融入到其他指标当中。

修改建议：

表 4B-3　城市社区卫生服务机构卫生应急能力评价二级指标专家咨询表

| 一级指标 | 二级指标 | 重要性 | | | | | 可行性 | | | | | 备注 |
|---|---|---|---|---|---|---|---|---|---|---|---|---|
| | | 9 | 7 | 5 | 3 | 1 | 9 | 7 | 5 | 3 | 1 | |
| 1. 组织与管理体系 | 1.1 领导组织（社区卫生服务机构卫生应急工作的主要领导部门或人员） | 18 | 7 | 1 | 1 | | 13 | 10 | 3 | 1 | | |
| | 1.2 工作机构（由社区卫生服务机构的哪些部门或人员负责卫生应急工作） | 17 | 9 | 1 | | | 15 | 8 | 3 | 1 | | |
| | 1.3 制度体系（开展卫生应急工作的相关规定） | 18 | 7 | 2 | | | 10 | 9 | 7 | 1 | | |

说明：部分专家认为原来的分类方式组织体系与制度体系有交叉，不利于指标选择，因此将两部分合并为组织与管理体系。

修改建议：

| 一级指标 | 二级指标 | 重要性 | | | | | 可行性 | | | | | 备注 |
|---|---|---|---|---|---|---|---|---|---|---|---|---|
| 2. 资源构成 | 2.1 人力资源 | 18 | 6 | 3 | | | 14 | 3 | 8 | 2 | | |
| | 2.2 物质资源 | 11 | 12 | 4 | | | 10 | 6 | 9 | 2 | | |
| | 2.3 信息资源 | 13 | 8 | 6 | | | 5 | 11 | 9 | 2 | | |

说明：多数专家认为社区卫生服务机构没有专门用于应急的经费，也没有相应的文件要求，因此删除此项。

修改建议：

| 一级指标 | 二级指标 | 重要性 | | | | | 可行性 | | | | | 备注 |
|---|---|---|---|---|---|---|---|---|---|---|---|---|
| 3. 预防与应急准备 | 3.1 培训演练 | 14 | 10 | 3 | | | 12 | 10 | 5 | | | |
| | 3.2 健康教育 | 11 | 10 | 6 | | | 12 | 4 | 10 | 1 | | |
| | 3.3 预防接种 | 11 | 5 | 7 | 4 | | 13 | 5 | 4 | 5 | | |
| | 3.4 预案体系 | | | | | | | | | | | |
| | 3.5 预案更新 | 11 | 8 | 7 | 1 | | 10 | 7 | 7 | 3 | | |

说明：

1. 根据专家意见增加预案体系的指标。

2. 预案更新按照"应对法"和"应急条例"的结构将其归入预防与应急准备中。

3. 将培训和演练分开考核。

修改建议：

续表

| 一级<br>指标 | 二级指标 | 重要性 | | | | | 可行性 | | | | | 备<br>注 |
|---|---|---|---|---|---|---|---|---|---|---|---|---|
| | | 9 | 7 | 5 | 3 | 1 | 9 | 7 | 5 | 3 | 1 | |
| 4. 监测<br>预警 | 4.1 社区诊断 | 10 | 8 | 9 | | | 5 | 7 | 10 | 5 | | |
| | 4.2 信息上报 | 14 | 9 | 4 | | | 11 | 9 | 6 | 1 | | |
| | 4.3 常见传染病症状监测 | | | | | | | | | | | |
| | 4.4 其他 | 6 | 10 | 8 | 3 | | 4 | 5 | 11 | 7 | | |

说明：

    1. 社区诊断指运用社会学、人类学和流行病学的研究方法对社区各方面进行考察、发现问题的过程，主要目的是通过对调查数据的分析，找出服务对象最重要、最关心、最急需解决的医疗卫生问题。

    2. 增加传染病症状监测。

修改建议：

| 5. 应急<br>处置和<br>救援 | 5.1 医学救治能力 | 11 | 12 | 4 | | | 10 | 7 | 6 | 3 | 1 | |
|---|---|---|---|---|---|---|---|---|---|---|---|---|
| | 5.2 危险物的处理 | 10 | 6 | 7 | 3 | 1 | 7 | 6 | 6 | 6 | 2 | |
| | 5.3 其他措施 | 11 | 10 | 6 | | | 7 | 10 | 8 | 2 | | |

说明：根据专家意见删除实验室检测能力一项。

修改建议：

| 6. 善后<br>处理 | 6.1 经验总结 | 7 | 12 | 7 | | 1 | 4 | 6 | 13 | 3 | 1 | |
|---|---|---|---|---|---|---|---|---|---|---|---|---|
| | 6.2 奖励表彰（对本<br>单位的人员） | 6 | 9 | 8 | 3 | 1 | 9 | 7 | 5 | 4 | 2 | |

备注：

    1. 大多数专家认为恢复重建不是社区卫生服务机构的主要工作内容，因此将其删除。

    2. 大多数专家认为社区卫生服务机构很难开展事件评估，将其改为经验总结，我们认为总结一次突发事件处理后的经验教训还是有必要的。

表4B-4　城市社区卫生服务机构卫生应急能力评价三级指标专家咨询表

| 二级指标 | 三级指标 | 重要性 | | | | | 可行性 | | | | | 建议权重(0-10) | 备注 |
|---|---|---|---|---|---|---|---|---|---|---|---|---|---|
| | | 9 | 7 | 5 | 3 | 1 | 9 | 7 | 5 | 3 | 1 | | |
| 1.1 领导组织 | 是否有应急领导小组或专人指挥应急工作 | 17 | 6 | 1 | 1 | 1 | 14 | 6 | 5 | 3 | 1 | | |
| 1.2 工作机构 | 是否有专人负责突发公共卫生事件报告 | 15 | 10 | 1 | 1 | | 16 | 7 | 2 | 1 | 1 | | |
| | 能否组建卫生应急和医疗救援队伍 | 7 | 12 | 6 | 1 | | 8 | 10 | 6 | 1 | 1 | | |
| | 是否制订了应急处置工作流程 | 13 | 10 | 3 | | 1 | 12 | 11 | 3 | | | | |
| 1.3 制度体系 | 是否收集手册或救治手册了应急技术方案 | 7 | 10 | 6 | 2 | 1 | 5 | 11 | 5 | 3 | 2 | | |
| | 是否制订了应急人员、物资等管理制度 | 10 | 9 | 6 | 1 | | 10 | 10 | 5 | 1 | | | |
| | 是否有部门间的协作沟通制度 | 9 | 9 | 7 | | 1 | 8 | 6 | 8 | 4 | | | |

说明：根据专家意见见合并指标后进行了简化。

修改建议：

| 二级指标 | 三级指标 | 重要性 | | | | | 可行性 | | | | | 建议权重(0-10) | 备注 |
|---|---|---|---|---|---|---|---|---|---|---|---|---|---|
| | | 9 | 7 | 5 | 3 | 1 | 9 | 7 | 5 | 3 | 1 | | |
| 2.1 人力资源 | 临床医师的结构（数量、职称、工作年限） | 11 | 10 | 5 | | | 9 | 9 | 6 | 2 | | | |
| | 公卫医师的结构（数量、职称、工作年限） | 11 | 12 | 3 | | | 8 | 7 | 9 | 3 | | | |
| | 护师的结构（数量、职称、工作年限） | 8 | 10 | 7 | 1 | | 10 | 6 | 8 | 2 | | | |
| | 志愿者的结构（数量、专业、工作年限） | 4 | 7 | 9 | 5 | 1 | 4 | 8 | 6 | 7 | 1 | | |
| | 参加实际应急工作次数 | 9 | 8 | 8 | 1 | | 9 | 3 | 10 | 2 | 2 | | |
| | 对预案、制度、救治方案或手册的知晓情况 | 12 | 8 | 6 | | | 6 | 9 | 9 | 2 | | | |

续表

| 二级指标 | 三级指标 | 重要性 | | | | | 可行性 | | | | | 建议权重(0-10) | 备注 |
|---|---|---|---|---|---|---|---|---|---|---|---|---|---|
| | | 9 | 7 | 5 | 3 | 1 | 9 | 7 | 5 | 3 | 1 | | |
| 2.2 物质资源 | 是否有防护装备 | 11 | 8 | 6 | 1 | | 7 | 5 | 9 | 4 | 1 | | |
| | 是否有针对突发事件的设备器械 | 8 | 8 | 6 | 4 | | 5 | 6 | 8 | 6 | 1 | | |
| | 是否有针对突发事件的药品、耗材 | 11 | 5 | 9 | 1 | | 7 | 5 | 9 | 4 | 1 | | |
| | 是否有针对突发事件的培训器材 | 6 | 6 | 11 | 1 | 2 | 2 | 8 | 9 | 6 | 1 | | |
| | 是否有针对中毒、常见传染病的急救药品 | 12 | 7 | 6 | 1 | | 8 | 5 | 9 | 3 | 1 | | |
| | 是否有针对突发事件的消毒净化用品 | 11 | 8 | 4 | 3 | | 8 | 7 | 6 | 4 | 1 | | |
| | 是否有药品、设备器械等的生产商或供应商信息 | 8 | 4 | 9 | 3 | 2 | 7 | 5 | 9 | 4 | 1 | | |
| | 是否有储备物资的储备清单 | 8 | 9 | 8 | 1 | | 6 | 15 | 5 | | | | |
| | 是否有药品有效期的查验记录 | 9 | 7 | 8 | 2 | | 9 | 9 | 8 | | | | |
| 2.3 信息资源 | 是否有用于信息上报的电脑 | 9 | 7 | 6 | 4 | | 13 | 9 | 2 | 2 | | | |
| | 是否能保证信息上报网络畅通 | 15 | 7 | 3 | 1 | | 15 | 9 | 1 | 1 | | | |
| | 是否有用于存储相关信息的存储设备 | 4 | 13 | 5 | 3 | 1 | 8 | 11 | 5 | 1 | 1 | | |
| | 能否及时对相关信息的收集和整理 | | | | | | | | | | | | |

说明：根据专家意见将以上各二级指标进行了调整。将 2.1 中的培训演练移到预防与应急准备中，将 2.2 的指标根据重要性删除 3 个，2.3 中增加了一项对信息的收集和整理的要求。

修改建议：

续表

| 二级指标 | 三级指标 | 重要性 | | | | | 可行性 | | | | | 建议权重 (0~10) | 备注 |
|---|---|---|---|---|---|---|---|---|---|---|---|---|---|
| | | 9 | 7 | 5 | 3 | 1 | 9 | 7 | 5 | 3 | 1 | | |
| 3.1 培训演练 | 参加培训年平均次数 | 9 | 9 | 6 | 2 | | 11 | 6 | 5 | 4 | | | |
| | 参加培训考核合格率 | 6 | 12 | 5 | 2 | 1 | 7 | 6 | 8 | 4 | 1 | | |
| | 参加演练年平均次数 | 9 | 9 | 6 | 2 | | 11 | 6 | 5 | 4 | | | |
| 3.2 健康教育 | 是否制订开展健康教育活动的计划 | 8 | 10 | 8 | | | 10 | 7 | 9 | | | | |
| | 实际开展与卫生应急相关的健康教育情况（次数和类型） | 9 | 10 | 7 | | | 9 | 7 | 8 | 2 | | | |
| 3.3 预防接种 | 预防接种程序符合规要求 | 14 | 8 | 3 | 1 | | 9 | 11 | 4 | 2 | | | |
| | 一类疫苗预防接种覆盖率 | 12 | 9 | 4 | 1 | | 9 | 9 | 5 | 3 | | | |
| | 一类疫苗预防接种合格接种率 | 15 | 6 | 4 | 1 | | 11 | 7 | 6 | 2 | | | |
| | 一类疫苗预防接种查漏补种工作情况 | 13 | 5 | 6 | 2 | | 8 | 8 | 5 | 4 | 1 | | |
| 3.4 预案体系 | 是否有突发事件卫生应急总体预案 | | | | | | | | | | | | |
| | 是否有突发事件卫生应急专项预案 | | | | | | | | | | | | |
| 3.5 预案更新 | 能否根据上级部门要求及时进行预案更新 | 9 | 11 | 4 | 1 | 1 | 7 | 11 | 4 | 1 | 3 | | |
| 4.1 社区诊断 | 是否能够开展社区诊断工作 | 9 | 9 | 6 | 2 | | 5 | 4 | 9 | 6 | 2 | | |

说明：根据专家意见见进一步明确预防接种的各指标名称。

修改建议：

续表

| 二级指标 | 三级指标 | 重要性 | | | | | 可行性 | | | | | 建议权重(0-10) | 备注 |
|---|---|---|---|---|---|---|---|---|---|---|---|---|---|
| | | 9 | 7 | 5 | 3 | 1 | 9 | 7 | 5 | 3 | 1 | | |
| 4.2信息上报 | 传染病报告情况 | 17 | 7 | 1 | 1 | | 14 | 10 | 1 | 1 | | | |
| | 突发公共卫生事件报告情况 | 16 | 8 | 1 | 1 | | 11 | 10 | 3 | 2 | | | |
| | 卫生监督协管信息报告情况 | 8 | 8 | 7 | 2 | 1 | 6 | 8 | 7 | 3 | 2 | | |
| | 预防接种异常反应报告情况 | 12 | 10 | 2 | 2 | | 11 | 9 | 5 | 1 | | | |
| | 突发事件紧急医疗救援信息报告情况 | 12 | 9 | 5 | | | 10 | 5 | 8 | 3 | | | |
| | 其他事件的报告情况 | 7 | 8 | 7 | 4 | | 7 | 8 | 6 | 5 | | | |
| 4.3常见传染病症状监测 | 是否开展常见传染病症状监测 | | | | | | | | | | | | |
| | 是否开设了预检分诊（如发热门诊或肠道门诊等） | 8 | 11 | 5 | 1 | 1 | 6 | 9 | 6 | 4 | 1 | | |
| 4.4其他措施 | 群众举报渠道是否畅通 | 5 | 8 | 11 | 2 | | 5 | 4 | 11 | 6 | | | |

说明：大部分专家认为将"疫情的风险管理"虽然重要，但是在社区很难开展，因此删除此项。
修改建议：

| 二级指标 | 三级指标 | 重要性 | | | | | 可行性 | | | | | 建议权重(0-10) | 备注 |
|---|---|---|---|---|---|---|---|---|---|---|---|---|---|
| 5.1医学救治 | 是否能够对各种类型突发事件病人实行紧急救治 | 10 | 11 | 4 | 1 | | 6 | 7 | 8 | 4 | 1 | | |
| | 不能救治的患者能否及时转诊 | 14 | 8 | 4 | 1 | | 10 | 10 | 5 | 1 | | | |
| 5.2危险物的处理 | 是否能进行医疗废物处理规范化 | 9 | 6 | 11 | 1 | | 8 | 6 | 8 | 4 | 1 | | |
| | 是否能规范处理隔离控制区内的生活垃圾和其他危险物 | 9 | 7 | 9 | 1 | | 7 | 5 | 8 | 5 | 1 | | |

续表

| 二级指标 | 三级指标 | 重要性 | | | | | 可行性 | | | | | 建议权重(0-10) | 备注 |
|---|---|---|---|---|---|---|---|---|---|---|---|---|---|
| | | 9 | 7 | 5 | 3 | 1 | 9 | 7 | 5 | 3 | 1 | | |
| 5.3 其他措施 | 是否对病人和密切接触者进行规范管理 | 13 | 6 | 6 | 1 | | 8 | 7 | 6 | 5 | | | |
| | 能否协助流行病学调查 | 13 | 5 | 7 | 1 | | 10 | 5 | 8 | 3 | | | |
| | 能否进行疫点疫区规范处理 | 11 | 7 | 6 | 2 | | 8 | 4 | 9 | 4 | 1 | | |
| | 是否开展应急接种和预防性服药 | 11 | 9 | 4 | 2 | | 11 | 5 | 6 | 4 | | | |
| | 是否开展宣传教育和心理援助 | 10 | 7 | 7 | 2 | | 6 | 5 | 11 | 3 | 1 | | |

说明：根据专家意见将突发事件紧急医疗救援信息报告情况归到 4.2 信息上报中。

修改建议：

| 二级指标 | 三级指标 | 重要性 | | | | | 可行性 | | | | | 建议权重(0-10) | 备注 |
|---|---|---|---|---|---|---|---|---|---|---|---|---|---|
| | | 9 | 7 | 5 | 3 | 1 | 9 | 7 | 5 | 3 | 1 | | |
| 6.1 经验总结 | 能否对本单位的实际应急工作开展情况进行总结，并撰写报告 | 6 | 11 | 8 | | 1 | 1 | 14 | 6 | 2 | 3 | | |
| 6.2 奖励表彰 | 能否对本单位参加应急的人员进行奖励补助和表彰 | 7 | 10 | 6 | 3 | | 10 | 5 | 7 | 3 | 1 | | |

修改建议：

再次衷心感谢您的参与以及提出的宝贵意见！

填表日期：　　年　　月　　日

# 附录 4C　城市社区卫生服务机构卫生应急能力调查问卷

您好！

根据《社区卫生服务机构应急能力评价指标体系》设计了此调查问卷，目的是检验指标体系的信度和效度，同时了解社区卫生服务机构卫生应急能力现状。您的回答仅用于科学研究。

谢谢您的支持与合作。

XXXX 大学卫生管理与教育学院
社会医学与卫生事业管理教研室

联系人：XXX
联系电话：******

2012 年 11 月

填表说明：选择题请在选项后的方框内用"√"标注即可，其他题型按具体要求填写。

省、市（区、县）社区卫生服务中心

填表人：

联系电话：

电子邮件：

1. 请您填写本单位的服务人口数量是　人。

2. 您所在的单位中专业技术人员构成状况（表 4C-1）（在对应的方框内填上数字）

表 4C-1　所在单位中专业技术人员构成表

| | 职称 | | | 工作年限 | | | |
|---|---|---|---|---|---|---|---|
| | 初级 | 中级 | 高级 | ～5 年 | ～10 年 | ～20 年 | 合计 |
| 临床医师 | | | | | | | |
| 公卫医师 | | | | | | | |
| 护师 | | | | | | | |

3. 您所在的单位是否成立了医疗救援队伍　①是　②否　　若否，跳到第 4 题。医疗救援队伍人员构成状况见表 4C-2。

表 4C-2　医疗救援队伍人员构成状况表

| 应急工作中的主要任务 | 年龄 | 性别 | 职称 | 工作年限 | 日常工作所在科室 |
|---|---|---|---|---|---|
| | | | | | |
| | | | | | |

续表

| 应急工作中的主要任务 | 年龄 | 性别 | 职称 | 工作年限 | 日常工作所在科室 |
|---|---|---|---|---|---|
|  |  |  |  |  |  |
|  |  |  |  |  |  |
|  |  |  |  |  |  |
|  |  |  |  |  |  |
|  |  |  |  |  |  |

4. 您所在的单位是否成立了公共卫生应急队伍　①是　②否　　若否，跳到第 5 题。

公共卫生应急队伍人员构成状况见表 4C-3。

表 4C-3　公共卫生应急队伍人员构成状况表

| 应急工作中的主要任务 | 年龄 | 性别 | 职称 | 工作年限 | 日常工作所在科室 |
|---|---|---|---|---|---|
|  |  |  |  |  |  |
|  |  |  |  |  |  |
|  |  |  |  |  |  |
|  |  |  |  |  |  |
|  |  |  |  |  |  |
|  |  |  |  |  |  |
|  |  |  |  |  |  |

5. 您的单位是否有应急志愿者队伍（表 4C-4）（非本单位员工）　①是　②否　　若否，跳到第 6 题

志愿者队伍构成状况：

表 4C-4　志愿者队伍构成状况表

| 专业背景 |  |  |  |  |
|---|---|---|---|---|
| 负责的应急工作 |  |  |  |  |
| 数量 |  |  |  |  |

6. 您所在的单位是否参与处置过突发事件　①是　②否　　若否，跳到第 7 题。

（1）临床医师参与应急人次

（2）公卫医师参与应急人次

（3）护师参与应急人次

（4）志愿者参与应急人次

7. 您所在单位是否有应急领导小组或专人负责本单位的应急工作　①有，（填写人员的职务即可）　②没有

8. 您所在单位是否有专人负责突发公共卫生事件报告　①有（填写人员的职务或部门）　②没有

9. 您所在单位是否能及时进行信息的收集和整理　①是　②否

10. 您所在单位是否制订了应急处置工作流程　①是　②否

11. 您所在单位是否有救治手册或技术方案指导卫生应急工作　①是　②否

12. 您所在单位是否有突发事件卫生应急总体预案　①是　②否

13. 您所在单位是否制订了适合本地区的突发事件卫生应急专项预案　①是　②否　若否，跳到第14题。

专项预案的类型（多选）　①传染病　②不明原因疾病　③食物中毒　④职业中毒　⑤其他_____（请注明）

14. 您所在单位是否根据上级要求进行预案的更新　①是　②否

15. 您所在单位是否制订了应急人员管理制度　①是　②否

16. 您所在单位是否制订了物资管理制度　①是　②否

17. 在突发事件发生时，能否与其他部门进行信息沟通，相互协调合作　①是　②否

18. 根据您单位资源的储备情况，在相应的方框内填上1（有）或0（没有）（表4C-5）。

表 4C-5　资源储备情况表

| 防护装备 | 设备器械 | 培训器材 | 一般药品 | 急救药品 | 低值易耗材料 | 消毒净化用品 | 商家信息 | 物资储备目录 | 药品查验记录 | 物资使用记录 | 物资维修记录 | 物资补充记录 | 信息报送专用电脑 | 网络是否保持畅通 | 信息存储设备 |
|---|---|---|---|---|---|---|---|---|---|---|---|---|---|---|---|
| | | | | | | | | | | | | | | | |

19. 您所在单位是否组织专业技术人员参加应急知识培训　①是　②否　若否，跳到第20题。

（1）应急培训　次/年，是否进行考核　①是，合格率　%　②否

（2）应急培训内容包括（多选）　①预案　②应急相关制度　③救治方案

④操作手册　⑤其他＿＿＿＿（填写具体内容）

20. 您所在单位是否组织志愿者参加应急知识培训　①是　②否　　若否，跳到第21题。

（1）应急培训　次/年，是否进行考核　①是，合格率　％。　②否

（2）应急培训内容包括（多选）　①预案　②应急相关制度　③救治方案　④操作手册　⑤其他（填写具体内容）

21. 您所在单位是否组织专用技术人员参与应急演练　①是　②否　　若否，跳到第22题

（1）应急演练　次/年

（2）应急演练情况

规模：①机构全体成员参与，　次/年　②应急队伍人员参与，　次/年

类型：①本单位组织的应急演练，　次/年　②卫生系统应急演练，　次/年

③与其他部门合作应急演练，　次/年

22. 您所在单位是否组织志愿者应急演练　①是　②否　　若否，跳到第23题。

应急演练　次/年

23. 您所在单位是否制订了全年活动计划　①是　②否

24. 您所在单位是否开展了与卫生应急相关的健康教育活动　①是　②否　　若否，跳到第25题。

实际开展的与卫生应急相关的健康教育活动情况　①发放印刷材料　份/年

②发放音像材料　份/年　③组织咨询或宣传活动　次/年　④设置宣传栏

次/年⑤其他＿＿＿＿（填写名称、次数）

25. 在突发事件发生时是否开展过应急宣传教育　①是，传染病　次，食物中毒　次，职业中毒　次，不明原因疾病　次，其他（具体事件类型）次。　②否

26. 您所在单位是否开展疫苗的预防接种工作　①是　②否　　若否，跳到第27题。

在疫苗的预防接种过程中，是否开展了下列工作（表4C-6），在对应的方框内填1（开展的工作）或0（没有开展的工作）。

表4C-6　疫苗接种过程中的工作

| 接种前 | | 接种时 | | | 接种后 | |
|---|---|---|---|---|---|---|
| 冷链系统的监测 | 通知接种相关要求 | 核对受种对象 | 健康状况询问 | 核查疫苗 | 填写接种记录 | 现场观察 |
| | | | | | | |

27. 您所在单位预防接种情况：一类疫苗预防接种的覆盖率　％，一类疫苗预防接种的合格接种率　％。

28. 您所在单位是否开展了一类疫苗的查漏补种工作　①是，次/年　②否

29. 您的单位是否定期对辖区内突发事件发生情况进行汇总分析　①是
②否

30. 您的单位是否对辖区内可能发生的突发事件进行预测，并采取针对措施
进行预防　①是　②否

31. 请将您所在单位的信息上报情况填入表 4C-7。

表 4C-7　所在单位信息上报情况表

| 事件类型 | 报告率（%） | 报告及时率（%） | 网络直报率（%） | 报告完整率（%） |
|---|---|---|---|---|
| 传染病 | | | | |
| 其他突发公共卫生事件 | | | | |
| 卫生监督协管信息报告 | | | | |
| 预防接种异常反应报告 | | | | |
| 突发事件紧急医疗救援信息报告 | | | | |
| 其他类型事件 | | | | |

32. 您的单位是否开展了常见传染病症状的监测　①是　②否　　若否，跳
到第 33 题。

开展了哪些传染病症状的监测（多选）　①发热　②腹泻　③其他_____
（请填写具体名称）

33. 您的单位是否开设了预检分诊　①是　②否　　若否，跳到 34 题。

开设了哪些预检分诊（多选）　①发热门诊　②肠道门诊　③感染科门诊
④其他（填写具体名称）

34. 当有突发事件发生时，您的单位是否会进行现场处置　①是　②否
若否，跳到第 35 题

当需要进行现场处置时，从接到突发事件报告信息到出发平均需要的时间：

（1）突发传染病疫情

①5 分钟以内　②10 分钟以内　③20 分钟以内　④30 分钟以内　⑤30 分钟以上

（2）食物中毒

①5 分钟以内　②10 分钟以内　③20 分钟以内　④30 分钟以内　⑤30 分钟以上

（3）职业中毒

①5 分钟以内　②10 分钟以内　③20 分钟以内　④30 分钟以内　⑤30 分钟以上

（4）不明原因疾病

①5 分钟以内　②10 分钟以内　③20 分钟以内　④30 分钟以内　⑤30 分钟以上

（5）其他突发事件

①5 分钟以内　②10 分钟以内　③20 分钟以内　④30 分钟以内　⑤30 分钟以上

35. 您所在单位是否对病人和密切接触者进行管理

①是（哪些种疾病）　②否

36. 您所在单位是否协助进行过流行病学调查　①是（哪些疾病或事件）
　　②否

37. 您所在单位是否进行过疫点或疫区的处理　①是（哪些种疾病）　②否

38. 您所在单位是否进行突发事件处置的书面总结　①是　②否　　若否，
　　跳到第 39 题

书面总结中包含的内容（多选）　①应急准备　②应急处置　③处置结果
④经验教训　⑤提出改进意见　⑥其他_____（填写具体内容）

39. 您所在单位突发事件处置结束后，是否对参加应急的人员进行（多选）
　　①奖励　②补助　③表彰　④对渎职人员进行惩罚　⑤没有相应的处置
　　措施　⑥其他_____（填写具体内容）


**本次调查结束，再次感谢您对本次调查的大力支持！**

# 附录 4D　社区卫生服务机构卫生应急能力评价指标体系及各指标权重（表 4D-1）

表 4D-1　社区卫生服务机构卫生应急能力评价指标体系及各指标权重

| 一级指标 | 权重系数 | 二级指标 | 权重系数 | 三级指标 | 权重系数 |
|---|---|---|---|---|---|
| 1. 组织管理体系 | 0.19 | 1.1 领导组织 | 0.0628 | 1.1.1 应有应急领导小组或专人指挥应急工作 | 0.0628 |
| | | 1.2 工作机构 | 0.0636 | 1.2.1 应有专人负责突发公共卫生事件报告 | 0.0346 |
| | | | | 1.2.2 组建卫生应急和医疗救援队伍 | 0.0290 |
| | | 1.3 制度体系 | 0.0636 | 1.3.1 制订应急处置工作流程 | 0.0167 |
| | | | | 1.3.2 收集救治手册或技术方案 | 0.0148 |
| | | | | 1.3.3 制订了应急人员、物资等管理制度 | 0.0162 |
| | | | | 1.3.4 有部门人员间的协作沟通制度 | 0.0159 |
| 2. 资源构成 | 0.18 | 2.1 人力资源 | 0.0623 | 2.1.1 临床医师的结构 | 0.0130 |
| | | | | 2.1.2 公卫医师的结构 | 0.0130 |
| | | | | 2.1.3 护师的结构 | 0.0108 |
| | | | | 2.1.4 志愿者的结构 | 0.0118 |
| | | | | 2.1.5 对预案、制度、救治方案或手册的知晓情况 | 0.0137 |
| | | 2.2 物质资源 | 0.0554 | 2.2.1 有针对突发事件的防护装备 | 0.0067 |
| | | | | 2.2.2 有针对突发事件的设备器械 | 0.0065 |
| | | | | 2.2.3 有针对突发事件的药品、耗材 | 0.0069 |
| | | | | 2.2.4 有针对突发事件的培训器材 | 0.0047 |
| | | | | 2.2.5 有针对中毒、常见传染病的急救药品 | 0.0067 |
| | | | | 2.2.6 有针对突发事件的消毒净化用品 | 0.0065 |
| | | | | 2.2.7 有药品、设备器械等的生产商或供应商信息 | 0.0050 |
| | | | | 2.2.8 有物资储备清单 | 0.0061 |
| | | | | 2.2.9 有药品有效期的查验记录 | 0.0063 |
| | | 2.3 信息资源 | 0.0623 | 2.3.1 有用于信息上报的电脑 | 0.0164 |
| | | | | 2.3.2 能保证信息上报网络畅通 | 0.0171 |
| | | | | 2.3.3 有用于存储相关信息的存储设备 | 0.0135 |
| | | | | 2.3.4 能及时进行相关信息的收集和整理 | 0.0153 |

| 一级指标 | 权重系数 | 二级指标 | 权重系数 | 三级指标 | 权重系数 |
|---|---|---|---|---|---|
| 3. 预防与应急准备 | 0.18 | 3.1 培训演练 | 0.0375 | 3.1.1 参加培训的年平均次数 | 0.0127 |
| | | | | 3.1.2 参加培训的考核合格率 | 0.0121 |
| | | | | 3.1.3 参加演练的年平均次数 | 0.0127 |
| | | 3.2 健康教育 | 0.0361 | 3.2.1 制订开展健康教育活动的计划 | 0.0173 |
| | | | | 3.2.2 实际开展与卫生应急相关的健康教育情况 | 0.0188 |
| | | 3.3 预防接种 | 0.0348 | 3.3.1 预防接种程序符合规范要求 | 0.0089 |
| | | | | 3.3.2 一类疫苗预防接种覆盖率 | 0.0088 |
| | | | | 3.3.3 一类疫苗预防接种合格接种率 | 0.0089 |
| | | | | 3.3.4 一类疫苗预防接种查漏补种工作情况 | 0.0082 |
| | | 3.4 预案体系 | 0.0351 | 3.4.1 有突发事件卫生应急总体预案 | 0.0170 |
| | | | | 3.4.2 有突发事件卫生应急专项预案 | 0.0181 |
| | | 3.5 预案更新 | 0.0365 | 3.5.1 能根据上级部门要求及时进行预案更新 | 0.0365 |
| 4. 监测预警 | 0.17 | 4.1 社区诊断 | 0.0427 | 4.1.1 能够开展社区诊断工作 | 0.0427 |
| | | 4.2 信息上报 | 0.0481 | 4.2.1 传染病报告情况 | 0.0088 |
| | | | | 4.2.2 突发公共卫生事件报告情况 | 0.0088 |
| | | | | 4.2.3 卫生监督协管信息报告情况 | 0.0066 |
| | | | | 4.2.4 预防接种异常反应报告情况 | 0.0082 |
| | | | | 4.2.5 突发事件紧急医疗救援信息报告情况 | 0.0086 |
| | | | | 4.2.6 其他事件的报告情况 | 0.0071 |
| | | 4.3 症状监测 | 0.0445 | 4.3.1 开展常见传染病症状（发热、腹泻等）监测 | 0.0445 |
| | | 4.4 其他措施 | 0.0347 | 4.4.1 开设预检分诊（发热、肠道门诊等） | 0.0347 |
| 5. 应急处置与救援 | 0.18 | 5.1 医学救治 | 0.0646 | 5.1.1 能够对病人进行先期救治 | 0.0313 |
| | | | | 5.1.2 能够进行及时转诊 | 0.0333 |
| | | 5.2 危险物的处理 | 0.0562 | 5.2.1 能够进行医疗废物规范化处理 | 0.0276 |
| | | | | 5.2.2 规范处理隔离控制区内的生活垃圾和危险物 | 0.0286 |

| 一级指标 | 权重系数 | 二级指标 | 权重系数 | 三级指标 | 权重系数 |
|---|---|---|---|---|---|
| 5. 应急处置与救援 | 0.18 | 5.3 其他措施 | 0.0592 | 5.3.1 对病人和密切接触者进行规范管理 | 0.0119 |
| | | | | 5.3.2 协助进行流行病学调查 | 0.0120 |
| | | | | 5.3.3 疫点疫区规范化处理 | 0.0114 |
| | | | | 5.3.4 能够开展应急接种和预防性服药 | 0.0119 |
| | | | | 5.3.5 能够开展应急宣传教育 | 0.0120 |
| 6. 善后处理 | 0.10 | 6.1 经验总结 | 0.0524 | 6.1.1 对本单位应急工作开展情况进行书面总结 | 0.0524 |
| | | 6.2 奖惩措施 | 0.0476 | 6.2.1 对本单位参加应急工作的人员进行奖励补助和表彰,对渎职人员进行惩罚 | 0.0476 |

# 第5章 卫生应急储备

## 第一节 概　述

## 一、储备与应急储备

卫生应急储备是卫生应急体系基础设施建设的重要一环，是卫生应急工作顺利开展的后勤保障和保证，也是卫生应急管理的重要内容之一，是储备与应急储备相关理论、方法与技术在卫生领域中的具体应用。

### （一）基本概念

**1. 储备**　储备是保证社会再生产连续不断、有效进行的一种有目的的储存物资的行动，所以，物资储备是一种能动的储存形式，是一种有目的的物资的暂时停滞状态。马克思提出的"任何商品，只要它不是从生产领域直接进入消费或个人消费，因而在这个间歇期间处在市场上它就是商品储备的要素"（《马克思、恩格斯全集》第 24 卷，第 161 页）就是指的这种情况。

**2. 储备和库存、储存的区别**　在物流科学体系中，经常涉及库存、储备及储存这几个概念，而且经常被混淆。其实，三个概念虽有共同之处，但仍有区别，认识这个区别有助于理解"储备"的含义。

（1）库存：库存指的是仓库中物资所处的暂时停滞状态。要明确两点：其一，物资所停滞的位置，不是在生产线上，不是在车间里，也不是在非仓库中的任何位置，如汽车站、火车站等类型的流通结点上，而是在仓库中；其二，物资的停滞状态可能由任何原因引起，而不一定是某种特殊的停滞。这些原因大体上有：①能动的各种形态的储备；②被动的各种形态的超储；③完全的积压。

储备和库存的本质区别：第一，库存明确了停滞的位置，而储备这种停滞所处的地理位置远比库存广泛得多，储备的位置可能在生产及流通中的任何点上，可能是仓库中的储备，也可能是其他形式的储备；第二，储备是有目的的、能动的、主动的行动，而库存有可能不是有目的的，有可能完全是盲目的。

（2）储存：储存是包含库存和储备在内的一种广泛的经济现象，是一切社会形态都存在的经济现象。马克思指出："产品储存是一切社会所共有的，即使它不具有商品储备形式这种属于流通过程的产品储备形式，情况也是如此。"（《资本论》第 2 卷，第 140 页）。在任何社会形态中，对于不论什么原因形成停滞的物资，也不论是什么种类的物资在没有进入生产加工、消费、运输等活动之前或在这些活动结束之后，总是要存放起来，这就是储存。这种储存不一定在仓库中，也不一定有储备的要素，而是在任何位置，也有可能永远进入不了再生产和消费领域。但在一般情况下，储存、储备两个概念是不做区分的。

物流学的储存概念是包括储备、库存在内的广义的储存。和运输的概念相对应，储存是以改变"物"的时间状态为目的的活动，从克服产需之间的时间差异获得更好的效用。

**3. 应急储备**　应急储备是指国家为了应付自然灾害、事故灾难、公共卫生事件和社会安全事件等突发事件，保护人民生命财产安全，维护国家安全、公共安全、环境安全和社会秩序而在平时有计划地建立一定数量的物资、货币、生产能力等方面的储存或积蓄。

## （二）储备的功能

**1. 保障国家活动和人民生活的社会稳定功能**　如 2008 年四川特大地震灾害后，中央储备立即集中力量向地震灾区投放 16.4 万吨粮油，确保受灾群众有饭吃；储备局向灾区投放 44 000 桶燃油，以免外国石油供应中断对灾区造成影响；另有 16 辆油罐卡车和 5 个移动燃油罐调往四川，改善分销供应能力。这充分体现了中央储备的力量和在应对突发事件中的绝对关键效能和作用。

**2. 保障国家安全的功能**　储备是为了保卫国防安全，应对突发性巨灾和风险，提高应急保障能力的战略措施，是确保国防安全的重要手段之一。国家战略物资的储备是和平时期经济动员准备的重要内容，起着"蓄水池"和"缓冲器"的作用，一旦发生战争，战争初期的消耗主要依赖平时国家和军队的储备。

**3. 保障国民经济的宏观调控功能**　储备在社会经济安全方面已经是不可或缺的条件。尽管在经济全球化和新经济时代扑面而来的今天，国家经济安全被赋予了广泛的内涵，其不仅包括能源和其他重要原料在内的资源安全，还包括国内、国际货币市场安全、资本市场安全、外汇市场安全、信息安全等诸多领域。但资源安全始终是确保国家经济安全的基础所在，是一国实现可持续发展的根本保障。

储备是一种国家层面上的社会保险基金，它们应对突发性巨大灾难具有强制性的保险功能。储备可以化解国家层面的非系统风险，具有后备性或保险性。

## （三）储备的特征

**1. 实物性和财产性**　广义的储备包括实物储备和金融资产储备。通常分类有：①为了维护安全需要而储备的物资；②为了保证经济生活稳定持续发展（应对灾害等突发性巨灾和风险）所做的储备；③为维护社会生活稳定正常进行的储备；④国家金融资产储备。这些储备具有实物属性和财产属性。这些属性说明，它们在进入需要和使用过程时，不需要经过社会的分配环节和市场的供给—需求配置环节，可以由国家和政府部门直接投放和使用。

**2. 应急性和预期性**　从古今中外储备历史中可知，储备从来都是为防备战争、灾害及经济失衡等突发性巨灾和风险而建立的。这些不确定的突发性巨灾和风险，有可能导致社会偏离正常的轨道，对社会公共安全和稳定造成较大影响，直接或间接影响区域、国家或全球经济中的供给与需求，造成社会供给与需求远离平衡态。显而易见，建立储备的根本目的是为了"不时之需"，是不得已而为之。如果没有不确定的突发性巨灾和风险，储备就失去了意义。所以防备性的"预期"和投入使用中的"应急"是储备的根本属性，而储备的直接实物和财产属性也为应急属性的发挥提供了必要条件。自然和社会的突发性巨灾和风险发生的时间性和空间性是不可预知的，但是，国家和政府有防范意识，有预期性、前瞻性和主动性。这就是人们所常说的未雨绸缪。

**3. 完全公共性**　储备的完全公共性体现为两点：①从物质效能和使用上看储备的完全公共产品属性。储备和公共基础设施、政府提供的公共管理和服务、公共事业一样，具有公共产品的特征。这是因为，市场主体没有义务和能力为国家安全主动承担责任，不可能主动承担国防、应对突发性巨灾和风险和宏观经济调控所需要的储备。在储备领域存在着市场失灵。储备的完全公共产品属性是因为全体社会的每一个成员在需要时都有使用它们的权利、机会和份额。②从存在形式和产权属性上看储备的完全公共产品属性。储备不是准公共物品，它们的所有权是国家、全体公民和社会，它们的使用权也是如此。储备的完全公共产品属性是因为它们是由国家和政府代表国家的全体社会成员而提供的、拥有的和使用的。

**4. 完全垄断性**　储备的完全垄断性是由以下几个方面决定的：①储备各方面的信息（储备的具体内容、数量和区域等）由国家和政府部门绝对垄断和保密；②它们的提供不经过市场途径，而由国家和政府根据需要直接吞吐、调配和投入使用；③它们不是市场机制决定的供求；④它们是国家垄断的公共品。

**5. 高度机动性**　储备的高度机动性意味着储备在存储、投放和使用过程中，它们可以不必经过社会的分配过程和市场的配置过程。

## （四）储备的分类

按照不同的维度，储备可以做出不同分类。

1. 按照储备对象的不同，储备可以分为物资储备、生产能力储备和资金储备。

（1）物资储备：指关系国家和地区国计民生的粮食、能源等战略物资，以及应对突发事件时重要的、紧缺的药品、医疗器材和食品等紧急救援与生存保障物资的直接储备。物资储备是最主要的储备形式，也是事件发生时需要首先启用的储备。随着社会的发展和科技的进步，世界各国在物资储备的内容上发生了质的变化。以医疗用品储备为例，各种急救器材、理疗药品不再占主导地位，而各种生化疫苗、检测试剂的存储量则大大增加。

（2）生产能力储备：指某些物资平时只储备少量或不储备，利用商业运作模式，由生产或经营厂家负责保障，在事件发生时通知其进行生产，在规定时间内将物资运达指定地点。生产能力储备要求物资便于生产，生产或经营厂家生产能力充足。平时消耗量少、不宜储存管理、事件发生时需要量又大的物资可采用这种储备方式，一般来说，厂家要在 24 小时内或 36 小时内将物资送达指定地点。

（3）资金储备：指贵重金属、外汇及本国货币的储备，必要时可以通过贸易获得需要的物资。某些物资器材、高技术装备的零部件和维修材料等价格昂贵，更新换代周期大为缩短，因此大量进行实物储备必然导致资源严重浪费，可采用财力储备的方式，有事件发生时用储备的经费购置需要的保障物资，这样可大大减少管理环节，提高保障效率。

2. 按照储备层次的不同，储备可以分为国家储备和地方储备。国家储备由国家有关行政部门（或委托相应职能部门）直接掌握，用于整体行动和重点支援。地方储备由省、市、县等地方政府（或委托相应职能部门）掌握，用于本地突发事件时的应急保障和意外急需。

## （五）我国应急储备的现状

**1. 规范性建设** 目前，我国已颁布《中华人民共和国突发事件应对法》《中华人民共和国防震减灾法》《破坏性地震应急条例》《中华人民共和国防洪法》等法律法规。个别单行法中建立了应急储备制度，如《中华人民共和国突发事件应对法》第 32 条规定了应急储备制度的建立；但并未成为普遍做法，规定本身也非常简单。国家还编制了《国家粮食应急预案》《国家医药储备应急预案》《国家物资储备应急预案》《煤电油运综合协调应急预案》《国家自然灾害救助应急预案》《国家综合减灾"十一五"规划》《国家突发公共事件总体应急预案》等，但尚无一个综合性、规范化的专门针对应急救援物资储备的规定。

有效保障应急物资的供应是成功处置突发事件的重要前提。我国民政救灾物资和防汛物资的储备制度相对较为完善，分别建立了中央和地方两级储备管理制度。

**2. 储备库建设** 中央级救灾储备物资由民政部根据救灾工作需要与财政部协商后，委托有关地方省级人民政府民政部门定点储备。担负中央级救灾储备物资储备任务的省级人民政府民政部门为代储单位。目前，中央级救灾储备物资代

储单位有天津、辽宁、黑龙江、安徽、河南、湖北、湖南、广西、四川、陕西
10个省（区、市）民政厅（局）。中央级救灾物资定点储备在天津、沈阳、哈尔
滨、合肥、郑州、武汉、长沙、成都、南宁、西安10个城市。

　　国家防总办公室指定有关省（自治区、直辖市）防汛抗旱指挥部办公室和流
域机构防汛办公室（以下简称代储单位）的防汛物资仓库（以下简称定点仓库）
进行储备。国家防汛抗旱总指挥部办公室在全国共指定了15个中央级防汛物资
储备定点仓库。

### （六）我国应急储备存在的问题

　　**1. 管理分散，政策不协调**　我国的各类储备分散给各个系统和部门管理，
没有建立统一的国家应急物资储备指挥系统和机构，缺乏统筹管理。有的实行行
政事业单位的管理，有的实行企业化管理，有的实行委托管理。采购资金有的由
国家财政拨款，有的由银行贷款、财政贴息，有的从风险基金中解决。储存费用
有的由国家财政负担，有的由承储企业承担，而且标准不统一。这种多头管理的
现状，造成国家难以从整体上合理规划储备品种数量和仓库建设布局，各自通过
不同渠道采购储备物资，信息不透明、不共享，造成某些物资重复储备，某些物
资储备不足、欠缺甚至空白；各建各的储备仓库或租用社会仓库，一些部门仍在
由国家出资新建仓库，某些部门的仓库却长期空置；对需要紧急调用的物资数量
和分布状况也难以准确掌握，在对突发事件和危机的预防或应对上失去主动权。

　　**2. 储备物资结构规模难以满足需要**　我国地域广阔，民族众多，气候各异，
发生各种突发事件或战争等情况后，不同地区对储备物资品种的要求也不尽相
同。应急物资根据用途不同可分为防护用品、生命求助、生命支持、求援运载、
临时食宿、污染清理、动力燃料、工程设备、器材工具、照明设备、通讯广播、
交通运输、工程材料13类239种。目前，我国各物资储备体系储备物资的种类、
品种和数量还相对缺乏，某些应急物资的储备量较少甚至空白，尚难以满足各地
对物资的多样化需求，如10个中央级救灾物资储备库中储备的主要是帐篷，地
方储备的救灾物资也仅限于帐篷、棉衣、棉被和少量的救生装备。国家物资储备
系统一般只有成品油、黑色金属、火炸药、橡胶等几十种物资，离紧急抢救、保
障灾民生活所需要的应急物资要求还有相当大的差距。

　　**3. 储备基础设施和手段较为落后**　国家物资储备仓库大多是20世纪50～70
年代初建立的，基础设施比较简陋，经过几十年的运行，大量设备设施严重老
化。近年来，国家虽然投入大量更新改造资金，但由于历史问题，仓库机械设备
更新仍然较慢，高科技的仓库设备应用少，现代化管理技术引进少。后来建设了
10个中央级救灾物资储备仓库，但由于仓库建设资金基本由地方自筹，受到资
金量的限制，库的大小及标准都不高，大部分应急救灾储备仓库的建设及配套设
施均不完善，搬运尚以人拉肩扛的原始工作方式为主，大大降低了应急储备物资

的装卸及搬运效率。汶川大地震救灾中，从合肥救灾物资储备中心调运 2 万余顶帐篷，动用了合肥武警总队的 550 名干警搬运装卸，前后花费时间长达 20 多个小时。储备物资管理的信息化程度也不高，许多救灾物资储备数据库和灾害数据库处于单机、封闭状态，缺乏救援物资的生产厂商、名称目录、货物类型、可供数量、运输路线等信息系统数据库，不同地区及部门采用不同的技术体制，互通互联比较困难，难以对突发公共事件做出快速反应。

### （七）应急储备的目标与任务

近些年来，我国的突发公共事件频发，要求我们立足现有条件，着眼未来，有效应对、快速响应，制订一个科学的建设目标，以指导应急储备建设。

**1. 应急储备的目标**　以国家为单位，同时应对两起各类特别重大（Ⅰ级）突发公共事件灾害的应急物资保障能力；基本保证事发地以外地区社会经济正常运转和人民生活正常进行。

**2. 应急储备工作的目标**　以科学发展观为指导，以应对突发公共事件为统揽，按照统筹规划、属地管理、分级负责、分类储备的原则，使分散储备和集中储备有机结合，点线面融合配套，全社会有效覆盖，充分挖掘和利用社会潜力，建成国家、军队、地方、市场和家庭"五位一体"，布局合理、规模适度、结构优化、质量可靠的具有中国特色的应急储备系统，为应急物流体系提供数量充足、高效可靠的物质基础条件。

目前，我国广大城乡家庭基本上还没有针对可能发生的突发公共事件建立应急储备的思想意识。必须在全社会大力倡导建立家庭层面包括应急食品、应急生活用品、自救应用具等在内的应急储备。这方面，日本等世界发达国家和地区走在了前面，如日本为抵御震灾，罗列了包括保存期较长的饮用水、便携报警器、应急灯、家庭防灾急救医药箱、救护用具等在内的家庭应急储备清单。

**3. 应急储备工作的任务**

（1）常态化建设：应急储备不能临时抱佛脚，也不可能一劳永逸，必须进行长期、艰苦的建设。特别是各级党委政府要高度重视，以对历史负责、对人民生命财产安全负责的态度，将应急储备建设列入经常性议事日程，做到常议常抓，加强组织领导，加大经费投入，务求建设实效；通过建立健全相关法规制度，将应急储备建设纳入法制化运行轨道；整合应急实物储备信息资源，建立实时共享的信息通联机制。

（2）商业化运作：应急储备尽管很大程度上是政府的一种公益性事业，但也应积极适应社会主义市场经济条件，积极运用市场经济法则和价值规律，推动应急储备的健康持续良性发展。特别是要落实应急储备资金和管理经费，建立应急储备更新、轮换的财政补偿政策和核销制度，充分调动全社会参与应急储备建设的积极性，更加广泛地利用社会物资储备资源和力量为应急储备建设服务；合理选定储备方式，依托大中型企业建设国家应急物资紧急生产和配送的能力储备，缓解重要应急物资峰值需求，减轻经常性储备压力，减少储备中的自然损耗和损失；完善应急物资轮换更新机制，将应急物资的轮换更新纳入市场流通渠道，变"死储待用"为"活储备用"，避免社会资源的无谓浪费，使应急储备的综合效益达到最优。

（3）科学化管理：应急储备建设必须注重采用现代管理技术和方法为其"增速""助力"，坚持建管并重、以管促建，实现建设效率和效益的最大化。特别是要运用现代信息技术和仓储理论，建立科学的需求预测机制、及时的应急响应机制和灵活的调节控制机制，提高应急物资供应保障的反应速度；运用先进的物资包装和 RFID、GIS、北斗卫星导航定位等技术手段，进一步加强应急物资的活性建设，实现物资的全程可视可控；强化应急物资储备基础配套建设，统一编制应急物资编码，实施标准化管理，为信息化管理创造有利条件。

# 二、卫生应急储备

20 世纪 70 年代，我国就建立了国家医药储备制度。1997 年起，在中央统一政策、统一规划、统一组织实施的原则下，建立了中央与地方两级医药储备制度，实行动态储备有偿调用的制度。目前医药储备资金规模达 12 亿，其中中央 5.5 亿元、地方 6.5 亿元，分别由国务院及各省（自治区、直辖市）人民政府落实。各地和专业机构也根据自身条件和要求建立了多种储备方式。

## （一）卫生应急储备的概念

卫生应急储备是各级人民政府和有关部门针对各类突发公共事件和突发公共卫生事件卫生应急行动，用于医疗救援和传染病控制、中毒处置、核与放射损伤处置、心理干预等工作需要，根据不同事件特点、规模和大小，为保障应急处置和恢复重建工作的物资及时供给所采取的一种主动的储存物资行动。

卫生应急储备的物资具有以下作用：一是具有救生作用，即挽救生命，如止血、镇痛、抗休克、维持生命指征；二是缓解作用，即缓解伤情、病情，促进健康，如各种治疗药品、手术器械、卫生装备；三是防病作用，即预防或阻止疫情流行，如各种防疫药品、防疫器材及装备。

## （二）卫生应急储备的目的和意义

目的是保障和保证政府在处置重大公共事件和重大公共卫生事件时，卫生应急所需物资和用品能及时供应、补充、更新。

卫生应急储备是建立健全卫生应急保障机制的重要组成部分，也是应急体系基础设施建设的重要一环。

## （三）卫生应急储备的特点

卫生应急物资储备具有以下特点。

**1. 紧急性突发事件**　造成的人员伤害往往需要实施紧急救治，而救治的基础是充足的物资储备。因此，在任何时候，储备物资准备必须充分，保障行动必须快速。例如，1990 年 6 月，中国某地发生$^{60}$Co 源辐照装置事故，7 名工作人员分别受到 2.0～12Gy 剂量的 γ 射线照射，造成中度以上骨髓型急性放射病。物资储备部门紧急供应了大量新鲜血液、细胞因子、生长因子等生物制品和抗感染药物，有力保障了患者的救治工作。

**2. 不确定性突发事件**　不确定性对物资的事前储备和准备造成了困难，而且还会引发难以预料的次生灾害。例如，1995 年日本阪神 7.2 级地震引发了多起火灾；2005 年东南亚地震引起海啸；2008 年四川汶川大地震造成了"堰塞湖"及水灾威胁。应对工作必须根据灾情变化，以更灵活的方式做好与物资储备相关的物资准备，及时提供适宜的物资。

**3. 集中性突发事件**　物资需求的集中性主要是由伤病发生的集中性造成的。例如，2002 年 9 月 14 日，南京江宁区汤山镇发生"毒鼠强"中毒，由于无特效药品，只能依靠对症处理，其中医疗仪器设备占急救物资的 42%，特别是人工球囊呼吸器对挽救生命发挥了重要作用。四川汶川大地震造成约 40 万人受伤，受伤者大多为建筑物坍塌造成的挤压伤、骨折、外伤等，需要大量的氯化钠注射液、杀虫剂等防疫物资。物资需求的集中性要求事先有足够的储备，同时，具有足够的远程调运和运输能力，以及强有力的物资管理设施和技术水平，以应付大量物资的集中验收、存放、调运和配送任务。

**4. 阶段性应急医学救援**　具有明显的阶段性，特别是重大灾难。灾难医学救援分为三个阶段。①应急期：抢救生命是应急期最显著和突出的任务，外伤／伤口类急救物资储备是其重点。②亚急期：灾难造成的破坏改变自然和人工环境，环境状况开始恶化。与此同时，当地的疾病谱也开始恢复，与灾难无直接关系的疾病开始增长。伤病的确定性医疗和防疫物资储备是此期的重点。③恢复期：疾病谱基本恢复到灾前水平，因灾难而造成的伤残者进入康复期，物资储备与灾前逐步一致。

**5. 多样性突发事件的突变性**　应急医学救治的阶段性引发的直接结果就是物资需求的多样性。例如，1948 年阿什巴德地震后，伤寒发病率上升了 36%，急性痢疾的发病率上升了 22%。1963 年"佛罗拉"台风袭击海地南部地区，20 万人无家可归，居民中疟疾流行。1976 年唐山地震，震后 3 天，肠炎、痢疾开始发生并迅速蔓延，1 周后达高峰。物资储备必须根据这些变化适时进行调整。

## （四）卫生应急储备的原则

各级医疗卫生机构按照卫生行政部门的统一部署，根据"统一规划、分级储备、确保急需、突出重点、品种齐全、动态储备"的工作原则，结合所承担的应急任务，制订各级医疗卫生机构卫生应急储备计划，建立科学、经济、有效的应急储备和运行机制，确保应急物资计划、采购、储备、调用、补充等工作科学有序开展。省级储备是重点，国家储备作为补充和支持，地（市）、县级储备主要应对日常应急工作。

### （五）卫生应急储备物资的种类

卫生应急储备物资可以按照其性质划分。

**1. 通用物资**

（1）通用急救物资：通用急救物资属于现场抢救必需的物资，主要包括包扎用的急救包、急救敷料、固定用的夹板、石膏绷带，止血、镇痛、急救、麻醉、抗休克、抗感染等用的物资，大致可以分成抗感染、镇痛与镇静、麻醉及麻醉辅助、抗休克与呼吸兴奋、止血、调节水及电解质和酸碱平衡、激素与维生素、敷料和包扎固定材料等种类。

（2）通用防治物资：无论何类突发事件都会诱发一些常见的疾病，如消化系统疾病、呼吸系统疾病、心理障碍性疾病等，严重的突发事件还容易造成环境污染问题。如1995年1月17日，日本阪神大地震后的第15天，共有6107名患者入院治疗，其中因地震致伤入院者2718人（44.5%），因各种疾病住院者3389人（55.5%），因挤压综合征、外伤、疾病的死亡率分别是13.4%、5.5%、10.3%。因此，通用防治物资也成为突发事件应急救援的一大类必备物资。通用防治物资主要包括上呼吸道感染防治药物、胃肠道疾病防治药物以及少量的心血管系统药物等。

**2. 专用物资**

（1）地震伤救治物资：地震伤员中常见的是骨折（20%）、挤压伤（10%）、颅脑伤（5%）、软组织伤（50%）。通用急救物资能够满足大多数地震伤员的救治，但对于挤压伤治疗时间相对较长，需要补充专用急救物资，其他物资包括帐篷、便携式发电机、电动吸引机、多功能麻醉机、人工呼吸机、透析机、一次性手术用敷料、换药器材和敷料等。

（2）水灾伤救治物资：水灾造成的死亡主要是淹溺、外伤、皮肤病、眼病、消化道疾病，抢险救灾人员还易发生中暑。因此，水灾伤病救治物资主要包括输液、镇静、肾上腺皮质激素、眼药水、皮肤病用药、抗暑药品、上呼吸道感染用药、消化道用药等。

（3）火灾伤救治物资：火灾致伤通常以烧伤为主，但烧伤不仅局限于皮肤，还会导致眼部损伤和呼吸道损伤，另外，严重的烧伤还可引起烧伤性休克、胃肠道应激性溃疡、肺部感染、心功能不全、应激性糖尿病、脑水肿、血栓性静脉炎等并发症。主要治疗及药物包括抗休克、抗感染、输液、解除血管和支气管痉挛、胰岛素和维生素、营养、抗应激性溃疡、激素、创面处理及杀菌消毒、烧伤敷料等。

（4）化学事故伤防治物资：化学事故伤是指化学危险品由于各种原因造成众多人员的局部或全身损伤。常见的化学事故伤有刺激性气体中毒、窒息性气体中毒、有机溶剂中毒、高分子化合物中毒、农药中毒等。化学事故伤防治物资除一般急救物资外，主要是防护洗消用具、生化检验设备以及对应特定化学物质中毒的解毒药品。由于针对化学事故伤特异性解毒治疗药物较少，主要采用非特异性解毒治疗对症处理。

（5）核事故伤防治药物：核事故伤包括体外辐射和体内辐射，体外辐射可引起急性放射病，体内辐射往往因误食、吸入或经伤口吸收放射性物质沾染的食物或尘埃，引起内照射，危害局部脏器。核损伤的防治物资主要有抗放药物、促排剂、止吐和镇静药、抗感染药物、免疫增强药、维生素类及营养药、改善微循环药、抗排斥药、抗出血药等。此外，还有防护和洗消用具等。

（6）烈性传染病防治物资：烈性传染病是指突发性、高致病性、流行性传染病，如 SARS、禽流感、$O_{157}$ 等，以及恐怖分子施放的生物制剂。烈性传染病防治物资除专用特效药物之外，主要是非特异的支持疗法。特效药物主要有疫苗、抗毒素、抗生素等。此外，某些器材对于有效阻断疾病流行具有重要作用。如口罩、手套、护目镜、防护隔离服等。

**3. 后勤保障物资**　除通用物资、专用物资外，还包括一些后勤保障物资，如各类帐篷、暖风机、发电机、海事卫星 Mini M 站、GPS（全球定位系统）等。

### （六）卫生应急物资储备方式

结合应急需求，统一规划，实行物资储备、生产能力储备、资金储备相结合的方式进行储备，实施动态管理，及时调整、补充。关于物资储备、生产能力储备及资金储备，详见第一节有关内容。

## 三、卫生应急储备计划

卫生应急储备计划既是开展卫生应急储备工作的重要依据，又是评价卫生应急储备工作效果的衡量尺度，是在科学预测、分析与评估基础上，对用于应对突发事件潜在风险和今后卫生服务需求而开展卫生资源储备工作的具体措施和方案的总称。为了保证卫生应急储备工作顺利开展，相关部门及其管理者越来越关注卫生应急储备计划及其编制工作。

### （一）卫生应急储备计划的编制

根据对当地可能发生灾害等突发事件的潜在风险和卫生服务需求的评估，确定所需的卫生资源，制订卫生应急储备计划，科学规范、及时有效地进行物资储备和调用。在制订卫生应急计划时，除了要明确储备物资的种类、品目、数量、规格、标准外，还应明确做好储备工作的各项保障措施和具体执行方案。

卫生应急储备计划的编制过程如下。

**1. 对当地的能力和可用资源造册登记，并对信息库定期更新**　资源包括人力资源、物资、交通、特种设备等，见表 5-1，表 5-2。

表 5-1　人力资源登记表

| 人力资源 | 类别 | 数量 | 备注 |
|---|---|---|---|
| 管理人员 | 应急管理人员 | | |
| 技术人员 | 医疗救援人员 | | |
| | 公共卫生人员 | | |
| 后勤人员 | 后勤人员 | | |

表 5-2　卫生应急物资储备目录

| 资源分类 | 名称 | 型号/规格 | 数量 | 备注 |
|---|---|---|---|---|
| 个人防护 | 防护服 | | | |
| | 洗手衣 | | | |
| | 隔离衣 | | | |
| | 防护眼镜/眼罩 | | | |
| | 一次性口罩 | | | |
| | 12 层棉纱口罩 | | | |
| | 口罩 | | | |
| | 隔离靴 | | | |
| | 一次性鞋套 | | | |
| | 一次性乳胶手套 | | | |
| 医用器材 | 血压计和听诊器 | | | |
| | 体温计 | | | |
| | 注射器 | | | |
| | 输液皮条 | | | |
| | 担架 | | | |
| | 导尿包 | | | |
| | 清创缝合包 | | | |
| | 绷带 | | | |

续表

| 资源分类 | 名称 | 型号/规格 | 数量 | 备注 |
|---|---|---|---|---|
| 医疗急救装备 | 氧气瓶 | | | |
| | 鼻导管 | | | |
| | 心电图机 | | | |
| | 监护仪 | | | |
| | 简易呼吸器 | | | |
| 后勤保障装备 | 数码照相机 | | | |
| | 接线板 | | | |
| | 照明设备 | | | |
| | 浸泡桶 | | | |
| 消杀物品 | 84 消毒液 | | | |
| | 含氯消毒液 | | | |
| | 聚维酮碘 | | | |
| 普通抢救药品 | 盐酸哌替啶 | | | |
| | 吗啡 | | | |
| | 纳洛酮 | | | |
| | 地西泮 | | | |
| | 多巴胺 | | | |
| | 间羟胺 | | | |
| | 硝酸甘油 | | | |
| | 阿托品 | | | |
| | 利多卡因 | | | |
| | 呋塞米 | | | |
| | 20%甘露醇 | | | |
| | 地塞米松 | | | |
| | 异丙嗪 | | | |
| | 氨茶碱 | | | |
| | 10% 氯化钾注射液 | | | |
| | 50% 葡萄糖注射液 | | | |
| | 10%葡萄糖酸钙 | | | |
| | 5%碳酸氢钠 | | | |

**2. 确定危害因素并估计其影响**　根据自然灾害、事故灾难、突发公共卫生事件和社会安全事件类型，列出本地区可能的灾害类别以及每类灾害类别的危害因素清单，根据每种危害因素特点来确定物资储备的种类和规模（表5-3）。

表5-3　当地曾发生各类事件信息及所需物资清单

| 灾害类别 | 发生时间 | 灾害规模 | | 所需物资种类 | 所需物资规模 |
| --- | --- | --- | --- | --- | --- |
| | | 受灾范围 | 受灾人数 | | |
| 自然灾害 | | | | | |
| | …… | | | | |
| 事故灾难 | | | | | |
| | …… | | | | |
| 突发公共卫生事件 | | | | | |
| | …… | | | | |
| 社会安全事件 | | | | | |
| | …… | | | | |

**3. 需求评估**　做好突发事件物资储备，必须优先了解灾害或灾难发生时对医疗卫生救援的实际需要。应急物资需求估计的主要方法如下。

（1）灾害或灾难的大小评估：包括灾害或灾难的地理范围，面积和影响人口，对建筑物、道路、公共设施的破坏程度，道路交通，治安等情况的评估。这种评估可以借助于新闻报道和通讯，以及现场实地调研，还可以借助现代高科技手段，如空中视觉评估、卫星遥测、全球定位技术、地理信息系统等。

（2）健康危害及当地卫生服务能力评估：包括灾害或灾难造成的死亡数和死亡率、发病数和发病率、损伤类型、疾病类型，以及当地卫生服务设施受破坏程度，是否具有救治和转运能力等。

（3）物资需求估计：以紧急医疗救援为例。

第一步，估算需要救治的总人次或日救治人次。以当地总人口为基础，按照预计伤亡率和发病率计算各伤种、病种的总人次。

第二步，了解确定的救治和后送原则及范围，评估手术率、输液率、抗休克率、换药率、检查率、检验率的大小。

第三步，按照救治的需要，选择确定物资储备种类和品种。

第四步，以每百名伤员或病员为基数，评估需要使用某种药品的人数比例，或需要进行手术或检查的人数比例。

第五步，根据药品的规定日剂量和一般治疗疗程，计算每百名伤员或病员需要某种药品的数量；或者，根据每人次手术、检查、检验的平均用量，计算每百名伤员或病员需要某种物资的数量。

第六步，按比例推算，把每百名伤员或病员的物资需求量推算到救治总人数时的物资需求总量。预计受灾地区的物资储备任务量。

**4. 需求估计时需要考虑的因素**　物资需求量估计值需要根据当时的实际情况进行调整，如交通运输条件、伤病严重状况、新技术新方法采用情况等都会给物资需求量带来一定的影响，最好是列出在事件发生前、中和后必须做的每件事情清单。评估需求也最好使用百分比，如 x‰的受影响人群需要救助。同时还必须考虑当地的实际情况以及所需的外部资源援助。需要考虑的主要需求类型是早期医疗卫生救援物资、生活保障类物资、现场工作装备、人群干预药物等。

**5. 确定储备内容**　根据当地登记资源和需求评估结果，确定需要储备的内容。

**6. 编制储备计划**　制订科学的储备计划，本着节约资源、提高效率、有效应对的方针，按照统一规划、分级储备的原则，制订国家、省、地（市）、县四级物资储备计划。以地方储备为重点，国家储备作为补充和支持，区、县级储备主要应对日常应急工作。

储备计划编制前应重新回顾并明确以下内容：①至少过去 3 年发生的突发公共卫生事件；②存在的危险因素，如生产有毒有害化学品的工厂数量、发病率较高的传染病；③可能危及的最大人群数和社区人口规模；④现有的物资种类和市场供应情况；⑤技术人员队伍现状；⑥政府的财政预算。

近年来，各级医疗卫生机构参与了一些重大活动的卫生保障任务，在制订应急物资储备计划时，应结合本地区传染病的特点、活动规模、参加人员等因素综合考虑，适当增加生物恐怖、核和辐射事件、境外可能传入疾病的检测试剂、诊断试剂、疫苗，以及相关仪器设备的储备。

**7. 确定物资储备的方式及优先次序，明确职责**　首先画出应急行动框架图，考虑事件的严重程度和影响大小，列出最严重的事件类型和潜在突发事件；然后还要列出政策依据，保证影响最小。要让责任主体能清楚自己该做什么，不该做什么。可根据各自的主动性和专业技能绘出流程图，确定每一个节点的作用。

**8. 完善计划**　因为卫生应急储备计划为事前计划，所以需要不断完善、更新，使计划的操作程序和长期的组织和管理细则固定下来。

**9. 计划演练。**

**10. 评估计划**　主要是在事件发生后启动了计划，对实施计划的有效性加以估计，以吸取经验并加以运用。

### （二）应急物资储备成本测算

突发事件的应急物资储备除了要考虑社会价值和社会效益外，还要考虑成本效益。实际上，成本问题也是物资储备实施结果的量度或评价工具。

**1. 成本测算的内容**　应急物资储备成本包括购买物资储备的费用、订购费用、储存保管费用、搬运和运输费用等。通常，根据成本的属性，将物资储备成本归为两类，即直接成本和间接成本。直接成本是指为提供某项应急物资储备活动而发生的费用。这种费用可以根据凭证直接计入应急物资储备项目中，如药品费、器材费、搬运费、运输费、保管费、储存费、订购费等。间接成本是指有些费用与某项应急物资储备活动间接相关，或者并非针对应急物资储备活动，如物资储备供应保障部门的仓库建筑、拥有的固定设备和设施，不仅用于应急物资储备，也用于平战时的经常性物资储备工作，因此，这部分费用应当在这些活动中分摊。另外，物资储备部门的管理费、办公费等一些经常性的开支也属于间接成本，也应当分摊到各项活动上。

为了成本测算准确、可靠，应当明确规定测算内容。实际操作中，可以借用财务报账的方法，按支付形态记账，即对以下内容进行测算：①劳务费：为应急物资储备提供工作或劳务所支取的报酬，包括工资收入、奖金及各项补助等；②公务费：与应急物资储备有关的办公费、差旅费、通信费、邮资和公杂费等；③业务运行费：维持应急物资储备活动所消耗的费用，包括运输车辆，仪器设备，搬运设备消耗的油、水、电以及零部件更新和维修费等；④药品器材费：购买药品、敷料、化学试剂、医用耗材、医疗器材等的费用；⑤固定资产折旧及维修费：包括房屋建筑、仪器设备、家具、设施等各种固定资产的损耗；⑥采购、储存、保管、搬运和运输过程中的损耗、损坏等。

**2. 成本测算的方法**　测算物资储备成本时，第一，要确定哪些活动、哪些花费可以归为应急物资储备活动。凡与应急物资储备活动有关的事项都列入测算范围。第二，按照直接成本和间接成本，分别测算劳务费、公务费、业务运行费、药品器材费、固定资产折旧及维修费、供应保障各环节中的损耗和损耗费。第三，对间接成本进行分摊，根据"收益原则"，即谁收益谁分摊，谁收益多谁分摊多，不收益不分摊的原则，确定分摊比例。第四，将直接成本加上分摊的间接成本即为总成本。常见的成本测算方法有以下几种。

（1）按储备环节计算物资储备成本：即分别按采购、保管、配送、搬运、包装、信息、管理等环节计算保障成本。目的是发现成本高的环节，以便寻找降低成本的突破口，也有助于设定成本合理化的目标。

（2）按适用对象计算物资储备成本：即按服务对象、地区、产品等来计算成本。例如，按照服务对象计算成本，就是要算出专业队伍、机动队伍和后方医疗卫生机构的物资供应额与供应成本，了解不同服务对象之间存在的差别和原因，以便改进工作，提高效益。同样，按照地区也可计算出北方地区、南方地区、沿海地区、西部地区等物资储备成本；按照产品计算出药品、卫生材料、医疗器械、仪器设备、防疫的物资储备等成本。

（3）按作业活动计算成本：与按储备环节计算物资储备成本类似，但界定范围有所不同，如作业活动可能分为设计作业、生产作业、仓储作业、运输作业等。有些功能如包装、信息、管理等就包括在相对应的作业中。

成本测算的最终目的是弄清成本的大小，明确成本合理与否，找到如何降低成本的方法和途径。

## （三）应急物资储备经费预算与计划

**1. 预算控制**　预算是经法定程序批准的政府、机关、团体和事业单位在一定期间的收支预计。突发事件发生时，卫生救援的物资储备需求尚不十分明确，因此，那时的需求是一个比较粗略的估计，根据这一估计编制的预算称为预算方案。通常，依据突发事件的性质、严重程度和危害情况，参照国内外同类事件的伤亡情况，对物资储备需求做出一个总预计，并对总经费做出估算。应急物资储备经费预算大多是在一个粗略的框架下进行，随着卫生救援工作的开展和深入，经费预算可以适当调整。目前，我国经济实力日益增强，用于突发事件救援的经费筹集将更容易落实。但是，无论何时何地，预算控制总是平衡经费收入和支出的重要手段，也是确保经费合理使用、杜绝浪费和贪污的有效方法。

预算控制是提供物资储备经费使用状况和数量的说明，目的是更好地控制物资储备部门的财务活动，如预计用于购买药品、卫生材料、易耗器材、医疗仪器、设备等的费用，用于组织储存、保管、搬运、运输的费用，用于开设物资储备供应保障中心或兵站所需设施、设备、材料等的费用。

预算控制分为以下几步：①根据物资储备预计需求和经费筹集情况，编制合适的预算，包括：劳务费、公务费、业务运行费、药品器材费、固定资产折旧及维修费、供应保障各环节中的损耗和损坏费。②每隔一定时间，把应急物资储备活动的实际执行情况与预算进行比较。这就要求建立起严格的物资储备管理制度，应急物资储备的收入、支出、库存等都要及时登记、核算，确保数据真实、可靠。③分析实际执行情况与预算之间的差异。由于灾情的复杂性，实际执行情况可能与预算有较大出入，应当客观分析物资储备执行情况中哪些是因为需求发生变化，哪些是因为物资储备执行出现偏差，正确揭示和解释这些差异的原因。④积极采取办法，消除差异。预算控制是手段，不是目的。由于应急物资储备同样不可能超出现有的物资保障能力，因此需要采取一定的措施，消除预算与实际执行间的差异，具体措施有三，一是调整物资储备的品量结构，二是增加物资储备预算额，增拨物资储备供应品种和数量，三是减少或控制物资储备消耗水平，适度减少需求。

**2. 预算优化**　预算是一个管理过程，因为不同部门对预算的开支范围和数额会有不同的看法和要求，例如，物资储备供应保障的主管部门希望预算切实可行，既能按时完成任务，达到预定目标，又能在比较低的费用支出范围内；而储备物资仓库等一线部门则试图取得尽可能宽松的预算。另一方面，预算毕竟好似一种推测和估计，因此，有若干种不同的或有差别的预算，即不同的预算方案。从不同的利益出发，可能倾向于不同的预算方案。为了克服预算中存在的缺陷，应当运用成本效益分析方法对预算进行优化。

成本效益分析是比较多个应急物资储备方案所耗费的全部成本和由此产生的效益的一种方法，目的是选择成本效益为优的保障方案。具体方法是测算每一方案所需投入的总成本和可能获得的总效益，计算效益与成本的比值，即比较单位成本的效益大小，或者每万元成本的效益多少等。然后，比较各个方案的效益成本比，效益成本比越大，该方案越好。

**3. 经费计划**　经费计划是根据应急物资储备预算所做的财务支持计划。重点是明确经费开支范围，核定经费支出的具体项目，落实支付方法。经费计划首先要对重点保障的物资储备品种、数量，及其所需经费予以核定；其次，要对应急物资储备机构运作及其劳动力使用所需经费予以核定；最后，要留有足够的机动经费，以应付临时性或未预计到的物资储备需求。

# 四、卫生应急物资储备的管理

根据医疗卫生机构应急工作的性质和特点，按照国家相关法规要求，规范应急物资的统筹计划、政府采购、调度供应、更新补充和仓储管理工作，建立卫生应急物资储备信息管理系统和科学的评估体系，建立科学、规范的应急物资储备管理模式。

## （一）卫生应急储备管理模式

**1. 原则**　按照统一储备、集中管理、分类保管、合理调配、科学使用、注重效益、平战结合的原则管理，并采取品种控制、总量平衡、动态储备的方式，以保证应急物资储备的安全、保值和有效使用。

**2. 任务**　贯彻执行应急物资管理的规章制度，做到科学评估、周密计划、有效采购、合理配备、规范使用、慎重保管、安全保养，及时维护各类应急物资，保持应急物资处于良好技术状态，保障卫生应急任务、演练及其他任务的需要。

**3. 职责**　实行岗位责任制。依据储存单位和应急队伍的组编方案确定管理责任，并实行三定制度：定主管领导、定管理单位、定保管和使用人员。确保应急物资随时处于完好待命状态，保证卫生应急工作的需要。

**4. 范围**  卫生应急物资储备的管理内容包括资产和资金管理、计划管理、采购管理、储存管理、调用管理、使用管理和回收、废旧物资管理、技术管理、档案管理、储备能力管理十个方面。

### （二）资产和资金管理

购买的各类应急物资均为国有资产，应根据国有资产管理相关制度进行管理。储备资金是卫生应急专项资金，包括储备物资的采购、轮换、储存、管理、运输、销毁等费用，储备单位应实行专账专户管理，做到专款专用，每年度进行资金审计清算，确保储备资金的有效使用。

保值轮储的应急物资由储备单位自主进行轮转销售，确保储备资金的保值安全使用；对核销报损品种，由储备单位进行统计汇总，经储备管理小组研究批准后，提前半年向储备单位拨付轮换采购资金。

对接受的社会捐赠应急物资，根据有关规定进行统一接受、集中管理、统筹安排、规范使用。接受捐赠的应急物资，按照捐赠协议和审核批准的计划执行，专款专物专用，并将其纳入应急物资储备中，以充分整合资源，发挥最大使用效益。应急物资的购置、管理、更新及日常维护等经费纳入应急运转工作经费预算。

### （三）计划管理

承担应急物资储存任务的单位可根据国家有关部门疫情、灾情、突发公共卫生事件的预测信息，按照实际需要和冗余的原则，制订下一年度应急物资储备计划，并报上级主管部门，上级主管部门要根据卫生应急工作的重点、方向和任务，统筹安排各类物资的储备。应急物资储备计划应遵循以下 6 条原则：一是按照应急队伍分类进行配备；二是按照应急队伍的任务配置功能模块；三是按照应急队伍的最高规模确立品量；四是按照完全自我保障形式确定装备种类；五是按照标准化要求设置基本装备单元；六是遵循立足成熟装备、着眼长远发展的原则。

### （四）采购管理

应急物资采购分为正常采购和紧急采购、耗材的补充。正常采购是指纳入年度经费预算，并得到批准，按照国家有关规定的正常采购程序进行的采购。紧急采购是指未纳入年度部门预算，根据突发公共卫生事件应急处置工作的紧急需要，按照特殊程序进行预算和采购，用于应急工作、训练与救援的低值易耗品和耗材的补充采购，由储存单位根据实际需要和消耗情况提出购买计划，经费纳入年度运转工作经费预算。

### （五）储存管理

1. 需要建立健全应急物资仓储管理制度，加强应急物资的入库、出库管理，实行复核签字，并按统一要求对应急物资进行固定资产登记，做到"实物、标签、台账"三相符。

2. 加强应急物资的储存质量管理，落实专人负责，实行月检制度并建立检查档案。

3. 应急物资仓储管理人员应由具有一定技术素质的应急队伍人员或专职装备管理人员担任。仓储管理人员要严格遵守和执行应急物资仓储管理制度。管理人员工作变动时，应当严格履行交接手续。

4. 应急物资实行专储管理，专储场所要避光、通风良好，必须采取防火、防盗、防腐、防潮、防鼠、防污染措施和具备警报（或监视系统）设施，并按照重点安全保卫部位的要求，采取必要的安全防护措施。

5. 应急物资要分类保管，定位存放，摆放整齐，标识明确，留有通道，严禁接触酸、碱、油脂、氧化剂和有机溶剂等。落实"三分四定"（"三分"是区分携行、运行、后留，"四定"是定人、定物、定车、定位）的要求。

6. 储存的应急物资要采用应急物资专用标签，标明品名、规格、产地、编号、数量、质量、生产日期、入库时间等。储存物资要做到实物、标签、账目相符，定期盘库。应急物资验收入库、保管、出库、发放等要有完备的出入库登记手续。

7. 应急物资储存单位应按照卫生应急工作要求，对新购置入库的应急物资进行数量和质量验收，完备入库档案，并在验收工作完成后将验收入库的情况报告单位领导。储存单位应根据调用单位应急工作需求，及时办理出库手续，详细记录物资种类、数量、批号、调用地点，并妥善保管办理情况及出库、运输等有效凭证。

## （六）调用管理

各级医疗卫生机构应建立物资储备调用机制。卫生应急物资储备用于各级医疗卫生机构处置和应对突发公共卫生事件。应急物资的调度和使用，可实行"无偿调用、及时添平补齐"的原则，保证物资储备的动态平衡。制订应急物资储备调拨和使用方案，建立物资储备管理更新、盘存、应急调用制度。各级物资储备的调用，应首先提出申请，经有关部门批准后，向代储单位下达调令。若情况紧急，也可先电话报批后补手续。申请的内容包括调用物资品名、用途、数量、运往地点、时间要求等。已消耗的物资应在规定的时间内，按调出的规格、数量和质量重新购置，并在指定的仓库储备。

## （七）使用管理和回收

使用者在使用应急物资装备时应当严格遵守操作规程，规范使用，规范操作，爱护物资，做到谁使用，谁保管，谁负责。在使用中物资设备存在的问题，使用者要及时反馈给储存单位，以便维护和改进。卫生应急行动结束之后，应急队伍或部门对调用的装备器材须尽快进行清点，及时归还储存单位，并报告应急物资的使用、回收、损坏情况。储存单位负责应急物资的回收工作，应严格接收检查、验收和登记手续，确保应急物资能完好归库。

### （八）废旧物资管理

经过技术鉴定，符合转级、报废条件的应急物资应当转级、报废。应急物资转级、报废技术标准按照有关规定执行。应急物资的质量等级分为新品、在用品、待修品、废品。库存应急物资转级每年进行 1 次，由储存单位组织实施。应急物资转级情况应当在应急物资技术档案中及时记载。因非人为因素致使破损严重，不能继续使用的重要应急物资设备，为了不影响卫生应急处置任务的开展，使用者和储存单位应及时上报。报废的应急物资应当按照统一要求，分别做教学、训练、拆件利用或者废旧物资处理，对可利用部分应充分利用，严禁私自变卖。

### （九）技术管理

大型、重要应急物资装备应建立完整的技术档案，主要包括技术资料（图、文），使用与维护说明书，合格证，验收报告，台账与零部件组成的明细表，使用、维修及报废纪录等。应急装备到货后，储存单位应组织有关技术专家进行验收，并填写验收报告。储存单位应及时组织针对应急物资使用人员的培训，并对应急物资的正确使用与维护情况进行定期检查。应急物资的故障排除、更换零配件及中等难度的修理由储存单位负责。储存单位应对所有应急物资装备建立维修卡，并如实填写维修记录。对丧失使用价值的装备器材，由储存单位组织技术鉴定并提出处理意见，经主管部门审批后按规定程序进行处理。储存单位应对应急物资定期维护、保养与检修，努力提高应急物资的使用寿命和完好率。

### （十）档案管理

储存单位应当建立健全应急物资储存、调度信息管理，加强应急物资档案信息化管理制度。应急物资必须建立完整的纸质档案和电脑档案资料，大型设备还需要建立应急物资装备卡。应急物资档案包括应急物资验收和鉴定资料、使用说明书、维修手册等技术资料及维修、计量检定报告等内容。应急物资装备卡包括装备名称、规格型号、国别、生产厂家、单价、出厂日期、启用日期、储存单位、调用时间、使用科室和负责人等内容。电脑信息化档案资料包括应急物资的基本情况和使用情况等内容，便于查询和掌握应急物资的相关资料。应急物资的档案资料实行专人管理。借阅时必须办理借阅手续，限期归还；档案管理人员工作调动时，应当办理档案移交手续。

### （十一）储备能力管理

应当建立应急物资统计制度，及时、准确地掌握应急物资资源耗损情况。应急物资实力每年统计 1 次。统计内容主要包括应急物资装备名称、规格型号、数量、有效期限、质量等级、保管条件、维修情况、备品和技术文件。应急物资有关使用效能的实力统计包括书面统计和计算机统计，必须逐台、逐件点验，认真填报实力统计表和录入管理数据库。应急物资的名称、代码、分类等项目应当以应急物资固定资产编码为准。同时，应当把应急物资使用训练纳入应急队伍演练之中，制订统一的训练大纲和计划，形成完整的培训体系。应急物资储存单位应当依据训练大纲要求，采取轮训、集训等方式，组织实施应急物资操作使用和维护保养人员的技术培训。管理部门也要每年组织1次应急物资使用人员和管理人员的考核，进行能力评估，检查是否熟悉应急物资装备基本性能、质量、操作使用、维护保养和日常管理等情况；并每年组织一次应急物资装备检查或者抽查，进行质量评估。其中，应急物资装备完好率应达95％以上，完好标准符合下列要求：物资完整，附件齐全；性能良好，运转正常；测试准确，稳定可靠；每台（件）年完好天数达到350天以上。

# 第二节 区（县）级卫生应急储备技术

## 一、编制依据、目的及适用范围

**1. 依据** 依据《国家医药储备管理办法》《国家突发公共卫生事件应急预案》《国家突发公共事件医疗卫生救援应急预案》《国家卫生应急综合示范县（市、区）创建工作指导方案》等，并结合医药生产、流通、使用的实际情况而编制。

**2. 目的及适用范围** 为加强医药物资储备管理，保障发生突发公共卫生事件、自然灾害、事故灾难和社会安全事件时医药物资的及时有效供应，维护社会稳定和人民生命健康，特总结区（县）级卫生应急储备技术。该技术中储备物资主要应对行政区域内发生的突发公共卫生事件、自然灾害、事故灾难和社会安全事件。适用于与医药物资储备管理有关的政府职能部门和承担医药物资储备任务的单位（以下简称储备单位）。

## 二、卫生应急物资储备管理机构与职责

### （一）卫生应急储备管理小组

卫生应急物资储备管理工作在当地突发公共卫生事件应急领导小组统一领导下，由药监、卫生、财政、发改、信息、监察、审计等部门组成应急物资储备管理小组，小组主要职责如下。

1. 编制、调整医药物资储备计划，明确储备品种、规模数量以及资金使用方向等情况。

2. 制定、调整卫生应急物资储备管理政策。

3. 确定储备单位，监督各项储备工作。

4. 确定储备规模，包括物品种类、数量及调整政策。

5. 其他需要研究解决的问题。

### （二）各部门职责

**1. 药监部门**　作为卫生应急物资储备的牵头单位，负责协调应急物资储备的各项管理工作，主要职责如下。

（1）会同卫生部门组织专家论证，提出卫生应急物资储备的品种、数量规模建议，并对储备规模进行年度调整。

（2）向储备单位下达储备计划任务，与储备单位签订储备责任书。

（3）组织开展对储备单位的监督检查，确保各项储备任务落实到位。

（4）紧急状态下申请省级、中央级医药储备、军队医药物资支援。

**2. 卫生部门**　作为应急物资储备管理小组成员单位，主要职责如下。

（1）负责组织专家论证，提出应急物资储备的品种及数量建议。

（2）负责突发公共卫生事件应急物资保障的监测预警、信息采集、分析通报等工作。

**3. 财政部门**　作为应急物资储备管理小组成员单位，主要职责如下。

（1）落实应急物资储备资金。

（2）制订应急物资储备资金财务管理办法。

（3）会同相关成员单位对应急物资储备资金的使用情况进行监督检查。

**4. 工信部门**　作为应急物资储备管理小组成员单位，主要职责如下。

（1）组织动员本地医药生产能力，探索生产能力储备形式。

（2）紧急状态下协助药监局申请调用省级、中央医药储备支援。

**5. 发改部门**　作为应急物资储备管理小组成员单位，主要职责是会同相关成员单位做好医药储备管理工作。

**6. 监察部门**　作为应急物资储备管理小组成员单位，主要职责是负责对各相关政府部门在医药物资储备工作中履行行政职责及依法行政的情况进行监察。

**7. 审计部门**　作为应急物资储备管理小组成员单位，主要职责是依法对医药物资储备资金进行审计监督。

**8. 管理小组**　设立专家小组，主要职责如下。

（1）对应急物资储备管理政策提出咨询建议。

（2）对应急物资储备规模计划提出咨询建议。

（3）对应急物资储备工作进行技术指导。

## 三、储备单位的条件和职责

### （一）储备单位条件

储备管理小组根据企业的管理水平、仓储条件、企业规模、经营效益及银行资信等级等情况择优选定储备单位。储备单位应符合以下条件。

1. 属于重点骨干医药企业，具有较大的生产、经营规模以及良好的经济效益。

2. 通过药品 GSP 认证并复查合格，具有严格的质量管理制度，良好的质量管理水平，能够保障储备物资质量安全有效。

3. 具有良好的仓储、保管、运输、安全防护条件和先进的物流配送设施设备，能够保障应急调用及时高效。

4. 具备完善的信息管理系统，能够实现储备物资信息网络传输和远程追溯。

5. 具有良好的医药行业信誉，企业管理规范，连续 3 年未出现情节严重的违法违规行为和不良信用记录。

### （二）储备单位职责

储备单位在储备期限内应履行以下职责。

1. 严格执行应急物资储备计划，落实各项储备任务。

2. 建立严格的储备资金管理制度，确保储备资金的安全、保值和储备资金的专款专用。

3. 完善各项管理制度。建立健全企业内部应急储备管理规章制度，加强储备药品、医疗器械的原始记录、账卡、档案等基础管理工作；按时、准确上报各项储备实物及资金统计报表；负责对从事医药储备工作的人员进行培训，不断提高其业务素质和管理水平。

4. 加强储备物资质量管理，负责对储备药品、医疗器械进行适时轮换，并按《药品经营质量管理规范》（GSP）进行管理，确保储备药品、医疗器械的质量安全有效。

5. 加强安全防护措施，防止储备物资意外灭失。

6. 建立 24 小时应急值守以及应急调用制度，明确储备物资应急调用程序，严格执行调用任务，确保应急调用及时高效。

7. 负责落实储备职能部门的工作，应由专人负责，建立严格的岗位责任制。

## 四、储备形式

区（县）卫生应急物资储备以实物储备形式为主，逐步探索生产能力储备形式。

实物储备是根据卫生应急物资储备计划向储备单位拨付资金，由储备单位完成储备物资的生产、采购以及储存管理任务。

实物储备可根据临床使用和市场流通情况，实行保值轮储与报损核销两种管理模式。保值轮储的品种由储备单位按照有效使用期限和质量要求进行适时轮换，各储备品种的库存量不得低于储备计划的 70%；对一些临床使用少、不宜进行市场流通的品种，经储备管理小组会议研究批准后，实行报损核销的管理模式，即由储备单位按照有效使用期限申请报损核销，并按照储备任务要求及时予以轮换更新。

生产能力储备是通过向储备单位拨付一定储备资金，购置生产原材料，保障基本生产能力，紧急状态下按照相关指令组织生产加工，保障应急供应。有条件的区（县）可探索生产能力储备。

## 五、储备计划编制

### （一）计划编制过程

卫生应急储备计划的编制过程见图 5-1，具体内容见本章第一节三"卫生应急储备计划的编制"。

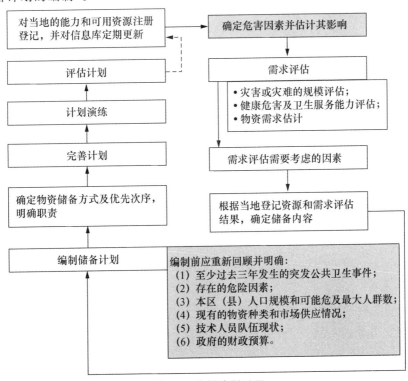

**图 5-1**　计划编制过程

## （二）储备成本测算

成本测算的内容和方法见本章第一节三（二）"应急物资储备成要测算"。

## （三）应急物资储备经费预算与计划

具体内容见本章第一节三（三）"应急物资储备经费预算与计划"。

# 六、储备管理

卫生应急物资储备管理是根据医疗卫生应急工作的性质和特点，按照国家政策法规的要求，规范应急物资的计划、采购、调用、更新补充和仓储的管理活动。本部分内容可参考本章第一节四"卫生应急物资储备的管理"。

## （五）监督检查

卫生应急储备管理小组每年度组织开展对储备单位的储备任务落实、储备资金使用、储备物资质量管理等情况的监督检查。

对出现以下情况的储备单位，经储备管理小组批准后，不再承担相应储备任务。

1. 挪用储备资金，不能按计划完成储备任务的。
2. 发生变故不具备储备条件的。
3. 无正当理由不能按照指令要求执行调用任务的。
4. 弄虚作假，虚报近效期品种，核销储备资金的。
5. 无正当理由拒绝接受监督检查的。
6. 专项储备任务结束，储备单位不再承担储备任务的。
7. 其他不宜承担储备任务的情况。

表 5-4　＊＊区医药物资储备调用审批单

| |
|---|
| 调用事由：<br><br><br>　　　　　　同意调用＊＊医药储备物资。<br><br><br><br><br>　　　　　　　　　　　　　　　　　签发人：<br><br>　　　　　　　　　　　　　年　　月　　日　　时　　分 |

附：医药物资储备调用明细表

调用申请单位经办人：

（公章）

年　月　日　时　分

表 5-5　＊＊区医药物资储备调用品种明细表　　　　调明细第［　　］号

| 调用品种 | 规格 | 单位 | 数量 |
|---|---|---|---|
| | | | |
| | | | |
| | | | |
| | | | |
| | | | |
| | | | |
| | | | |
| | | | |
| | | | |

需求单位及联系人、联系电话：

接收地址：

调用时间要求：

**表 5-6　　＊＊区医药物资储备调用通知单**　　　　储调字第〔　　〕号

××××（储备单位）：

　　根据《国家医药储备管理办法》的相关要求，请你单位按照《医药物资储备调用品种明细表》所要求的调用品种、数量、时间要求将医药物资储备物资运送至接收单位。

附：医药物资储备调用品种明细表

经办人：

联系电话：

（公章）

年　月　日　时　分

表 5-7 ＊＊地区医药物资储备调用签收单

| 调出单位（储备单位）：<br><br><br>（公章） | 接收单位：<br><br><br><br>（公章） |
| --- | --- |
| 调出品种数： | 接收品种数： |
| 合计调出数量： | 合计接收数量： |
| 负责人： | 负责人： |
| 经办人：<br><br><br>年 月 日 | 经办人：<br><br><br>年 月 日 |

附：医药物资储备调用品种明细表。

注：本接收单左侧栏目由调出单位（储备单位）填写，右侧栏目由接收单位填写。

# 参考文献

[1] 王陇德. 现场流行病学理论和实践 [M]. 北京：人民卫生出版社，2004.

[2] 王陇德. 突发公共卫生事件应急管理-理论和实践 [M]. 北京：人民卫生出版社，2008.

[3] 卫生部卫生应急办公室. 突发公共卫生事件应急处理工作指南（二〇〇七年版）[S]. 北京：卫生部卫生应急办公室，2008.

[4] 卫生部卫生应急办公室. 突发公共卫生事件应急处理工作指南（二〇〇八年版）[S]. 北京：卫生部卫生应急办公室，2009.

[5] 韦保新. 提高救灾物资储备应急保障能力的思考 [J]. 中国减灾. 2006，（12）：38-39.

[6] 包玉梅. 突发公共事件应急物资储备策略研究 [J]. 科技信息. 2008，34：68-69.

[7] 张薇. 突发事件应急物资储备模型探究 [J]. 商场现代化. 2009，13：130-131.

[8] 方静，陈建校. 我国应急物流现状及系统优化 [J]. 铁道运输与经济. 2008，30（8）：75-78.

[9] 刘利民，王敏杰. 我国应急物资储备优化问题初探 [J]. 物流科技. 2009，32（2）：39-41.

[10] 杨文娟. 区域应急物资储备研究 [D]. 北京交通大学，2009.

[11] 王松. 浅谈抗震救灾与疾病控制应急物资储备 [J]. 华南预防医学. 2008，34（4）：31-32.

[12] 梁志杰，谢忠伟. 救灾物资储备的体系完善研究 [J]. 中国市场. 2009，（26）：57-58.

[13] 邓莘. 关于应急物资储备的思考 [J]. 甘肃科技. 2009，25（19）：99-101.

[14] 陈茂辉，王晓云. 国家物资储备系统协同对策分析 [J]. 山东纺织经济. 2009，149（1）：24-26.

[15] 张永林，赵英，石玉昆. 国家储备物资的属性功能及其作用价值 [J]. 中国人口：资源与环境. 2010，20（1）：37-43.

[16] 高建国，贾燕，李保俊，等. 国家救灾物资储备体系的历史和现状 [J]. 国际地震动态. 2005，（4）：5-12.

[17] 刘宗熹，赵启兰. 应急物资储备指数及储备量探讨 [J]. 物流技术. 2009，28（7）：124-126.

[18] 刘松君，连平，沈明鸣，等. 医院处突物资储备与管理中存在的问题及对策 [J]. 解放军医院管理杂志. 2008，15（1）：13-14.

[19] 魏荣，雍永权. 突发公共卫生事件医疗应急保障物资储备方法的探讨 [J]. 中国急救复苏与灾害医学杂志. 2010，5（2）：159-160.

[20] 邓莘，李自力，郭豫学，等. 我国突发公共卫生事件应急物资储备体系的分析. 中

国急救复苏与灾害医学杂志. 2009，4（7）：516-517.

[21] 张文峰. 应急物资储备模式及其储备量研究 [D]. 北京交通大学，2010.

[22] 曹卓君. 应急物流中物资储备管理策略研究 [D]. 天津师范大学，2009.

[23] 张永领. 我国应急物资储备体系完善研究 [J]. 管理学刊，2010，（6）：54-57.

[24] 叶玉. 金砖国家应急储备安排前瞻 [J]. 世界经济研究，2014，（03）：15-20，39，87.

[25] 丁斌，雷秀，孙连禄. 应急物资储备方式选择与成本分摊问题 [J]. 北京理工大学学报（社会科学版），2011，（6）：73-78.

[26] 于冲，赵启兰. 应急物资储备方式探讨 [J]. 物流技术，2010，（Z2）：51-52，97.

[27] 张永领. 中国政府应急物资的储备模式研究 [J]. 经济与管理，2011，（2）：92-96.

[28] 沈星辰，樊博. 信息共享、应急协同与多源物资储备的关系研究 [J]. 科技管理研究，2015，（15）：216-221，239.

[29] 夏青，徐庆，戴锡. 应急物资生产能力储备激励模型 [J]. 吉林大学学报（信息科学版），2013，（3）：284-289.

[30] Mike Fontaine. Project Risk Management [M]. Elsevier Inc.：2016.

[31] Mahdi Motalleb，Matsu Thornton，Ehsan Reihani，et al. A Nascent Market for Contingency Reserve Services Using Demand Response [J]. Applied Energy，2016，179：985-995.

[32] Karamjeet Paul. Ensuring Sustainability of an Institution as a Going Concern [M]. Elsevier Inc.：2014.

[33] Hendrik J. Bruins，Fengxian Bu. Food Security in China and Contingency Planning：the Significance of Grain Reserves [J]. Journal of Contingencies and Crisis Management，2006，14（3）：114-124.

[34] Yu Lan Li，Ai Dong Guo，Su Jun Luo. Research on Management of Emergency Supplies Reserves For Integrated Military-Civilian [J]. Applied Mechanics and Materials，2012，1968（201）：987-990.

[35] Rosa Cocozza，Emilia Lorenzo，Abina Orlando，et al. Mathematical and Statistical Methods in Insurance and Finance [M]. Springer Milan：2008.

[36] 姜晓超，高向群，李文毅. 突发公共卫生事件应急物资储备联动模式探讨 [J]. 江苏卫生保健，2013，15（3）：36-37.

[37] 王海军，刘畅，王婧. 应急储备库选址与资源配置随机规划模型研究 [J]. 管理学报，2013，10（10）：1507-1511，1519.

# 附　　录

## 附录5A　物资储备小组讨论案例

背景1：据国家地震专业部门预测，由于受到某断裂带活动加剧的影响，我国某省未来夏秋季可能发生地震，该地震震级超过8.0级，震中烈度11度，主要地区烈度为8～11度。地震可能使该省5个县市（其中一个地级市为人口密集的中等规模城市，人口100万左右）受到严重影响，建议相关地区采取相应的防范措施。

背景2：某省政府接到相关预警信息后，立即采取行动，要求各部门做好技术和物资上的准备。某省卫生行政部门也接到相关指令，要求近期做好与地震有关的各类突发公共卫生事件应对准备，制订科学周密的物资储备计划，确保地震发生后应急物资需求。

请以某省作为假想省份，根据上述背景材料，制订出物资储备计划。

计划编制及汇报提示：要全面分析地震可能存在的危险因素，估算存在的可能风险，包括伤亡人数、发病率、死亡率等；在此基础上得出物资储备需求；并结合本省经济状况，确定储备工作的优先顺序，明确各部门职责和任务分工，编制物资储备计划，准备PPT，第二天上午进行汇报。

## 附录5B　物资储备桌面推演案例

1. 流行性感冒（简称流感）是由流感病毒引起的急性呼吸道传染病。流行性感冒病毒分为甲、乙、丙三型，其中甲型流感病毒易发生变异，包括亚型内的变异（即抗原漂移）和新亚型的出现或旧亚型的重现（即抗原转变）。流行性感冒大流行是指当甲型流感病毒出现新亚型或旧亚型重现，人群普遍缺乏相应免疫力，造成病毒在人群中快速传播，从而引起流感在全球范围的广泛流行。流感大流行具有发病率和病死率高，传播迅速和波及范围广的特点。

2. 2009年4月，出现于墨西哥和美国的新型甲型H1N1流感盛行，引起一片恐慌，因为全世界的人们对这种新型病毒几乎没有免疫力。接下来的短短几周之内，甲流病毒就迅速地蔓延到了全世界，使得世界卫生组织（WHO）于 2009 年 6 月 11 日紧急宣布，全球进入 40 多年来首次流感大流行。

20 世纪人类曾发生过 4 次流感大流行，即 1918—1919 年的"西班牙流感"、1957—1958 年的"亚洲流感"、1968—1969 年的"中国香港流感"和 1977 年的"俄罗斯流感"。每次大流行都给人类生命财产安全和经济发展带来灾难性打击。近年从 SARS、禽流感到 2009 年新型 H1N1 流行，流感病毒所致的流行病暴发周期似乎一直在缩短。特别是从 1997 年禽流感感染人首次在中国香港发生以来，全世界已有 15 个国家和地区发现人感染禽流感。可以说流感大流行的脚步正在逼近。

3. 在一般的流感高发季节，人口中的 5％～15％可以出现上呼吸道感染症状；而当流感大流行时（如 1918 年大流感）高达 1/3 的人口可能被感染，流感大流行的危害正在于此——在较短时间内出现庞大数量的流感患者，即使重症患者比例和病死率不高，也会因庞大的患者基数而出现绝对数量较大的重症和死亡患者，从而使卫生防疫和医疗救治系统面临很大压力，对整个社会产生较大影响。

4. 流感的高危人群有两层含义，一、容易被传染流感的人群。主要是因工作原因与流感患者有长时间密切接触者，如医务人员、公共卫生人员等。二、患流感后易出现严重并发症、病死率较高的人群。一般认为儿童、老人、孕妇、有慢性病者是高危人群。针对高危人群采取有力的防控与治疗手段，可以显著降低流感重症患者比例和病死率。本次新型流感除在一定程度上表现出上述特点外，还有一些与季节性流感的不同之处，如在墨西哥约 50％的死亡患者平时身体健康，对此需要进一步总结分析。

5. 流感大流行的主要应对策略是延缓疾病的传播，尽力压低流行的高峰，降低医疗冲击，给应对争取更多的时间，减少死亡，因此可采取的主要措施包括：①早准备；②早发现、早报告、早调查、早诊断、早治疗；③感染的控制，包括社区和医院；④有效合理地使用药物和疫苗。

请根据上述材料，制订出 100 万人口的中等城市应对流感大流行的物资储备计划，包括以下内容：

①储备的物资种类；②储备数量及测算依据；③储备方式；④当某类物资出现匮乏时备选的紧急应对储备计划。

# 第6章 卫生应急管理教学案例编写

## 第一节 概　述

案例编写也称案例开发、案例写作、案例采编。案例编写是为了满足管理教学的需要，从明确案例编写目标、制订编写计划、采集整理素材到撰写的整个过程。案例是案例教学的载体，来自于真实管理事件，必须通过科学有效的编写来获得。从案例教学诞生于哈佛商学院以来，国内外对于案例编写十分重视，每年都有很多专门针对案例编写的学术会议和培训，比如"中国管理案例共享国际论坛"。尤其近几年来，随着案例教学的不断推广和深入，各种案例的需求量不断增加，案例的开发愈加受关注。国内目前已经建立了几大案例中心，专注于案例的编写，代表性的有清华大学中国公共管理案例中心、国家行政学院应急案例中心等。本文旨在总结管理教学案例编写的理论方法，为案例编写者提供借鉴和参考。通过万方数据库、CNKI、维普等数据库查询中外文的案例编写相关文献，结合毅伟商学院等基本案例编写方面的专著，对案例相关基本概念、基本编写方法做了梳理，并提出了一些问题和对未来的展望。

## 一、基本概念

### （一）案例释义

**1. 案例概念**　案例（英文"case"），对于不同的专业有不同的定义，如在医学领域称为病案或病例，在法律领域称为判例，对用于管理教学的案例也有不同的定义。在国外比较流行的有以下几种。

Paul R. Lawrence 说："一个好的案例是一个把部分真实生活引入课堂，从而使教师和全班学生对之进行分析和学习的工具。"

Charles I. Gragg 说："一个典型的案例是对一个工商管理人员曾经面对过的实务问题的记录，还包括该管理者做出决策必须依据的那些事实、观点和偏见。把这些真实的和特别准备的案例交给学生，让他们考虑进行分析、自由讨论并最后决策应该采取的行动。"

M. Doraiswami and Andrew Towl 认为："我们把案例看成是三种经验的融汇联合：在职管理人员实际工作经验、正在学习管理课程的管理者的经验及试图理解管理过程的研究人员的经验。书面案例是加速从经验中学习的催化剂。"

C. Roland Christensen With Abby J. Hansen："案例是对真实事件的描述，其中包括能使讨论小组思考和争论的足够引起兴趣和好奇心的决策点和富有启发性的隐含意思。"

《毅伟商学院案例教学》的作者认为，"案例是对实际情况的描述，通常包含了一个组织中某个人或者某些人遇到的决策、挑战、机遇、问题或者争论等。案例决策者要求读者站在决策者的立场思考问题。"

我国从 20 世纪 80 年代初把案例引入管理教学以来，对于管理教学案例也有不同的看法。郑金洲认为："一个案例就是一个实际情境的描述，在这个情境中，包含一个或多个疑难问题，同时也可能包含有解决这些问题的方法。"

余凯成教授："管理案例是对某一特定的管理情景的客观描述或介绍，这些介绍的对象往往是一个组织中的人员、行动、事件、背景与环境，通过对事实、对话的描述以及数据与图标等形式表达出来。要特别注意'客观'这两个字，它一方面表明，案例基本上是写实的，是已发生过的事实记录，不是杜撰、虚构与主观臆想的产物，不同于小说；另一个方面说明，案例是对事实的白描，不得带有撰写者的分析和评论。"

尽管案例定义有不同说法，但是都包含了案例的本质。管理教学案例就是用于课堂教学的以管理问题为主线的真实管理情境的描述。

**2. 案例基本特点**　案例有时被混淆成"范例""实例"等近似文本的代名词。但是这些看似相近的文本实际是有根本差别的。案例和它们有一些共性，也有一些区别于它们的特性。

梁周敏认为案例需要"以事实为依据；包含管理问题、明确的教学目的并满足教学目标的需要"；陈德智认为案例要遵循"客观真实，典型规律，必要情景描述"的总体原则。

许进杰认为教学的案例具备的特征：真实性、针对性、主题性（均应包括一个中心或主题）、启发性、时效性。

王光昶等认为案例应具备知识性、趣味性、典型性、启发性、真实性和实践性等特点。

冯华艳认为案例应具备目的性、真实性、多样性、开放性、时效性原则；特别强调案例教学不存在绝对正确的答案。

梁朝晖等提到本土化原则，由于国内的学生对于国外的经济政治背景不了解，讨论分析起国外的案例通常显得苍白无力，难以切中要害。比较而言，本土化的案例更有利于理解和运用知识分析问题，学以致用。

综上所述，一个好的管理教学案例必须同时具备以下特征。

（1）典型性：揭示出具有普遍指导意义的规律与原理。典型案例并非只在某一个特定环境中才能发生，而是在基本相同的环境下都有可能发生。

（2）真实性：实践出真知。只有真实的案例才能让案例分析者获得仿真的实践锻炼，获取经验、提高理论运用水平和实践能力。

（3）目的性：教学案例并不是实践活动的全面重现，不是材料的任意堆积，不需要将案例所涉及事情的方方面面都记录下来，而是以要思考的问题为主线，经过去粗取精、去伪存真的过程整理出来的。

（4）完整性：有些教学案例本身就是一个故事，如果情节不完整、信息不全面，往往会影响教学案例本身的可读性，乃至丧失教学案例分析的价值。

（5）本土化：事件的发生离不开一个国家独有的政治、经济、文化背景，学员对于本国的各种背景更加熟悉，有利于分析和吸取案例中的经验。

（6）时效性：各种背景因时而异，时过境迁，事件处理的办法也会发生改变，除了旧案例中一些基本原理不变以外，很多要素已经变化。只有紧跟时代步伐的案例，才能与时俱进地提高解决问题的能力。

（7）趣味性：案例完整性要求案例叙述一个故事，设置相应情节，既要满足真实性要求，又需要一定的趣味性。

**3. 案例的分类** 基于管理的复杂多样性和案例应用的广泛化，案例有不同的分类标准。

按功能分为研究案例和教学案例；按案例长度分为微型（500～1000 字）、小型（1000～3000 字）、中型（3000～10 000 字）、大型（10 000 字以上）；按内容广度分为专业型和综合型；按案例中是否含有答案分为描述型和决策型；按教学与学习方式分为用于低年级的讲解型，用于高年级、干部培训等的讨论型，用于角色扮演的亲验型；综合分类：高结构型——1500 字，短小，语言干练、直入主题、层次分明、主次清晰、有最佳解决方案，适用于低年级；结构型小品——条理分明，篇幅中等，有参考性答案，希望学员能够运用一些理论、方法、工具；非结构型或问题与机会确定型——篇幅较长，20 000～30 000 字，综合性，跨学科，信息多而杂，但不一定完整；开拓型案例。

还可以按学科专业分类，按属性分类（范例参考型，警示忠告型，分析思考型，争议评判型，疑难咨询型，方案研究型），按载体、时间、特定要素等分类。综合性的三级分类首先按一级学科分类，然后按二级学科继续细分，在此基础上再按照其他属性分类。

毛寿龙、李梅等认为公共管理案例分三类：一是说明型的案例（记述和说明公共事业管理实践中发生的事件、政策和决策的全过程，强调它的真实性、系统性、全面性）；二是政策咨询型的案例（以政府决策者为服务对象，提供一个真实的故事，突出问题的来龙去脉，给出一些不同的见解，并对不同的见解进行评估）；三是理论发现型的案例（主要提出理论假说）进行经验检验为其基本的内容，目的是通过案例研究发现和提出新的理论，发展公共事业管理的理论）。

**4. 案例难度**　案例难度是从读者的角度说明案例理解、分析直至提出问题、解决方案的难易程度。目前这方面的研究和论述较少。有代表性的是路易斯·A·林德斯提出的案例难度立方体模型（图 6-1），他从案例含有的概念、案例陈述、案例分析三个维度来衡量难度。

概念维度是指案例中出现的或在解决案例问题中涉及管理理论的难度，表现在理论概念的数目、深度和解释程度。比如，一个案例中含有很多的专业性管理术语。案例陈述是从案例包含的信息多少、信息组织是否有序、是否缺失或冗余等角度来分析难度。如果案例简短、结构清晰、表现形式单一、有效信息充分和无效信息较少，那么这样的案例是较容易理解的。分析维度是指读者在明确问题的情况下，获得解决问题方案的难易。一般说，如果案例中已经有了解决方案，那么就比较容易。如果只是给了解决问题的一些提示，就会难一些。一些案例对于方案只字未提，那么分析起来会花费更多时间。

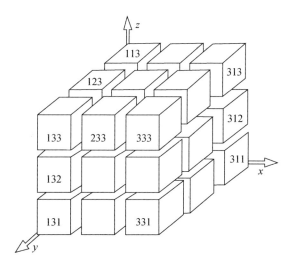

**图 6-1**　案例难度三维立方体模型

**5. 案例长度**　毅伟商学院认为，案例长度取决于学习时间、学习目的、案例难度、案例本身的复杂性等因素，一般认为，"短时间阅读，长时间思考"比"零时间思考，长时间阅读"好，案例超过 10 页，再加上 3、4 个图表，需要学员花费很多时间准备和阅读，因此教学案例控制在 10 页左右为佳。

邵培基等认为好的案例大约不超过 10 页（加上相关的图表），语言应通顺。预期准备时间因学员而定，但往往是 1.5~3 小时。

### 6. 案例结构和格式

案例是对管理情境的真实描述，不同学科或专业因为面临的管理事件存在差异，不同事件又有不同的发生发展过程，所以行文顺序会因人而异，但是管理教学案例在结构上有一般性的要件。

美国小劳伦斯·E·列恩认为，一个公共行政或公共管理的案例应包括以下几个基本方面：①问题的陈述；②行动者及角色；③背景与限制；④决策过程和解决问题的方法；⑤决策或解决问题之道。

梁周敏等认为，案例由主题、正文（引言、主体内容、结尾）、思考题（3～5 个为宜）、背景资料（数据、图表等）、使用说明五部分构成；陈德智认为教学案例无严格程序性要求，但有三个基本部分：正文、思考题、附录。此外，结构应符合以下要求：利于表现主题，注意呼应和连贯，务求结构严谨（开头简，主体满，收尾短）。

陈丹认为相对完整的教学案例结构主要包括以下要素：①主题。借助主题反映案例要研究的主要领域和思想。通常应关系到教学的核心理念、常见问题、困扰事件，要富有时代性、体现改革精神。②案例的正文。介绍案例发生的背景、涉及的事件，通常来源于教师精选的真实故事、教学事件、面对的问题等，应以一种引人入胜的方式来讲述，具体情节可经适当调整与改编。③思考题。围绕教学案例主题和正文，形成结合理论分析和判断的问题。思考题的难易程度要适中，既不能让学员因知识储备不够无从下手，丧失参与的兴趣，又不能问题结果一目了然，降低对学生案例分析的教学要求。④参考文献。案例是在某些研究成果基础上进行编写和调整形成的，要注重参考内容的时效性，通常选择近三五年内发生的典型事件。⑤附录，即案例中涉及的辅助材料。教师可以在案例文本附上"总结和建议"，要求学习者提交讨论后的报告，深化对讨论要点的理解，作为考核其学习效果和能力的依据。其基本结构与内容要建立在案例所涉及的营销事件基础上，强调对真实事件的"白描式"记录与分析，而并非预设性的确定。（陈丹.《市场营销学》课程教学案例选编的探讨，天津电大学报，2010 年）。

鄢游华在"管理学案例教学与案例编写"中提到案例结构包括五个部分：标题、开场白（简要点明时间、地点、组织决策者和待决策的问题）、组织或行业背景介绍（尽可能使用较短篇幅，让读者了解案例发生时的情景，让不熟悉行业的读者也能身临其境）、主要决策者的个人背景介绍（可以介绍他的成功或失败经历、所拥有的职权、可以调动的资源等）和待决策的问题（鄢游华. 管理学案例教学与案例编写. 景德镇学院学报. 2005 年）。

梁朝晖认为：一个典型的案例至少应该由案例的开场白、案例的主体、案例的结尾以及案例的附件等四个部分组成（梁朝晖. 关于投资学案例选取和编写方法的探讨. 北方经贸. 2009 年）。

总结以上观点，主要从两个方面来看待案例的构成。小劳伦斯主要是从决策者角度来看待案例的隐性构成，侧重结构的内在实质。明确问题，告诉读者决策者的特点及问题的背景，然后引出解决问题的方案。国内学者则是从案例最后成文的形式来看，更侧重文本格式的角度。总结诸家观点，主要有以下基本要素：标题、主体、附件、使用说明。其中，主体包含了篇首注释、正文，附件包含了不宜写入到正文的所有附加信息，比如词语注释、图表、参考文献等。使用说明是对教学目标、案例使用对象、使用方法建议以及版权声明等其他要素的说明。

## （二）教学案例

案例既可用于研究，探索新的管理理论方法，也可以用于管理教学，满足教学的需要。而教学案例是特指用于教学的案例。教学案例是为了满足教学的实际需要而产生的，因此每一个教学案例必须围绕一定的教学目标进行编写。

## （三）卫生应急管理教学案例

**1. 定义**　卫生应急管理教学案例是为了实现一定的教学目标，重现真实的卫生应急管理情景，从而对公共卫生应急管理部门或个人面临的实际问题和决策过程所进行的客观描述，以使卫生应急管理人员在接受案例教学过程中能够快速、真实模拟地学习应急管理知识和经验。

**2. 基本特点**　教学案例来源于卫生应急管理实践，用于教学培训，达到提升学员理论和实践能力的目的，因此具有一些基本特性，包括真实性、典型性、目的性、可读性和恰当性等。

（1）真实性：素材来源卫生应急管理实践，描述客观中立，不虚构事实，不主观评论。只有真实的案例才能让案例分析者获得仿真的实践锻炼，获取经验、提高理论运用水平和实践能力。在国外，这种素材第一手性被称为"田野性"，并主张通过"授权签名"来保证案例的真实性。

（2）典型性：揭示出卫生应急管理领域内具有普遍指导意义的规律与原理。能够脱离具体的时间、地点、任务而存在，可以推广到其他类似情形。

只有典型的教学案例才能揭示出具有普遍指导意义的规律与原理。典型案例并非只在某一个特定环境中才能发生，在基本相同的环境下都有可能发生。

（3）目的性：卫生应急教学案例是为一定的卫生应急管理教学目标而编写，有明确的教学目的，适用于教学需要。案例是真实情境重现，但不是全面的重现，不是面面俱到，不是记流水账，不是材料的任意堆积，不需要将案例所涉及事情的方方面面都记录下来，而是以要思考的问题为主线，结合案例计划和案例使用说明的教学目标、教学对象等实际需要，经过去粗取精、去伪存真的过程整理出来的，使课堂讲授的理论知识与案例相结合。

案例应包含一个或几个管理问题，要考虑案例的可讨论性和讨论的多角度性，切忌用所谓标准化的唯一答案来束缚学习者的思维。案例为学生提供一个可以讨论的平台。有学者认为教学案例最大的特点是要求案例有一定的讨论空间。

（4）可读性：案例内容要叙述一个完整的故事，情节曲折，焦点问题突出，矛盾冲突明显，引发争议、启发。很多教学案例本身就是一个故事，如情节不完整、信息不全面，往往会影响教学案例本身的可读性，乃至丧失教学案例分析的价值。

案例反映的情况应真实并具有戏剧性。如不准确，学员就难以认真对待。案例应具有戏剧性，有紧张场面、真实的利害关系以及各种人物个性。一些精彩的案例使学员与案例的主角产生共鸣。在理想的情况下，学员应相信案例本身并予以关注。

为了使案例具有可读性，还可以从以下角度思考：

①与常理和公认的逻辑相悖的事件，特别是与权威的预言和论断相悖的事件。这样的案例故事有一定的奇特性，有引人入胜之处，人们不仅要看个究竟，而且会提出一系列的问题，诸如，这件事为什么会发生，是怎么发生的，其结局如何等。

②明令禁止而又不断发生和广泛存在的事件。这样的故事就具有戏剧性，能吸引人。事情为什么被禁止，管理者如何考虑；事情又为什么禁而不止，员工如何考虑，当中必然有其特殊的原因和特别的安排；禁止和反禁止的博弈如何终结；如何提出解决问题的方案，这就是人们关心的问题。

③充满内部矛盾、存在相互冲突、看似无法解决的事件。这样的事件必然复杂曲折、跌宕起伏，选择这种事件作为案例研究的对象，就会使所描述的故事生动具体，活灵活现，引人兴趣。读者在解决这类问题时可以提高自身分析判断能力等。

（5）恰当性：内容与时俱进，素材的时效性强，本土化，长短适宜。由于国内的学生对于国外的经济政治背景未身临其境，了解较少、较浅，因此讨论分析国外的案例好比空中楼阁。在没有前提假设的情况下讨论问题，学员将无所适从。比较而言，本土化的案例更有利于理解和运用知识分析问题，学以致用。当然，本土化也并非绝对的，并不是意味着国外案例对于中国的案例教学毫无价值。

案例有时效性，即要贴近现实生活，紧跟时代步伐。学员倾向于与自己工作或未来工作相关的案例，倾向于新近发生的事件。希望案例发生的时间在近期或五年内。学员应该把案例看成是"新闻"，而不是"历史"。案例编写应突出公共事业管理的主要命题，不宜篇幅过长。

## 二、卫生应急管理教学案例编写现状

### （一）公共卫生事件频发，卫生应急管理队伍培训缓慢

2009 年、2010 年和 2011 年卫计委（原卫生部）通过突发公共卫生事件网络直报系统共收到全国食物中毒类突发公共卫生事件起数分别为 271、220、189。卫计委统计信息中心每年发布的"卫生事业发展统计公报"显示，2008—2011年全国报告甲、乙类传染病发病例数在 320 万上下。每年全国报告突发公共卫生事件超过 2000 起。由此可见，我国突发公共卫生事件总量依然可观，依然威胁群众健康，造成社会经济损失。从 2003 年至今，造成全国性影响的特大突发公共卫生事件屡有发生，2003 年的 SARS、2006 年的禽流感、2008 年的"三鹿"奶粉事件、2009 年甲型 H1N1 流感等，均引发社会恐慌，扰乱社会正常的生活和工作秩序，带来了巨大的社会经济损失。

为有效预防、应对和控制突发公共卫生事件发生、蔓延及危害，中国政府积极组织国家和社会力量，投入大量的人力、财力和物力，不断推进和完善以"一案三制"为核心框架的应急系统建设。到 2008 年，国务院在全国人大会议上郑重宣布："全国应急管理体系基本建立。"在应急队伍建设方面，卫计委颁布《国家卫生应急队伍管理办法》，采取多种形式开展应急管理人员的培训，组织编写全国卫生应急培训系列教材和《突发事件应急演练指南》，实行跨地区联动演练。经过几年的发展，我国应急管理队伍得到了量和质的提升。

但是，与国外先进的应急管理队伍建设方式相比，面对国内自身的严峻应急管理形势，我国的应急管理培训的方式和内容还需要进一步探索和完善。从培训方式来看，单一而缺乏灵活性，目前大部分的培训还是以传统的授课、讲座、报告等形式为主。黑龙江省疾病预防控制机构人员应急培训现状调查显示，以"会"代"训"的比例高达 54.90%。从培训内容来看，局限而陈旧。主要是制度法规方面的知识，侧重理论，缺乏能力培训。上述调查显示，仅有 39.00% 的被调查者表示对培训比较满意或者非常满意，高达 87.10% 的调查对象提出自身比较需要接受应急能力方面的培训。

浙江财经学院工商管理学院旷开源博士在"国外应急培训研究现状"一文中论述："应急管理工作是一项事务性、操作性很强的工作，因而应急培训需要有针对性地开展实务培训和实际操作演练。"因此培训方式要多样化、灵活化，最终建立起符合我国应急管理实际情况的培训方法体系。

"黑龙江省疾病预防控制机构人员应急培训现状调查与分析"一文显示，经费困难、缺乏相关操作指南和上级重视不够是目前培训开展的最大困难，而案例分析、情景模拟、桌面演练等现代化的培训手段也渐渐被引入到授课过程中。从

总体培训方法来看，分别对案例分析、专题讲座、小组讨论、模拟演练四种教学方法进行需求调查，从选择"很需要"的比例来看，案例分析为 57.0%、专题讲座为 51.3%、模拟演练为 50.0%。

关于引入新的教学手段开展应急管理培训已经成为一种发展趋势但由于受到案例开发与情景模拟技术要求等方面的局限，目前没有广泛推广。传统的"一言堂"教学是"授人以鱼"，而案例教学则是"授之以渔"，王敬波教授认为，在经验教训中学习危机管理，案例分析是指导工作实践的最好教材。

案例教学专家郑金洲认为："一个案例就是一个实际情境的描述，在这个情境中，包含有一个或多个疑难问题，同时也可能包含有解决这些问题的方法。"它将已经发生或可能发生的问题作为个案形式让学习者去分析和研究，并提出各种解决方案，从而提高学习者解决实际问题能力的一种教学方法。案例教学通过师生、学生之间的双向和多向互动，积极参与，平等对话和研讨，促使学生充分理解问题的复杂性、变化性、多样性等属性的教学形式。案例教学的这些优势，促使其在产生后的一百多年里迅速被推广到医学、法律、管理等众多领域。

## （二）国内外案例教学的发展

1870 年，兰德尔（Christopher C. Landell）出任哈佛大学法学院院长，法律教育正面临着巨大压力。一方面，传统的教学法正在受到全面反对；另一方面，随着时间推移，法律文献积累得越来越多，这在承认判例为法律渊源之一的美国表现尤为明显。兰德尔认为，"法律应被认为是一门科学，由某些原则或条文组成——每一条文都通过缓慢的发展才达到当前的状态。换言之，条文的意义在几个世纪以来的案例中得以扩展。这种发展大体上可以通过一系列的案例来追寻。"他认为学员可以通过实际的案例来理解和掌握法律条文的真正意义。因此，所以结合自己在图书馆阅读的大量法律判例编写案例，运用到法学教育中。改变原来老师讲解条文、学生背诵条文的枯燥教学方式，逐渐为学员接受和欢迎。到1920 年，案例教学已经变成了法律教育的主要形式，直到今天。

1908 年哈佛商学院成立，首任院长盖伊（Edwin F. Gay）在上任之初就希望教授们采用与法学院案例教学类似的教学方法，重视课堂讨论，辅之以讲授和报告。但那时候课程教学通常都是概括性和描述性的。1919 年毕业于法学院的多哈姆（Wallace P. Donham）被任命为商学院院长，多哈姆认为，案例必须描写实践中出现的新问题，学生应该能够在案例教学中体验到真实感，分析具体的形势，提出行动的方案。于是，他们组织了一系列非正式的关于教学方法的讨论会，以倡导案例教学的理念，建立并资助了由一群学者组成的案例研究和编写小组。1920 年，商学院出版了第一本案例教材。后来在洛克菲勒财团的资助下，编写了大量的案例，形成了丰富的案例库资源，1930 年，案例教学成了商学院主要的教学模式。

20世纪五六十年代，福特基金支持哈佛商学院举办了11期八周制案例教学暑期研讨班，邀请20多名管理学院院长与资深教授参加，逐步就案例教学的意义、特点与有效性达成了初步共识；哈佛大学创建"校际案例交流所"。案例教学逐渐传入加拿大、德国、英国、法国、意大利、日本、东南亚等国家和地区的高等专业学校，不断扩展和运用到其他多个学科教学领域。

现在，哈佛商学院几乎所有课程都用案例教学，肯尼迪政府学院60％的课程用案例教学。商学院 MBA 学生在两年的学习中要做400～600个案例学习；而肯尼迪学院 MPA 学生在两年的学习中要做100～140个案例学习。

20世纪80年代，案例教学开始进入我国。1980年，美国教师团与中国教师对特许开放的4个中国城市的20余家企业进行了采访，编写了80余篇案例，并在大连培训中心首期厂长、经理研修班的教学中使用。1983年，案例考题开始出现在全国管理干部统一考试中。1986年，大连培训中心举办了首期案例教学培训班，创办国内第一种案例学术刊物《管理案例教学研究》。1987年出版第一本有关管理案例的专著《管理案例学》（国家教委管理工程类专业教学指导委员会编写），并成立国内第一个全国性的管理案例研究中心和第一个管理案例库。1991年，在世界银行资助下国内举办了大规模的案例研究研习班，编印了一大批案例教材，但是案例学习法并没有被推广。

最近10年，管理案例研究发展较快，在管理学院中，已经正式成立管理案例研究中心的有5家，分别是大连理工大学管理案例研究中心、清华大学管理案例研究中心、北京大学管理案例研究中心、上海交通大学管理案例研究中心和中欧国际工商学院管理案例研究中心。案例教学和编写的学术交流活动愈加频繁，诸如"中国管理案例共享国际论坛""百篇优秀案例评选活动"和"管理案例学术研讨"会等。

在过去30年里，虽然国内管理案例研究、管理案例教学取得了一定的发展，但是案例内容主要集中在工商管理领域。在突发公共卫生应急管理领域，案例的研究并不成熟，案例编写没有形成统一的规范。案例开发在质与量上不能满足培训和教学的需要。薛澜教授在"我国应急管理人才培训体系的现状与发展"一文中指出，国内已陆续推出相关著作和教材多达上百本，但是，跟应急培训需求相比，仍然缺乏专门针对应急管理培训需求的高质量教材，而针对不同的培训对象编撰的教材更是微乎其微。课件开发、案例库建设和多媒体制作的情况也都处于刚刚起步阶段。

## （三）我国卫生应急案例存在的问题

**1. 案例素材**　信息比较陈旧和单一，缺乏时效性。局限于国内特大、重大突发公共卫生事件上，比如 SARS、禽流感、三鹿奶粉、阜阳奶粉事件、四川蛆橘、阜阳手足口病、"齐二药"假药事件、欣弗药害事件等家喻户晓的造成全国性影响的事件。虽然这些事件在案例典型性和真实性的要求上是毋庸置疑的，但是被各种案例教材反复使用，不免缺乏时效性和对学员的吸引力。

**2. 素材来源比较单一**    大都是通过统计年鉴等得来数据，结合一些媒体报道最后组织成文。结果很像报告，生动性和细节却严重缺失。大多学者主张，案例资料最好是来自一线，即亲历者提供的资料。

**3. 大多案例是描述型案例**    这样的案例基于应急管理中成功的方面，案例不仅说明了突发事件的背景和发展过程，指出了案例中决策者面临的问题，同时也给出了解决问题的答案，并且是一个"最完美"的答案。诚然，这种案例具有很好的借鉴意义，但是这种案例在一定程度上并非"真正"的案例，案例教学与传统教学的根本区别在于前者以案例为载体，将学员引入一个情景之中，去发现问题，分析问题。所以，哈佛大学又把这种方法称之为"问题方法"，案例没有唯一的答案，需要学员自己通过讨论分析，并最终做出决策。学员是在通过自己模拟决策者的训练中提升能力，而非只是了解别人解决问题的经验。

**4. 突发公共卫生事件应急管理案例篇幅设置不合理**    不少案例教材中的案例是"鸿篇巨制"，超过 10 页。国外有学者认为，应该尽量把案例写成不超过 5页，学员不应该被迫成为侦探。《毅伟商学院案例写作》中提到，对于超过 10 页文字并带有图例的长篇幅案例，学员仅快速浏览一遍，什么也不做；如果案例准备不充分，就会降低低案例讨论的效果，过多使用长篇幅案例进行教学，使得学员在课程和项目结束时的效果较差。

**5. 讲解式案例多，讨论式案例和亲验式案例少**    大多数教学案例包含了剖析，答案很明确，可以称之为讲解式案例，这种案例毫无讨论价值，不能起到促使学员主动思考的作用；而讨论型案例和亲验式案例则只是设置客观情景，述而不论，给足了信息，但需要学员自己通过筛选有效信息，深入思考剖析，做出决策。

**6. 主题不明确**    大多数案例第一部分以时间为顺序，以"编年体"式描述事件的发生发展过程，像流水账，形式刻板，读来索然无味。作为教学案例，必须有符合教学目的需要的主题，主题是整个案例的核心或脊梁。案例内容的取舍和表述所获资料和信息的删减都需要紧扣案例的主题，没有必要面面俱到，少数综合型案例除外。

**7. 板块残缺**    从格式看，案例一般包括标题、引言、正文、结尾、附件。此外，还应有案例使用说明、点名案例的用途和使用对象等信息。但国内目前的公共卫生应急管理案例少有使用说明。很少使用附件，大量注释性信息放在正文里，整个案例表述显得臃肿。

**8. 表述不客观**    部分案例语言带有很强的主观判断性，比如"对错""好坏"等，案例语言的表述要中性，不褒不贬。

**9. 综合型案例多，专业型案例少**    专业型案例是指对应于单一课程的案例，比如预警、决策机制、信息传播、物资保障、社会动员等。综合型案例是指可以同时用于两个或两个以上的课程。

总之，案例不能提升学员分析问题、解决问题的能力，且没有考虑到教学时间的有限性；教学适用性不强。

目前，在案例编写方面，国内外已经出版了一些很有借鉴意义的指导专著。加拿大西安略大学毅伟商学院的路易斯·A·林德斯（Louise A. Mauffette-leenders）等 3 位作者联合编写了《毅伟商学院案例写作》，目前已经是第四版，该书总结了毅伟商学院丰富的案例开发知识和经验，提出和阐释了"案例难度立方体模型""案例编辑 9C 清单"等案例编写概念、工具和步骤，对于发展我国案例研究和开发能力产生了积极作用。本书作者序言说道，"书中所有材料在全世界各大洲超过 50 个国家，得到了代表不同学科的数以万计的案例工作坊参与者的充分检验"。

国内目前出版的案例编写方面的指导性专著有：梁周敏等编写的《案例编写与案例教学》，陈德智编写的《管理案例编写与教学》，冯丽云编写的《营销案例的编写与分析》等。这些专著借鉴了国外案例编写的经验，融合一些编写理论，结合自身案例编写的经历，对案例编写的特点、步骤、格式、技巧等方面做了系统的论述。比如，陈德智的《管理案例编写与教学》提出了案例的"三级分类"，并说明不同的类别案例的编写特点，对于案例编写者有很强的针对性指导意义。

这些案例编写指导性著作为目前我国突发公共卫生事件案例的编写提供了很好的理论基础。

## 三、未来研究展望

随着管理案例教学的不断推广与运用，国内对于案例编写的关注度越来越高。目前，管理教学案例的编写虽然取得了不少成果，案例库、教学案例专著越来越多，但是案例的质量并不是很乐观，尤其是案例的针对性不强，很多课程或适合案例教学章节难以找到合适的案例。总之，目前教学案例虽多但不全，没有形成系统，时效性不强，不能全面满足教学培训需要。此外，随着中国经济不断发展，中国将会有越来越多的优秀企业和组织，给案例编写提供了素材来源保障，非常有益于案例编写。

# 第二节　卫生应急管理教学案例编写技术

## 一、前言

卫生应急管理教学案例是为了实现教学目标，重现真实的卫生应急管理情景，是对公共卫生应急管理部门或个人面临的实际问题和决策过程所进行的客观描述，以便卫生应急管理人员在接受案例教学过程中能够快速、真实模拟地学习应急管理知识和经验。案例是案例教学的载体和前提，并影响着案例教学的效果。目前，我国卫生应急管理教学案例（以下简称案例）编写的发展比较缓慢，由于缺乏统一的编写指导，案例间差异较大，影响到卫生应急管理的培训质量。为促进我国卫生应急案例的整体水平，为卫生应急培训项目提供规范的教学案例，增强培训效果，特总结了案例编写技术；目的是为编写者提供统一规范的案例编写方法，为案例管理者提供案例质量评价工具。

编写技术适用于案例编写人员，为其编写案例提供参考，包括案例的选题、素材的收集、案例的编写和质量评价等；为案例管理人员提供案例质量的评价工具，促进卫生应急案例库的建设；本部分所指的案例内容，主要包括突发公共卫生事件、自然灾害、事故灾难、社会安全事件中的卫生应急管理工作。

## 二、卫生应急管理教学案例的内容和格式

### （一）案例内容

案例应描述在一个真实的应急管理情境下发生的事件，围绕一个明确的主题，包括事件背景、应急问题、应急决策者、决策方案、结局等几个要素。具体而言，案例应在明确的教学目标的基础上，阐释以下几个方面的信息。

1. 应急管理的背景。突发公共卫生事件的地理气候、社会人口、经济、卫生应急的建设情况等背景信息以及传染病或中毒等相关知识。

2. 卫生应急管理的决策者或部门的基本情况，即组织结构、决策者权责、规章制度等信息。

3. 突发公共卫生事件的发生、发展各个阶段的必要细节，即突发公共卫生事件现场的情形，疾病的三间分布和随时间的变化及其外围环境如媒体、社会舆论等信息和变化。

4. 事件各个阶段卫生应急部门的行动细节，即管理者的会议、预警、响应、报告、善后等一系列环节中面临的问题和决策。

5. 辅助信息，不属于案例本身的信息，包含教学目标、适用对象等指导案例使用者的相关信息，以使用说明等形式来表现。

### （二）案例格式

格式是将案例内容有效组织后的最后文本形式。一般应包括以下几个要素。

**1. 标题**　案例的题目。

**2. 篇首注释**　位于篇首用以说明案例作者信息、版权声明等内容的案例

名片。

**3. 主体**　引言、正文主体、结尾。

**4. 附件**　包含不宜写入正文的所有附加信息，比如词语注释、图表、参考文献等。

**5. 使用说明**　提供给教师的使用说明书式的文本，包括思考题、教学目标、案例使用对象、使用方法建议和版权声明等。

### （三）卫生应急管理教学案例的编写原则

案例来源于卫生应急管理实践，可用于经验教训总结和教学培训，因此需要遵循案例编写的一般原则。

本部分内容参见本章第一节一（三）2 "基本特点"。

## 三、卫生应急管理教学案例的编写步骤

案例编写包括制订案例计划、获得素材、确定标题、编写主体和编写使用说明，掩饰许可、测试修改、定稿等步骤（图 6-2）。

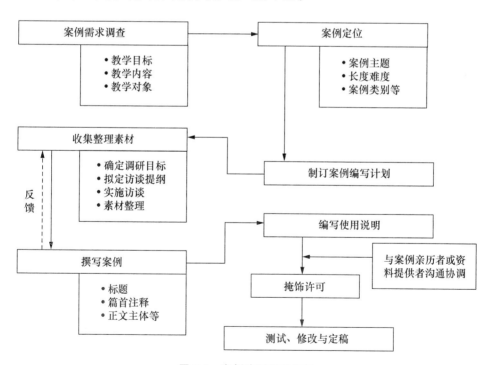

**图 6-2**　案例编写流程框架

## （一）制订案例编写计划

案例计划包括案例编写每个阶段的任务、时间的预先安排。案例编写计划需要明确编写的目的和主题，勾勒出内容轮廓，设计编写各阶段的方法措施和时间安排。编写计划可有效指导和控制编写过程，提高编写效率，保证编写质量（图6-3）。

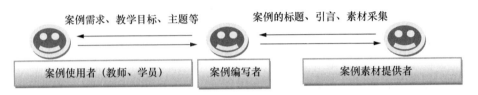

图 6-3　案例编写利益相关者关系

案例编制计划的内容如下。

**1. 明确案例编写需求**　了解培训需求，确定培训目标，确定培训对象和范围，回答"为什么"编写案例。

培训需求是案例的生命力所在，如果一个案例不能用于教学，也就失去了存在的价值。因此，案例编写的第一步就是了解需求，通过对案例编写各利益相关者（图6-3）的调查，了解哪些培训内容适用案例培训，哪些内容缺乏案例，哪些内容需要更新，培训的目标是什么，全部培训教学内容有哪些，学员有什么特点等。可通过问卷调查、小组访谈、专家咨询的方式来收集相关资料（表6-1）。

表 6-1　需求调查表

| 内容 | 明细 | |
| --- | --- | --- |
| 教学/培训需要 | 适用课程名称 | |
| | 适用课程的主要目的（管理知识点学习/管理价值观或能力的培训） | |
| | 课程的主要内容（概念、原理、方法） | |
| | 课时 | |
| | 适用学员　年级 | |
| | 适用学员　类别（管理人员、在校学生） | |
| | 本课程案例需要强烈程度 | |
| | 简述案例主题 | |

**2. 确定案例主题**　根据教学内容，确定案例的主题，反映案例培训的主要

领域和目标（表 6-2），回答"做什么"的问题。案例主题是卫生应急管理"预防、预测、预警、指挥协调、处置、救援、评估、恢复"中的某一个环节或某几个环节。通常应关系到培训的核心理念、常见问题、困扰事件。主题应富有时代性，需要说明案例要述说一个什么样的管理问题、涉及哪个（些）专业、哪些课程。

表 6-2　案例主题说明

| 内容 | 明细 | 要求 |
|---|---|---|
| 案例主题：预防、预测、预警、指挥协调、处置、救援、评估、恢复等 | 静态。如某一部门的卫生应急能力建设 | 失败的应急管理经历；标杆式应急管理典范；决策困境或两难冲突；时效性；逻辑主线或逻辑框架细节信息充分、可供论证 |
| | 动态。如某一突发卫生事件的监测预警、信息报告和发布、响应和应对、善后等危机防控的某一阶段或全过程 | |
| | 选择卫生应急管理领域的核心理念、常见问题、重点、难点、要点、热点、焦点和前沿作为案例主题 | |
| | 综合案例可以有多个主题 | |

在素材采集过程中，案例编写者有时发现实际收集的素材和计划中的主题不一致，而又不忍前功尽弃，认为调研的素材符合其他的主题，则可能要改变初始的案例的主题。这时需要重新审视案例计划，调整案例的主题、教学目标、使用对象等。

**3. 拟定素材采编的内容和方法**

（1）拟定案例采编内容（表 6-3）：确定主题后，要有一个案例故事能够将这个主题演绎出来。内容必须服务于主题，主题能够贯穿整个案例故事；注重综合型、设计型、诊断型、验证型案例内容的开发，以培养学员理论联系实际的能力。可以从以下几个方面来把握：①案例内容应与所学课程紧密结合；②案例内容应反映本学科的重点、难点和前沿问题；③案例内容应具备知识的综合性、典型性、启发性、针对性、趣味性和实践性；④案例内容与相关学科具有关联性。

表 6-3　案例基本信息

| 内容 | 填写 | 注释 |
|---|---|---|
| 突发事件名称 | | 寻找与主题相符的事件；如"1988 年上海甲肝大暴发" |
| 时间 | | 起止时间 |
| 地点 | | 疫源地、波及范围；地理位置，气候，人口、经济社会等基本信息 |

| 内容 | 填写 | 注释 |
|------|------|------|
| 级别 | | Ⅰ、Ⅱ、Ⅲ、Ⅳ |
| 类别 | | 传染病/中毒/其他。疾病或中毒的相关流行病学知识及其在国内外流行的历史情况 |
| 主要决策者 | | 管理部门、个人基本背景（应急能力建设情况、应急资源、组织机构）决策层次、管理部门和个人（姓名、职位） |
| 主要问题 | | 应急管理中出现的主要挑战（可以汲取教训或经验） |
| 关键决策 | | 面对挑战的关键性措施 |
| 获取方式 | | 文献检索、网页浏览、初步电话联系等 |

（2）拟定素材的来源和获取方法（表 6-3）：根据案例主题，通过中间人、书刊、网络等可以想到的途径，思考哪一个突发公共卫生事件的应急管理特点是符合需要的。获得一些线索后，有必要联系相关知情人，询问一些基本信息，确定事件的真实性，寻求获得调研的许可。

评估素材的可获得性。通过初步调查，拟定案例的标题，勾勒出案例的内容轮廓，草拟案例的引言（表 6-4）。此时，应预测需要获得的信息有哪些，哪些信息已经获得，这样可以促进调研的针对性，做到有的放矢（表 6-5、表 6-6）。

表 6-4　案例引言和拟定标题

| 内容 | 明细 | 注释 1 | 注释 2 |
|------|------|--------|--------|
| 引言 | 发生了什么（what）<br>故事的主角（who）<br>为什么发生（why）<br>发生地点（where）<br>发生时间（when）<br>发展趋势（how） | 促发事件名称（传染病、中毒等突发公共卫生事件） | 原则：概括管理情境、引入主题、言简意赅、渲染气氛、戏剧性 |
| | | 起止时间、地点 | |
| | | 决策层次、管理部门和个人（姓名、职位） | |
| | | 面临的主要问题 | |
| 拟定标题 | | | 原则：中性、叙而不论 |

表 6-5　数据需求表

| 项目 | 已知信息 | 要收集信息 | 备注 |
|---|---|---|---|
| 事件背景 | | | 1. 根据需要可设置小标题。 |
| "前台"信息 | | | 2. 必须注重细节。 |
| 主要决策者 | | | |
| 问题 | | | |
| 备选方案 | | | |
| "后台"信息 | | | |

表 6-6　案例定位

| 案例主题 | |
|---|---|
| 案例的类型 | A　B　C　D |
| 案例难度 | 较易、一般、较难（分析、概念、信息陈述） |
| 案例篇幅 | 页数、正文字数 |

（3）时间安排、预算等其他相关支持要素的说明：案例的形成是一个很漫长的过程，在对获取案例素材评估的基础上，制订研究计划，包括需要开展的活动（采访、现场观察、资料查阅、问卷调查等）、时间和经费的安排，保证案例编写按计划执行（表 6-7）。

表 6-7　时间进度

| 项目 | 开始时间 | 截止时间 | 备注 |
|---|---|---|---|
| 案例计划 | | | |
| 联系 | | | 约定调研时间等相关信息 |
| 调研收集 | | | |
| 规整 | | | |
| 草稿 | | | |
| 案例使用说明 | | | |
| 修订与测评 | | | |

## （二）收集整理案例素材

**1. 案例素材**　案例素材是案例内容的基础。只有掌握充分而又可靠的素材，才能写出真实而完整的案例。通过各种渠道，获得资料，全面了解案例所述管理情境。根据案例主题，不断地提炼和加工，保留有效的信息，按案例的基本布局和时间顺序进行归类整理，为案例的撰写打下基础。

**2. 案例素材收集方法**　素材按来源可以分为第一手资料和二手资料。

（1）第一手资料：第一手资料是案例编写者亲历的卫生应急过程，在卫生应急实践中收集到的素材，或者是通过对卫生一线应急管理人员的访谈、观察而收集到的真实材料。第一手资料具有真实、详细、丰富等特点，对于案例的编写很重要。

（2）二手资料：二手资料是通过报纸、杂志、书刊、著作、广播、电视、移动通信、网络、专家点评等多种渠道收集的资料，或由卫生应急机构及人员提供的总结报告、事件描述、统计数据，以及图、文、声、像及实物等资料。

案例编写过程中需要二手资料，特别是在制订案例编写计划、做初期准备的工作阶段。案例编写更需要一手资料，卫生应急案例编写者身临其境，实地调研，通过观察、采访等多种方式，与案例中的亲历者近距离接触，获得更加丰富的素材，为生动、形象、有趣味性的案例写作打下基础；卫生应急管理者是事件的亲历者，对事件的应对过程有更加深入的理解和体会，将其经历写成案例，有助于对应急管理过程的总结和升华，更有助于应急培训，使没有经历此过程的学员深切感受应对过程。需要注意的是，由于任何一个管理者不可能亲历卫生应急的全部过程，如果亲历者是案例的编写者，也需要对相关人员进行访谈，也需要收集相关素材，因为一个人的经历很难形成一个完整的案例。

（3）素材的采集方法：素材的采集需要逐步深入，为了能够实现案例编写计划，获得足够的信息来展开主题，一般先要通过多渠道获得二手资料，不断丰富相关信息，由一般的背景信息到越来越具体的信息，此时，二手资料往往难以满足案例编写对信息的需求，需要实地调研收集一手资料，主要采用个人深入访谈法进行。

访谈案例编写者通过与事件亲历者的深入交流，获取事件各阶段的相关信息，还原事件的本来面目。访谈法是获得案例素材最直接和有效的方法，往往需要和相关人员反复沟通，以便对卫生应急过程有更细致、更深入的了解。访谈法一般包括确定调研目标、拟定提纲、调研访谈和资料整理四个步骤（表6-8）。

表 6-8　访谈流程

| 项目 | | |
|---|---|---|
| 明确主题 | | |
| 选择访谈对象 | 尽可能提供尽量多的掌握相关信息的人 | 通过与组织之间的关系、学生（或同事、朋友）、行业组织、研讨会或讲座等外部线索，也可以通过咨询、业务会议等，杂志、网站文章、校友名单、学生报告等内部线索实现 |
| 访谈提纲 | | 案例关键问题、决策层次、具体情况等访谈议题、访谈人员安排、各自分工时间安排 |
| 访谈 | 自我介绍、预热 | 消除对方顾虑、营造良好氛围；做好笔录、录音等；对每一个问题都要问清楚 5W1H |
| | 解释访谈目的、案例用途 | |
| | 倾听 | |
| | 确认信息准确性 | |
| 规整资料、二次访谈 | 对收集到的素材进行分类、梳理、归纳总结 | 可采用主题框架 |

①确定调研目标：调研目标的适当性对访谈的质量有重要影响。作者为了编写案例计划，初步联系的局内人可能并不是提供详细素材的最佳人选。同时，由于卫生应急管理部门众多，一个人提供的信息不足时，我们需要增加访谈对象，从多角度掌握管理情境。在选择这些对象时，最佳对象是事件亲历者或决策者。若有多位亲历者，选择有权力提供足够信息的中高层管理人员。

②拟定访谈提纲：访谈分为半结构式访谈、结构式访谈和非结构式访谈，为了获得更充分的事件信息，一般采用半结构式访谈方式。因此，在访谈开始前，需要准备一些构思巧妙的问题来引导谈话。对于访谈提纲一般包括访谈者、被访谈者、访谈时间、主题内容以及所列问题等，其中，规定访谈时间能够体现我们对被访谈者的尊重，并能够在有限时间内获得最多的信息；所列问题应该紧扣主题、逻辑清晰、措辞严谨，问题不宜过多，可在谈话过程中随机进行提问。

③开展个人访谈：在访谈正式开始之前，可以先以聊天的形式与受访者进行谈话，消除紧张气氛，得到受访者的信任，使得访谈在轻松和谐的氛围中进行；解释访谈的目的、采访者的作用、案例的用途及对所收集信息的保密方式等，减轻受访者的顾虑；访谈正式进行中，一定要仔细倾听受访者，保持客观中立的态度，偶尔进行谈话内容的总结和提问、以保证信息的准确性和完整性。整个访谈过程中，采访者一定要进行笔录，以宏观把握收集的信息，可进行录音录像，以辅助后期的资料整理。

访谈既要尊重事实，又要尊重调查对象。遵循访谈的"五不"原则：不质询、不插嘴、不打破沙锅问到底、不评论、不争论。需要充分考虑案例中有关数据的敏感性，并和提供案例的组织保持良好的关系，以便不断更新和充实案例内容。

④资料整理与分析：访谈收集的资料是杂乱无章的，需要进行梳理和总结，以便使案例撰写更有逻辑性。资料的整理过程可用计算机软件 Nvivo 进行辅助，通过编码和节点的使用，以"抽丝剥茧"的方式使卫生应急事件的每个决策、实施或者后台及前台发生的事情更清晰地呈现出来。在整理过程中充分考虑信息材料的完整性、真实性。可以的话可进行二次访谈，以完善资料。

## （三）案例撰写

案例撰写是以一个真实的公共卫生应急事件为线索，在素材资料的基础上，不断构思和完善书写的过程，一般包括内容和结构的构思、草稿的完成和不断校阅修改的过程。内容和结构的构思是案例撰写的基础，在内容方面要考虑案例的目的、难度、篇幅长度、资料是否应全部写入、问题的设置等。结构方面一般包括时间结构，即案例事件过程发生的先后顺序；叙述结构即以事件故事为线索，前因后果清晰；说明结构即事件的背景及卫生应急组织的情况；情节结构即加强案例事件的戏剧性，激发学员兴趣。案例撰写的具体操作如下。

**1. 确定案例标题**

原则：中性，叙而不论。案例的标题通常是中性的，不能带任何文学色彩和结论性暗示。

形式：包括时间、地点、事件名称，比如"哈尔滨停水事件""1988 年上海甲肝大暴发""深圳市龙岗区横岗街道 6·27 伤寒事件"等。

**2. 篇首注释** 篇首注释是案例的"名片"或者说是标签。

内容：案例作者、案例使用者特点以及版权、保密等相关声明。

示例：作者：……；作者单位：……；保密：案例中名称、数据做了必要的掩饰处理；本案例授权……（组织或个人）使用。

**3. 引言**

原则：概括全文、引入主题、言简意赅、渲染气氛、有戏剧性。

内容：起止时间、地点、名称、主要决策者职务、主要情节、待解决的关键问题、案例的梗概。详细内容和方法可见案例计划中引言编写表。

示例：晚上 19：00，卫生应急指挥中心苏主任还没有回家，他坐在办公室里，望着窗外的瓢泼大雨，忧心忡忡。"这么大的雨都下了快 5 个小时，20 多年来第一次碰见持续这么长时间的雨……会不会出事啊？"他心里嘀咕着，城里的下水道排水系统估计是难以承受这么急的暴雨了，如果真的出现洪涝，那又有的忙碌了。他在寻思着应急指挥中心的各项物资准备还差些什么……。

**4. 正文主体** 正文主体是展开引言，围绕主题对案例内容进行详细的描述，呈现必要的细节。正文简述的是一个完整的故事。从故事主角（主要决策者）的角度描述事件的基本背景、应急管理工作的基本过程。

一般情况下以时间为顺序讲述整个故事。内容包括当时整体的事件背景信息、主要事件、决策者决策部门的背景，以及投资者面临的详细具体的问题等。有些人认为，怎样讲故事通常比故事本身更重要。也就是说，案例的构思非常重要：主题如何表现，问题如何提出，情节如何组织，答案如何隐含等。应该通过巧妙的事件描述，把问题寓于情节中，问题寓于现象中，答案寓于故事中，要给足解答问题所需要的已知数。案例中所涉及的人，人与人之间的关系，案例中主要事件的脉络都要交代清楚。哪些地方要复杂，哪些地方要简略，哪些地方要真实，哪些地方用虚拟都要考虑周到。通过情节描述，主次分明地、有虚有实地、简繁合适地把案例内容告诉读者。

（1）案例的主体内容：在卫生应急管理案中，主要内容大致可分为两部分，可称其为"前台"场景和"后台"操作。"前台"指突发事件的现场，如传染病发生地、灾难现场、中毒现场、诊治医疗机构等。"后台"指卫生应急决策机构、机制与决策者，尽管他们不参与具体的应急操作，但所有应急行动均由其指挥，所有应急决策均由其做出。"前台"是"场景"和"演员"，"后台"是导演，"后台"的决策决定了"前台"的变化。

对卫生应急过程均应按时间顺序描述。由于突发公共卫生事件的持续时间差异巨大，一起食物中毒事件可能仅持续一天就完成了应急工作，而一起流感疫情可能会持续数月。因此，时间的选择应以事件的性质而定，食物中毒事件可能按照时、分来描述；持续数月的疫情控制有时可能用时、分描述，如第一个病例的出现与报告，有的可用天、周、月来描述。无论采用何种时间单位，重要的行动、事件、决策、变化的时间点，均需要明确交代。

"前台"内容描述包括两个部分，一是对事发现场的客观描述，如第一个病例何时出现、后续病例何时发生、如何表现，何时及由谁向何种机构报告，调查人员何时到达、何时采取何种措施等，将整个现场情境以时间顺序详细描述；二是对应急队伍的行动描述，如应急队伍何时接到指令、何时开始准备、何时开始行动、何时到达现场、何开始处置等。对"前台"的描述要特别强调事件过程的客观性和时间顺序，如同对相关现场进行的"实景拍摄"，使读者了解整个事件的发生、发展、报告、处置、恢复的全过程。

"后台"内容也应按时间顺序描述，如何种职务的人何时接到何种事件的报告，何时启动应急机制，何时召开会议及形成何种决议，何时向上级报告并得到何种指令，何时向媒体宣传及宣传的内容，何时向应急机构或应急队伍发出几种指令、何时亲赴现场及在现场的行为等。

随着事件的发展，事件现场也在不断发生变化，因此，"前台"不断发来信息，"后台"不断根据变化的信息分析问题、采取干预措施，并将指令不断发向"前台"；"前台"在接收指令后开始干预。随着现场工作的不断深入，这种"指令-执行-反馈-指令"的过程不断循环，直到应急工作结束。需要注意的是，有时决策者会亲临现场指挥，此时，尽管"后台"已经移到了"前台"，但其职能并没有发生变化，仍将其作为"后台"来描述（图6-4）。

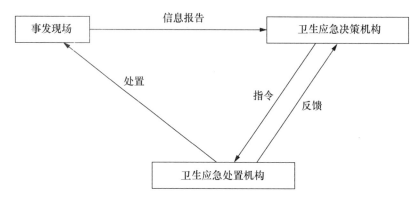

**图 6-4**　卫生应急决策和执行过程

（2）案例正文的布局：突发公共卫生事件具有很大的不确定性，事件的发生、发展、结局难以预测，加之此类事件受社会各方关注，因而应对策略和措施也应随着事态的发展变化而进行不断的调整。这是在信息不完备条件下进行的风险决策，往往需要在一个时间段内根据反馈连续做出多项决策，以便适应事发现场的应急需要。因此，在应急案例编写中，可采取"分阶段描述场景"法来进行案例正文主体的布局。

一个事件按照时间顺序发展，管理者的每一个决策都是根据当时信息综合判断后做出的，下一个决策往往是在获得上一个决策的反馈信息或事件现场发生重大变化后做出。因此，可将前一个决策获得的现场信息作为下一个决策的背景信息，沿着事件的发生脉络，不断产生新问题、不断需要做出新判断和决策，此时，可在每个背景信息后设置思考题，提出面对现场环境的变化和有限的信息，要求学员据此做出决策。这样，可将一系列决策过程分解为不同段落，形成多个连续的决策点，使学员站在决策者的角度，身临其境，思考如果自己就是决策者，面对这一场景变化，将如何做出决策。

（3）正文编写顺序：正文的编写顺序可分为两种类型，一是一般案例的编写顺序，即按照事件背景信息、"前台"和"后台"描述；二是按照事件背景信息、"前台"信息、设置思考题，"后台"信息、现场反馈信息、设置思考题……直到完成整个应急过程。

原则：真实、中立、矛盾（不同观点、分歧）、决策点突出，所述内容及相关数据具备完整性和一致性。

结构：按照时间顺序和逻辑顺序来设计正文。时间为纵向描述各阶段的事件发展情形；逻辑顺序为横向描述决策者、应急机构和应急队伍、受影响人群、媒体舆论等利益相关方的反应和行为。

①事件背景信息：事件发生之前，通常包括以下所有或者部分内容：事件的性质及相关知识，历史流行情况，事件发生地的经济、社会、地理及人口特征、简要描述事件发生、发展过程及结局，包括事件发生的大概时间和地点（如某天、某地）、涉及人员、事件诱因、产生的后果（可引用相关数据）等，以及应急管理和应急机构情况，应急组织、应急队伍、应急能力的相关信息。

②"前台"信息：前台信息是事件发生地的客观描述，是事件的具体情境。事件发生的具体时间和地点（精确描述），事件报告的时间、内容、由谁报告、向谁报告等，涉及的人数、主要症状与体征、可能的原因、事件的发展趋势等具体情境。

一是事件发生现场环境的状况与变化。从事件报告开始，按照时间顺序，描述事发现场的重要变化，特别是出现需要紧急应对的变化，比如，现场环境的变化、伤病人数的变化、死亡病例的出现及变化、医疗救治开展、现场调查、检测和消灭的开展、疫情的发展变化、公众态度、行为的变化，媒体报道等。任何可能影响到事件进展的变化，均应记录发生时间。

二是应急队伍的行为。从接到应急指令开始，按时间顺序，描述应急队伍的主要行动节点时间。有的应急事件中有多支专业应急队伍，还包括志愿者队伍、社区应急队伍等，应分别描述。比如，接到指令的时间、出发时间、到达现场时间、开始调查时间、开始检测时间、开始医疗救助时间等。

"前台"信息包括能够看到的实际发生的情况，是决策者希望了解和改变的对象。对于重大变化，一定要详细描述变化性质和发生的时间。决策者亲赴现场组织指挥，也需要进行描述，但仅仅是行为描述，其做出决策，仍然属于后台重点描述的内容。

③"后台"信息："后台"信息是卫生应急决策者在获得"前台"传来的信息后，采取一系列的决策活动而产生的决策信息，包括应对突发事件的各类执行、保障、宣传、舆论、协调等相关部门、单位发出的决策指令，是整个事件应对的基本依据。应急决策可由负有相关责任的决策者做出，也可由一定决策机制做出，如委员会等，包括为决策提供依据的咨询委员会、专家委员会等提出的建议。决策信息是由一系列决策行为产生的，这些行为可以是正式的，如会议纪要、文件、决定等，也可是非正式的，如决策者通过电话、会议讲话等方式发出决策指令。

案例编写时，应按照时间顺序，描述决策机构或决策者在获得事件报告信息后所有决策活动和决策内容，特别是各种重要决策的时间点。对每项决策活动的描述至少应包括获得背景信息的内容、时间和渠道，决策活动的时间和方式，决策信息的内容和发出决策信息的时间和方式三部分内容。

④场景切入点：突发公共卫生事件的应对，往往需要多部门配合，需要全社

会参与，相应的应急管理内容也是多方面的。对于决策者，在获得事件背景信息后往往需要做出多项决策，一项决策活动（如会议）也可能做出多项应急决策；对于执行者，可能需要同时承担多项应急任务。因此，在案例编写时，并不是要求每一个案例都对整个事件进行完整描述，应根据培训所针对的管理问题和培训目标，选择合适的切入点，选择整个应急过程中的某个片段，完整描述所针对问题的出现、发展、变化、处置、解决的过程。该问题解决并不意味着突发事件的应对工作结束，但只要培训目标能够达到，仍然可以作为一个完整的案例。有时一个经典的事件处置过程可产生多个教学案例，包括单项的应急管理案例和综合的管理案例。

⑤设置思考题：对于卫生应急培训案例，需要设置思考题和讨论题，合理适时地提出思考和讨论的问题，可以帮助学员理解相关应急理论，提高应急意识水平和能力。如前所述，思考题可在完成整个教学案例后设置，也可根据事件背景信息及其变化设置。思考题的设置应注意以下几点：思考题难易适中，不能偏离教学目标，不要直接提问相关的理论和原理方法，数量适宜，问题间有关联性，答案的多元化。

⑥事件结局：卫生应急决策者不断发出指令，卫生应急执行者按照指令执行，并不断报告事件现场的各种变化及相应的问题，决策者根据现场信息发出新的指令，执行者的指令再次反馈整块信息，如此循环往复，直到应急工作结束。此时，需要对事件的整个应急过程做小结，包括事件产生的影响，如人员伤亡、患病等人数，应对过程中的数据统计，如医疗救援人数，流调、检验、消杀灭、预防性服药、疫苗应急接种数量等。

案例结尾部分的写法一般有三种，一是对整个事件的应对过程进行精辟总结，包括对成功经验的总结和存在问题的总结，指出"前台"变化与"后台"决策之间的因果关系，将成功的经验上升到理论层面；二是提出决策问题引发读者思考。由于事件的处置过程难以重复，对最佳决策的判断也会因人而异，案例编写者可根据本案例中的某些关键决策环节和执行环节，提出问题，引发思考；三是自然淡出。只对整个应急过程进行客观描述，由案例使用者发现问题、提出问题和讨论问题。

## （四）编写附件

案例附件一般不宜写入案例正文部分，其主要包括：参考文献，年报、手册、网站信息等，注释文献来源；脚注，以小号字附于有关内容同页下端，用一横线和正文隔开；图表需要设标题、必要的文字说明、数据来源。在编写附件的过程中要注意：正文中与图标联系处，也用括号注明"请参阅×-×"；附图；篇幅不宜长，不超过正文的三分之一。

## （五）编写案例使用说明

为了便于培训，需要对培训案例的各个要素进行说明，相当于一份教案，以便教师备课。内容主要包括案例标题、摘要、教学目标、适用对象、学员应具备的知识、课堂时间安排、视听方案课堂讨论问题、案例的争议点、案例分析和与总结的要点等。案例使用说明的基本结构如下。

**1. 案例标题**

**2. 案例摘要**　决策者面临的问题、涉及的关键概念、决策者做出决策、决策的效果。

**3. 教学目标**　目标设定要明确，一般 2～3 个为宜；目标应有较强的关联性，包括知识关联性，即目标明确，掌握的知识原理和方法与卫生应急管理知识体系密切相关；案例关联性是指目标应与案例内容相关。目标关联性强，则引导学员分析案例效果好。不要将"引导"变成"帮忙"，引导是启发、导向作用，帮忙是告诉其案例问题分析方法、案例问题解决办法，这样将达不到案例教学激发学员主动分析问题的目的。

**4. 思考题**　围绕问题，可从诊断问题、提出备选方案、决策、评价、改善等几个角度来设置。

**5. 案例分析**　案例分析是针对案例问题、案例思考题的分析，是一种参考性的问题解决方案，突出做法、经验、技巧、体会等内容，但不是简单的经验汇报。对同一个公共卫生事件案例，不同学科方向的专家会做出侧重面不同的评析，汇集各专业方向的专家分析、评论，供学员参考，可以培养学员分析问题的能力。

**6. 教学建议**　采用辅助手段如视频、网站等进行教学。

**7. 案例教学计划**　适用对象、适用课程、学时等提出建议。

**8. 总结编写结束时，可以考虑以下问题。**

（1）你对材料和笔记进行分类和组织吗？你已经准备案例大纲了吗？

（2）你在引言部分告诉读者案例的主要内容及其用途吗？

（3）你已经开始预览案例的显著事实吗？该写哪些内容？

（4）案例开始时合乎逻辑吗（如综述中要讲的问题）？

（5）你已经写入所有必要的信息，如组织结构、人员、角色、关系、运作设想、流行病数据、物理设置、运作的性质及其结果、压力、时间与事件的结果等？你坚持事实，没有进行修饰或解释吗？

（6）你在适当的位置加入图表、数据等内容吗？

（7）你删除了不必要的描述、对话和详细资料吗？

（8）你根据与联系人的讨论，前后一致地隐去组织名称吗？

（9）你的技术数据由该领域的专家检查过吗？你写出教师注意事项了吗？

### （六）表述技巧和注意

案例写作的目的是运用于教学培训过程，使学员能够得到详细的卫生应急理论知识和实践经验，在写作过程中有其表述技巧和注意事项。

**1. 案例事件信息充分，详略得体**　收集到的所有资料的信息能够在案例中体现，但要避免语言冗杂，事件当事人解决问题的方案不必全部写出来，而应做到引而不发，尽可能地使用引人入胜、发人深省的词语，使学员不感到枯燥，以引导学员学习。

**2. 表述应虚实结合，情景跌宕起伏**　案例表述提供的细节太多或太少，不利于启发学生的思维，要在尊重案例事件真实信息的前提下，避免平铺直叙，该隐含的隐含，该设悬念的设悬念，只要不违背常理，不违反逻辑，必要时可以进行合理的虚构。

**3. 以过去式时态描述，以更好地理解案例事件**　在案例表述过程中用过去式时态，增强事件的时间概念，使学员更好地把握事件发生过程中的时间节点所发生的情况。

**4. 表述点面结合，客观中立**　案例表述过程中既要有事件过程中的每个决策实施的过程，也要统筹事件全局，做到点面结合；不能阐述自己的观点和见解，不能流露个人倾向，也不能做出自己的解释和判断。

## 四、校阅修改

案例的校阅修改重点在案例的脉络和逻辑是否顺畅合理、语言表达是否清晰，对案例整体结构进行检查修改，并对细节内容进行补充，以使案例文本趋于完美。

### （一）案例逻辑结构

好的案例需要有清晰的脉络和逻辑结构，在校阅过程中，要重点检查其结构安排是否合理，以做到事件脉络和逻辑顺畅，易于理解和判断。

### （二）案例内容

案例信息内容的真实完整是供学员学习的前提。在校阅过程中应仔细检查信息的真实性和完整性及出处原始性、准确性和权威性，如有必要可进行重新改写。除此之外，如前文描述案例主题是否达到了案例编写的目的、表现形式是否体现中心思想、是否有自己的观点等方面需要进行检查和修改。

### （三）案例语言描述

案例校阅过程中，需要对语言进行润色，检查其是否通俗易懂，避免用白话、套话，要体现卫生应急的专业方向，使学员能够更好地把握。

### （四）修改时考虑的问题

1. 案例包括读者所需的全部信息吗？按逻辑顺序介绍吗？
2. 你已经删除了不必要的信息吗？
3. 你检查过措辞、拼写、标点符号、语法、句子和段落结构吗？
4. 有经验丰富的案例作者或案例组织的专家检查过初稿吗？
5. 联系人看过你的初稿吗？

## 四、注意事项

### （一）保密掩饰

保密掩饰是因为案例的原始材料内容可能有部分需要隐藏，对案例中的内容、有关人员的对话、可能敏感的资料，都要向有关人员咨询，并进行核实，通常不希望案例改头换面，但若所编案例对机构部门有负面影响，则常隐藏机构部门的真名或有关数据。案例中若有涉及版权的材料，必须得到许可。

**1. 掩饰内容**　掩饰内容有人物姓名、机构名称、地点、日期、数据等敏感而可能给相关人员带来负面影响的消息。注意核实和咨询，并得到许可。

**2. 掩饰的缘由**

（1）防止案例组织陷入窘迫和损失信誉。

（2）防止案例涉及的个人为难和对他们的职业生涯产生不利的影响。

（3）防止行政性保密的信息和数据泄露。

（4）防止案例分析的学员和其他人与该组织联系，了解实际上发生事件的源泉。

**3. 素材的提供者和索取者对掩饰的态度（图 6-5）**

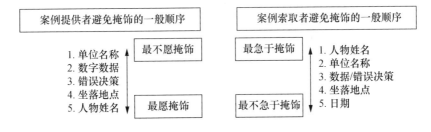

**图 6-5　素材的提供者和索取者对掩饰的态度**

**4. 掩饰方式**　忌用代码，如甲乙丙丁、ABC 等，应用"XXX"等代替。

## （二）案例测评

案例测评分为案例评价和课堂测试。案例评价是请不熟悉案例的人或经验丰富的人来审阅案例，评价其是否存在缺陷或遗漏，包括逻辑关系、陈述方式等（表 6-1—表 6-7）；课堂测试是案例的试讲，用于课堂之上，检验是否符合案例教学目标等。在案例的测试过程中，如果是因为材料过长或过短、过易、过难、数据缺失、预定教学目标与案例主题不符等案例编写问题造成案例教学效果不佳，则需要有针对性地进行修改，指导完善。

## （三）许可、出版发行

案例许可指案例作者在案例编写完稿付诸使用时要征得案例素材贡献者的知情同意。这一方面显示了案例内容的真实性，说明做了真实的调查并记录了真人真事，而非虚构；另一方面也是对素材提供者的尊重，有益于维系良好的关系，为案例的后续更新等做好准备。

许可内容包括使用对象、使用形式的规定。

示例：

> 尊敬的 XXX 教授：
>
> 我们已仔细阅读题为《2009 年 XX 地区特大暴雨防疫》的案例，兹授权 XX 教授以印刷案例书的形式使用这一材料；并授权其他单位为实施教育或培训计划而使用这一材料。本案例不加改动即可准予使用，在进行改动之后准予使用，改动之处如示＿＿＿＿＿。
>
> 张 XX（签字）
>
> 职务：XX
>
> X 年 X 月 X 日

当然，作为公共卫生应急管理案例，很多信息取材于公开信息，不需要许可的情况也是有的。但是，只要是做过实地调查、访谈等，即使不需要正式许可，也应将终稿传给素材提供者审阅，确认案例的真实性，最后可将编写的案例出版发行。

# 第三节　卫生应急管理教学案例编写研究报告

## 一、研究背景

公共管理类学科的基本特征决定了在教学方法上必须重视案例教学法，必须重视案例写作。案例是案例教学的工具和载体，被称为管理者的决策标签，案例的质量是案例教学效果的一个决定性因素；而案例教学在管理教学中具有重要作用，是卫生应急管理培训中重要的教学方式，是《全国卫生应急工作培训大纲（2011—2015）》中明确建议的主要教学方法之一。各级政府和一些培训机构近年来陆续发布卫生应急管理培训相关文件，多次提到案例教学法的应用。相关调查研究表明，案例教学深受广大参与培训人员的喜欢，需求率较高。基于卫生应急管理培训对案例教学的这种需求，卫生应急管理教学案例的数量与质量对于卫生应急管理培训工作具有重要的现实意义。

然而，我国目前的卫生应急管理教学案例虽然数量不少，但是质量堪忧。案例教学的总体状况并不令人满意，据何志毅对北京大学、清华大学、中国人民大学等做的调查展示，只有 20％的学生对案例教学效果感到满意，80％的学生感到不够满意，由此可见，案例教学固然重要，但最终目标是要保证案例教学效果。本文通过文献梳理、访谈归纳等定性方法和问卷调查、统计分析等定量方法，了解卫生应急管理教学案例存在的问题，在总结前人关于一般管理教学案例编写方法的基础上，结合卫生应急管理特点及其培训与教学特点，提出改善卫生应急管理教学案例的编写建议。

## 二、研究的目的

总结卫生应急管理教学案例特点和编写方法，了解卫生应急管理教学案例现状，掌握其不足与缺陷，制订卫生应急教学案例评价指标，提出卫生应急管理教学案例编写建议。

## 三、研究方法与对象

### （一）文献研究法

了解国内外管理案例教学和编写的成果、进展和未来的趋势，尤其是卫生应急管理案例教学和编写的成果、进展和未来的趋势，为本研究提供理论基础。

整理总结前人关于一般管理案例的理论，把握一般管理案例的基本特点、构成要件、结构要求、语言规范、行文布局、素材要求、适宜的长度和难度等方面的内容，结合卫生应急管理的特点，制订案例调查问卷。

梳理文献，了解案例的评估维度，为案例的定性评阅奠定基础。

**1. 文献研究对象**　通过万方数据库、CNKI、图书馆、网页等途径，全面搜集和研读案例编写（写作、采编、开发等）、案例教学、政策规范等相关论文和专著。

在万方、CNKI 等数据库中，以"案例""管理""教学""编写""应急"等检索词进行检索中英文文献；并以此为线索，通过作者检索、参考文献检索，在国家图书馆、首都医科大学图书馆或网上书店购买案例专著。对文献进行分类、归纳整理。

（1）以万方数据库为基础，结合 CNKI，检索各类文献 187 篇（扣除无效和重复文献）。

检索表达式：题名或关键词：（"案例编写"）＊Date：－2013 DBID：WF-QK 共获得 26 篇；

检索表达式：题名或关键词：（案例）＊摘要：（采编）＊Date：－2013 DBID：WF-QK 共获得 8 篇（有效 0 篇）；

检索表达式：题名或关键词：（"案例写作"）＊Date：－2013 DBID：WF-QK 共获得 18 篇；

检索表达式：题名或关键词：（"案例开发"）＊Date：－2013 DBID：WF-QK 共获得 56 篇；

检索表达式：题名或关键词：（"教学案例"）＊摘要：（管理）＊Date：－2013，共获得 117 篇。

（2）在数据库检索论文的基础上，在国家图书馆的检索系统中检索专著 10 部。

以"（WTP＝（案例））AND（WRD＝（写作））"在教学法类中检索 1 部。（小学教育案例及其写作［专著］/杨庆余主编；杨庆余，钟文芳，王钢编写）；

以"（WTP＝（案例））AND（WTP＝（编写））"检索 5 部。（扶贫案例编写指南［专著］/中国国际扶贫中心编著；案例编写与案例教学［专著］/梁周敏，章立民，杨宝成编著；管理案例编写与教学［专著］/陈德智编著；营销案例的编写与分析［专著］/冯丽云编著；管理案例编写指南［专著］/（加）林达思（Leenders, M. R.），（加）厄斯金著）；

以"（WTP＝（案例））AND（WRD＝（采编））"检索 1 部。（管理教育中的案例教学法［专著］：案例认知・案例采编・案例教学/傅永刚，王淑娟编著）；

以"（WTP＝（案例））AND（WRD＝（开发））"0 部；

以"WTP=（案例写作）"检索 3 部。（教育案例写作与研究 ［专著］/陈大伟著；毅伟商学院案例写作 ［专著］ =Writing cases/（加）迈克尔·R·林德斯（Michiel R. Leenders），（加）路易丝·A·林德斯（Louise A. Mauffette-Leenders），（加）詹姆斯·A·厄斯金（James A. Erskine）著；赵向阳，黄磊译；教育案例写作论 ［专著］/毕义星著）。

（3）通过网页等其他来源获得部分文献。

**2. 问卷调查对象**　通过数据库、图书馆、网页等途径，在网站、专著、教材、期刊、报纸上，尽可能多地搜集卫生应急管理案例并进行编码。以"案例""危机""管理""突发事件""卫生""应急""公共卫生"等检索词在重点高校、案例中心、政府的网站上和国家图书馆、首都医科大学图书馆的检索系统中搜索，将卫生应急管理案例电子版材料或著作经复印或打印转化为一份份案例。按照纳入排除标准筛选合格案例作为样本。

纳入标准包括①内容：突发公共卫生事件；②案例发生时间：2000 年至今；③案例发生地点：中国；④案例类别：教学案例

排除标准包括①未正式发表的；②内容为突发事件且涉及卫生应急但不是案例主要内容的；③教材中未标明为案例的实例、示例。

收集到卫生应急管理案例 238 个，纳入卫生应急管理教学案例 202 个，获得有效案例 193 个，合格率 95.54%。

## （二）问卷调查方法

**1. 问卷内容**　在文献研究的基础上，设计问卷内容，包括案例基本情况、案例客观性评阅。

案例基本情况包括名称、作者、出版时间、发生时间、长度、类别等；案例客观性评阅项目包括结构、趣味性、真实性、背景材料的充分程度、争议性、表述的客观中立性、教学适用性、应急性。每一个项目分设 2～6 个客观性和操作性较强的指标。

**2. 问题形式**　案例客观性评阅将每一个评阅项目细化成为数个客观性子项目，每一个子项目皆为是否题。

**3. 调查员**　卫生应急管理教学案例编写研究课题小组中的 3 名成员包括 1 名研究者及 2 名卫生事业管理专业本科二年级学生。

**4. 问卷测试**　目的是为了检验问卷的可操作性和适用性，并对问卷的语言、问题先后、文本格式等进行修改。预调查的数量为随机抽取收集到的案例的 10% 左右。3 名调查员对于各项指标能够达成共识。

**5. 正式调查**　3 名调查员同时同地集中评阅案例和填写问卷，每一份案例对应一份问卷。调查员每阅读 1 份案例，填写 1 份问卷。对于存在疑义或争议的问卷，3 人共同讨论，审慎做答。问卷收回后，对每一份进行检查筛选，对于数据不全的填答问卷，及时核对与补漏，无法补漏的，考虑删除；删除都填一种答案的问卷。

**6. 数据分析方法** 首先，通过 EpiData3.1 录入数据。编号筛选完的问卷，各个题目设置代码，按问卷内容顺序录入；然后，通过 SPSS17.0 进行统计分析。对案例的基本情况、案例特征，案例可读性等进行描述性分析，计算出各个条目的频数、构成比。

## （三）定性分析方法

### 1. 定性资料收集方法

（1）专家小组讨论法：通过专家小组讨论的方法，对卫生应急教学案例的编写提供意见，提取优良案例编写的指标。

①研究对象：选择国家 CDC，北京市、区卫生局及北京市 CDC 的 6 名专家进行有关"卫生应急教学案例编写"方面的讨论。

②专家选择的标准：接触过案例教学、有卫生应急教学案例编写经验的专家。

（2）个人深入访谈法：单独对卫生应急管理或案例编写的专家进行深入的访谈，记录访谈的内容，以对资料进行分析。

①研究对象：军队内有关专家 1 名，高校教师 2 名，国家 CDC、省卫生和计划生育委员会、市卫生和计划生育委员会有关专家 7 名。总共访谈 10 名专家。

②专家选择标准：有卫生应急教学案例使用经历或案例教学的经验；有应急案例编写的经验；专业涉及面较广。

③访谈的质量控制：为了能够得到预期的访谈内容，使内容全面深入，应制订访谈提纲，在访谈的过程中，提纲可以随着访谈的变化而变化，以得到更深入的内容。

### 2. 定性资料分析方法

（1）定性资料分析方法：常见的定性分析方法有扎根理论或实地理论、内容分析法、对话分析法或会话分析法以及主题框架分析法等。其中，扎根理论（grounded theory）是定性研究方法的一种，并被认为是定性研究方法中较为科学的方法。扎根理论提出一个自然呈现的、概念化的、互相结合的、由范畴及其特征所组成的行为模式，这种方法强调在原始材料的基础上发展理论，要求研究者在研究开始之前没有理论假设，而是带着研究问题，直接从原始材料中归纳出概念和命题，然后再上升到理论。

参照学者 Pandit 在 1996 年提出的扎根理论研究操作流程，并结合本研究的实际情况，提出本研究具体分析框架：以扎根理论为指导，在充分阅读现有案例评价研究及卫生应急案例的基础上，形成主题框架；按照整体把握-分解-组合的思想，依据框架中的各个要素，对收集到的资料进行分类和重新组合；对每一个要素的相关内容进行总结、归纳，形成针对本要素的研究结果；对形成的所有要素概念进行系统分析，形成总体结果（图 6-6）。

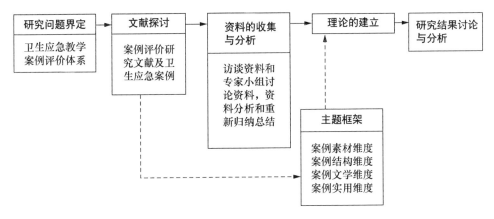

**图 6-6**　定性资料扎根理论分析框架

（2）定性资料分析工具：运用扎根理论的资料整理分析可以通过手工和计算机软件辅助方式实现，其中手工方式是传统的资料整理方式，而计算机辅助的各种先进软件如 N6、Nvivo 和 ATLAS.ti 的运用，将极大提高定性研究过程中资料收集、储存、检索和分析的效率。本研究运用计算机辅助软件中文版 Nvivo8.0，对访谈资料和专家小组讨论资料进行分析。

定性分析计算机辅助分析软件 Nvivo 中，"材料来源"是研究资料的统称，其包括内部材料、外部材料和备忘录。Nvivo8.0 能够导入的内部材料有多种文件，包括文本（.txt）、word（.doc，.docx）等格式的文档以及音频、视频和图片等，能够提高研究工作效率，其最大的优势在于强大的编码（code）功能。编码是一个收集看似对想法或概念（在项目中表示为节点）进行举例说明的小节的过程。同样，编码是一种从材料来源的数据，提取精华并加深对作用因素理解的过程。在项目的不同阶段，材料来源内容的编码方法也会变化，主要包括开放性编码、主轴性编码和选择性编码三个循序渐进的过程。

在 Nvivo 中，编码被归为两种：自由节点（free nodes）、树节点（tree nodes）。节点是一个关于您感兴趣的特定课题、地点、人员或其他方面的参考点集合。自由节点可作为容器以容纳和项目中的其他节点概念上不相关的"散漫"想法。随着项目的发展，这些节点可能被移入树节点中的逻辑位置。树节点可用于代表项目中逻辑相关的概念和类别，因为它们可以按层次结构进行组织（即类别、子类别）（图 6-7），如以"案例目的性"为名称的节点包含 3 个参考点，来自 3 个不同的材料。

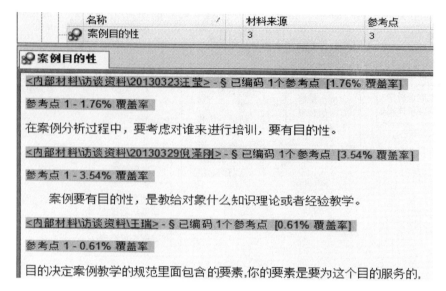

| 名称 | 材料来源 | 参考点 |
|---|---|---|
| 案例目的性 | 3 | 3 |

**案例目的性**

<内部材料\访谈资料\20130323汪莹> - § 已编码 1个参考点 [1.76% 覆盖率]

参考点 1 - 1.76% 覆盖率

在案例分析过程中，要考虑对谁来进行培训，要有目的性。

<内部材料\访谈资料\20130329倪泽刚> - § 已编码 1个参考点 [3.54% 覆盖率]

参考点 1 - 3.54% 覆盖率

　案例要有目的性，是教给对象什么知识理论或者经验教学。

<内部材料\访谈资料\王瑞> - § 已编码 1个参考点 [0.61% 覆盖率]

参考点 1 - 0.61% 覆盖率

目的决定案例教学的规范里面包含的要素，你的要素是要为这个目的服务的。

**图 6-7　节点示例**

运用计算机辅助软件分析工具 Nvivo8.0 进行研究分析的过程有：资料的收集与整理、资料的导入与编码、结果分析。

①资料的收集与整理：从定性研究分析的定义中，我们可以看出，定性研究资料一般都是第一手资料。本研究通过对 10 名有关案例编写和卫生应急等方面的专家进行访谈和专家小组讨论等方式，对访谈和讨论过程进行录音，最后将录音以最原始的方式呈现在 word 文档中，成为定性研究分析的数据资料。

②资料的导入与编码：本研究主要导入了内部资料，即对访谈录音进行整理后的 word 文件。每一个专家的访谈结果是一个内部资料，加之专家小组讨论的资料整理共 11 份材料。首先在打开的软件中建立"教学案例评价指标"项目，在项目下的内部材料中导入所整理的 word 资料，然后对资料进行有关教学案例评价指标研究的编码。

③结果分析：作为质性研究的辅助工具，Nvivo 并不能代替人的思考，但其强大的查询和资料管理能力可以辅助研究者快速检索和管理信息资料，以提高研究者的思考效率和创造性。Nvivo 软件能够对编码信息进行一定的定量统计，可以统计编码单元在材料中的比例和数量，本研究统计了各评价维度中编码单元的数量和比例。

## 四、研究思路和技术路线图（图 6-8）

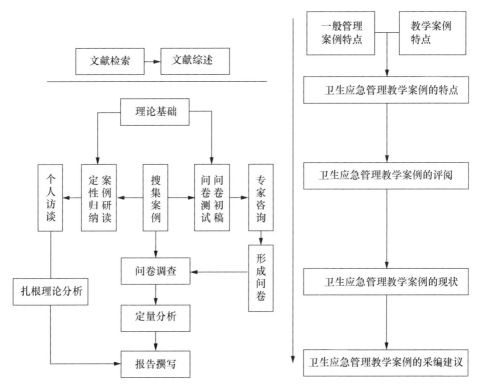

图 6-8　研究思路和技术路线

## 五、研究的结果与分析

### （一）文献分析

**1. 案例用于教学的历程**　在国外，案例教学出现较早，运用广泛。1870 年，哈佛大学法学院院长兰德尔将法庭中的判例运用到课堂上并通过学员对案例的讨论获得知识，这标志着现代案例教学的诞生。到 1915 年，案例教学已经变成了美国法律教育的主要形式。1910 年，哈佛大学商学院院长盖伊率先建议和提倡将工商管理案例引入管理课程之中，作为传统教学的补充，并逐渐成为高年级综合性管理课程的唯一教学方式。1921 年，哈佛大学科特兰博士出版了第一本管理案例集，这标志着商学院案例教学的基本成型。20 世纪 30 年代，案例教学成为哈佛商学院的主要教学模式。此后，案例教学被迅速广泛应用到美国各大高校管理教学中，并不断推广到加拿大、欧洲、日本、东南亚等国的高校。

我国在 20 世纪 80 年代引入了案例教学。1980 年，美国教师团与中国教师对特许开放的 4 个中国城市的 20 余家企业进行了采访，编成了 80 余篇管理案例。此后，开始举办案例教学培训班，创办刊物《管理案例教学研究》，出版管理案例专著《管理案例学》，举办了大规模的案例研究研习班，编印了一大批案例教材。案例教学在国内得得了一定程度的推广。

近 10 年来，案例教学开始成为教学领域的热点。案例编写的学术交流活动比较活跃，诸如"中国管理案例共享国际论坛""百篇优秀案例管理评选活动"等。大连理工大学、清华大学、北京大学、上海交通大学、中欧国际工商管理学院等高校成立了案例研究中心，国家行政学院正在筹建应急管理案例库。

**2. 案例编写方法理论研究成果介绍**　国内外学者在总结案例教学实践经验的基础上，对管理案例的特点已有比较丰富的论述。加拿大毅伟商学院的迈克尔·R·林德斯（Michiel R. Leenders）所著《毅伟商学院案例写作》已是第 4 版，该专著系统阐述了案例的特点和采编的方法，为世界多个国家广泛应用借鉴。美国学者小劳伦斯·E·列恩所著《公共管理案例教学指南》也比较全面地阐述了公共管理案例的要素。此外，关于管理教学案例研究方面的文献也比较丰富。在国内，从 20 世纪 80 年代引入案例教学以来，在借鉴国外经验的基础上，案例编写研究、案例教学研究等取得了不少理论成果，著述也比较多。余凯成的《管理案例教学》（1987）是国内第一本案例教学方面的专著，不仅系统介绍了案例教学的方法，还论述了我国管理教学案例编写的紧迫性，并指出案例编写的基本思路。

张丽华的《管理案例教学法》（2000）、冯丽云的《营销案例的编写与分析》（2003）、陈德智的《管理案例编写与教学》（2005）、梁周敏的《案例编写与案例教学》（2007）等及国内的相关期刊文献都比较详细地论述了管理教学案例的编写要求，这些理论成果为案例的编写与评价奠定了基础。

**3. 卫生应急管理教学案例及其特点**

（1）卫生应急管理教学案例：案例（case）在医学领域称为病案或病例，在法律领域称为判例。就公共管理学科而言，主要有如下几类案例：①紧急决策型案例；②政策制定型案例；③确认问题型案例；④概念运用型案例；⑤说明型案例。根据用途的不同，案例可以分为教学型案例和研究型案例。

经文献梳理，总结不同学者对案例定义的看法，管理教学案例就是用于课堂教学的以管理问题为主线的真实管理情境的描述；卫生应急管理教学案例就是用于课堂教学的以卫生应急管理问题为主线的真实管理情境的描述。

（2）卫生应急管理教学案例的特点：总结文献研究结果，包括卫生应急管理教学案例在内的好的案例一般具有内容真实、描述客观、聚焦问题、可读性强、适于讨论、促进课堂教学等特点。

具体内容参见第 6 章第一节"卫生应急管理教学案例"。

**4. 案例的结构**　案例的结构并非一定要千篇一律，但教学案例应具有一些基本要素。

（1）标题：即主题，要求言简意赅，给人一个导向性的印象，标题最好能勾起学生的学习兴趣，让学生迅速进入学习状态。

（2）正文：这部分构成案例的主体，主要叙述案例的情节和背景，要求内容清晰，文字流畅，而且长短适中，将案例的重点表达出来又不至于内容繁杂。案例最好有一定的趣味性，便于激发学生的学习兴趣。

（3）问题：案例要提出针对性的问题。特别是，每一个案例都必须针对教学中的重点和难点提出问题。没有问题的案例是没有作用的。学生带着这些问题学习讨论，最后得出答案，有利于提高了学生学习的主动性。提出问题时需要注意，问题要能够引出教材中的内容。能够从一个问题引出多个问题，环环相扣，在解决问题的过程中学习理论知识。

此外，作为正式发表的案例应当具有篇首注释、摘要、附件等其他要素。

**5. 案例编写的程序**　案例编写一般经过案例需求调查、素材收集、撰写、试用及修改、许可与发表等基本程序。

案例的需求调查的目的：了解学员和教师对案例的需求，帮助案例编写者明确较大需求的案例种类，确定案例的主题。案例素材收集是案例编写中非常重要的一环，要求编写者通过各种渠道全面收集信息，包括前期资料准备、制订调研计划、寻找和接洽联络人、实地调研、资料整理等几个步骤。案例的许可是指案例在公开之前必须经过案例中当事人的许可并签署许可证书，以保证当事人的隐私权等利益不因案例公开而遭受损害。

## （二）案例基本情况

1. 从引发卫生应急管理的突发事件类型上看，突发公共卫生事件居多，占 91.71%。

2. 根据应急预警级别，被调查案例中以一级事件为主，占 44.6%，其次是三级事件，占 26.4%，二级和四级事件比较少，分别占 15.5% 和 13.5%（表 6-9）。

**表 6-9　突发公共卫生事件分级**

| 级别 | 频数（个） | 构成比（%） | 累积百分比（%） |
| --- | --- | --- | --- |
| 一级（特别重大） | 86 | 44.6 | 44.6 |
| 二级（重大） | 30 | 15.5 | 60.1 |
| 三级（较大） | 51 | 26.4 | 86.5 |
| 四级（一般） | 26 | 13.5 | 100.0 |
| 合计 | 193 | 100.0 | |

**3. 突发公共卫生应急阶段性分类**　根据 PPRR 理论，突发公共卫生应急管理分为 4 个阶段：危机前预防阶段，危机前准备阶段，危机爆发期反应阶段，危机结束期恢复阶段。调查案例中，58.0％的案例主要针对某一阶段描述，其他案例则是多个阶段描述。

**4. 从卫生应急管理的成败上看，成功卫生应急管理案例占了 60.94％。（图 6-9）。**

**（三）定量评阅统计结果**

**1. 案例的时效性**　案例中突发事件的发生时间 3 年以内占据 10.40％，5 年以上的占 51.04％，说明案例内容的时效性比较差，案例编写过时和老旧情况多见（图 6-10）。

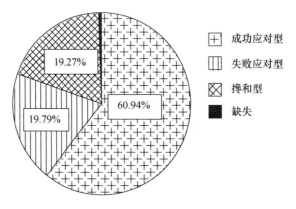

图 6-9　应急成败分类

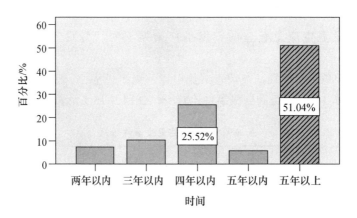

图 6-10　案例的时间分类

**2. 案例的长度**　微型案例（＜1000 字）占 18.7％，小型案例（1000～3000 字）占 37.3％，中型案例（3000～10000 字）占 24.4％，大型案例（＞10000 字）占 19.7％（表 6-10）。

表 6-10　长度分类

| 篇幅 | 频数（个） | 构成比（%） | 累积百分比（%） |
|---|---|---|---|
| 微型（1000 字以下） | 36 | 18.7 | 18.7 |
| 小型（1000～3000 字） | 72 | 37.3 | 56.0 |
| 中型（3000～10000 字） | 47 | 24.4 | 80.3 |
| 大型（10000 字以上） | 38 | 19.7 | 100.0 |
| 合计 | 193 | 100.0 | |

**3. 案例的结构**　管理教学案例的结构一般由标题、篇首注释、摘要、前言、正文、案例使用说明等要素构成。调查结果显示，100.0％的案例没有篇首注释，97.4％的案例没有摘要，82.9％的案例没有前言（或称导言、引言），99.5％的案例没有案例使用说明，85.0％的案例没有思考题，此外，正文中设置小标题的占 60.1％（表 6-11）。

表 6-11　案例结构部分要素

| 条目 | 是（%） | 否（%） | 合计（%） |
|---|---|---|---|
| 是否有篇首注释 | 0.00 | 100.0 | 100.0 |
| 是否有摘要 | 2.6 | 97.4 | 100.0 |
| 是否有前言 | 17.1 | 82.9 | 100.0 |
| 是否有案例使用说明 | 0.5 | 99.5 | 100.0 |
| 是否有思考题 | 15.0 | 85.0 | 100.0 |
| 是否有小标题 | 60.1 | 39.9 | 100.0 |

**4. 案例的趣味性**　案例是管理情境的描述，大多案例以故事的形式组织材料，在故事情节、人物描写等方面激发学员阅读兴趣。调查结果显示：34.2％的案例是一个完整的故事表述，69.9％案例是没有鲜活"主"角（主人公、决策者），90.2％的案例没有角色的心理感受、体验的描写，0.5％的案例中具有让人感兴趣的人物，只有 15.0％的案例的叙述情节跌宕起伏（表 6-12）。

表 6-12　案例趣味性部分要素

| 条目 | 是（%） | 否（%） | 合计（%） |
|---|---|---|---|
| 是否是一个完整的故事 | 34.2 | 65.8 | 100.0 |
| 是否有鲜活的主人公 | 2.6 | 69.9 | 100.0 |
| 是否有心理描写 | 17.1 | 90.2 | 100.0 |
| 是否有让人感兴趣的人物 | 0.5 | 81.3 | 100.0 |
| 是否有曲折的情节 | 15.0 | 88.1 | 100.0 |

**5. 案例信息的充分程度**　案例是真实的事件记录，背景材料是事件发生发展过程，是卫生应急管理的干预对象和措施，包括了突发事件发生的时间、地点、各类环境、疫情的流行病学资料、应急管理的过程等。调查结果显示：88.6％的案例有部分时间记录，73.1％的案例提及应急处理的基本经过，73.1％的案例没有大背景（地理、经济、气候等环境）的描述，64.8％的案例有对突发事件现场形势发生发展过程的表述，78.8％的案例说明了应急管理者的权责（表6-13）。

表 6-13　案例信息充分程度部分要素

| 条目 | 是（%） | 否（%） | 合计（%） |
|---|---|---|---|
| 是否说明管理权责 | 78.8 | 21.2 | 100.0 |
| 是否说明具体的时间 | 88.6 | 11.4 | 100.0 |
| 是否叙述应急处理的基本经过 | 73.1 | 26.9 | 100.0 |
| 是否交代大背景 | 26.9 | 73.1 | 100.0 |
| 是否展现突发事件的过程 | 64.8 | 35.2 | 100.0 |

**6. 案例的真实性和表述的客观性**　案例素材来源于卫生应急管理实践，描述客观中立，不虚构事实，不主观评论。调查案例中，只有10.9％的案例注明了数据来源，90.7％的案例有真实的人名、地名、组织名称等专有名词。在案例表述上，有72.0％的案例是夹叙夹议，比如有明显的褒贬之词（或看法），案例事实与案例评论没有分开，78.2％的案例为情况-观点-评判等"先叙后论"的模式（表6-14）。

表 6-14　案例内容真实性和表述的客观性部分要素

| 条目 | 是（%） | 否（%） | 合计（%） |
|---|---|---|---|
| 是否注明数据来源 | 10.9 | 89.1 | 100.0 |
| 是否使用真实的专有名词 | 90.7 | 9.3 | 100.0 |

| 条目 | 是（%） | 否（%） | 合计（%） |
|---|---|---|---|
| 是否运用夹叙夹议表达 | 72.0 | 28.0 | 100.0 |
| 是否先叙后论 | 78.2 | 21.8 | 100.0 |

**7. 案例的争议性**　焦点问题突出，矛盾冲突明显，引发争议、启发。调查案例中，仅有 13.5% 的案例针对应急管理的成败与否提及了多方意见。

**8. 案例的教学适用性**　98.4% 的案例没有设置教学目的，没有明确的教学适用课程，没有明确的使用对象。

**9. 案例的应急性**　基于突发事件的突然性、急迫性、不确定性等特征，卫生应急管理也同样具有这样的特征。调查结果显示：39.4% 的案例没有体现突发事件的突然性和急迫性；61.1% 的案例没能突出突发事件的不确定性。

### （四）卫生应急管理教学案例的定性评阅与访谈结果

**1. 选题过于笼统、过于陈旧**　选题比较大、比较笼统，诸如"非典""H1N1"等众所周知的突发公共卫生事件。首先，这类突发事件波及范围广，涉及问题多，由于篇幅所限，选题难以深入描述，则成为泛泛而谈的概述似的内容。其次，这类案例虽然会涉及国家层面的宏观决策，对于高层管理者具有借鉴意义，但是却不一定适用于广大的中层、基层管理者。

此外，选题陈旧。从定量评阅中可见，大于 50% 的选题中的事件发生在 5 年以前。

**2. 结构未能突显决策点，不能有效组织信息**　案例必须围绕一个或几个核心问题进行谋篇布局，有效组织信息；而调查案例中，大多案例没有主线和明确的主旨，不知所云，泛泛而谈。读者读过一篇案例的情境陈述后，不知道这个情境到底隐含着什么问题，看不出矛盾，不知道什么时候哪一个决策者依据什么做了什么决策；而作者却习惯于高谈阔论，道理的阐述占案例的 2/3 或者更多。前文简短的事实描叙对于后文的理论阐述来说是牵强附会，没有明显的因果关联。这样的案例没有足够的信息支撑，致使学员根本没法讨论。严格说来，这样的案例只是一家之言。

**3. 表述不客观中立、可读性较差**　没有一个案例采用叙事说明为主要表达方式。案例作者习惯了夹叙夹议，迫不及待地将自己的观点写到描述中，读者根本没有思考的余地。很多案例与其说在写案例，不如说是在"歌功颂德"。案例之中充斥着口号式的言语，而不把这"成功"背后的故事客观中立地描述出来，严重违反了案例编写的一般原则。虽然案例并非绝对排斥议论，但绝对排斥案例作者本人的议论，除非案例作者本人就是事件的参与者；即使如此，也宜以第三人称或者引语的形式表述。

案例可读性差，主要是没有趣味性，没有故事情节，没有"主人公"，因此案例缺少吸引力。不得不说，大多案例如同官方的报告。一上来就是，第一，…；第二，…等等。

**4. 缺乏思考题没有教学目标、课堂计划**　一些受访者提到，案例缺乏思考题会影响案例的使用范围和价值，不利于教师对案例的选择。使用案例时，思考题可以帮助教师定位案例的使用范围和适用课程，并可以在这些思考题基础上融合案例内容与理论的讲授。一些受访者认为，教学目标和课堂计划并非案例中的必备要素，但他们也不否认教学目标和课堂计划在提供教师教学建议方面的作用。

**5. 部分案例模式值得借鉴**　大部分受访者认为，卫生应急管理教学案例的撰写模式并非要求千篇一律；一种好的文本模式应该能够有效地组织信息，更好地表述案例的内容。

### （五）应急管理案例体系的建设

本研究利用扎根理论的质性研究方法对访谈资料进行分析，得出了案例结构、素材（文学性）、实用性四个维度的评价指标（表 6-15）。

表 6-15　卫生应急管理教学案例评估体系

| 一级指标 | 二级指标 | 三级指标 |
| --- | --- | --- |
| 案例结构价值维度 | 案例题目<br>案例附录<br>事件正文<br>案例使用说明<br>案例摘要（引言）<br>案例总结（后续） | |
| 案例素材价值维度<br><br>_ | 典型性<br>素材收集完整性<br><br><br><br>是否第一手素材资料<br>素材真实性 | 同类事件本土化发生频次<br>与研究问题相关性<br>各时间点的行为动作<br>各应急部门处置工作<br>各应急发生过程 |
| 案例文学价值维度 | 案例叙述效果 | 表述用词规范性<br>思路脉络清晰性<br>语言生动，通俗易懂 |

续表

| 一级指标 | 二级指标 | 三级指标 |
|---|---|---|
| 案例文学价值维度 | 故事性 | 事件主人公的有无<br>是否有悬念埋伏<br>主体是否明确<br>按时间顺序 |
| | 案例趣味性 | |
| 案例实用价值维度 | 案例目的性<br>案例掩饰性 | |
| | 案例内容评价 | 内容与素材的一致性<br>案例编写者个人评论的有无<br>内容知识点广度<br>专业和管理属性的有无<br>内容的深入具体性 |
| | 案例启发性 | 理论知识和应急能力建设的可分析性<br>有关事件各方面的"声音"表述完整性<br>是否暴露问题<br>是否有经验可总结 |
| | 案例针对性 | 案例与实践的结合度<br>案例事件是否有分类<br>符合教学需求<br>符合培训对象需求 |

案例结构价值维度包含案例题目、附录、事件正文、使用说明、摘要、总结6个二级指标，它说明了案例编写的规范性结构，使我们在编写案例中有比较固定的逻辑框架，能够形成比较完备的案例。

案例素材价值维度包含典型性、资料收集完整性、是否第一手素材资料、素材真实性4个二级指标。案例素材是案例编写的前提与基础，教学案例不能凭空臆造，因此，案例素材对案例质量至关重要。

案例文学价值维度包含了案例叙述效果、故事性、趣味性3个二级指标。在访谈过程中，清华大学公共管理学院某教授提到，案例虽不是文学报告，但是要有一定的文学性，提高读者的阅读兴趣。所以，在提高案例文献价值后能够抓住读者或者培训者的兴趣，认真研读案例，从而改善案例教学效果。

案例实用价值维度包含了案例目的性、掩饰性、内容评价、启发性和针对性5个二级指标。案例的最主要目的是能够运用到案例教学过程中，启发学生的思维能力和决策能力。从访谈中可以发现，大多数专家能够认可的案例是实用性较好的案例，提高案例的实用性才能提高案例的质量。

研究进一步确立各价值维度上出现的参考点（编码单元）的数量和比例，描述性统计结果如表 6-16。

表 6-16　资料编码单元在各维度上的描述统计分析（$n=165$）

| 评价维度 | 参考点数量 | 占全部参考点比例（%） |
| --- | --- | --- |
| 案例结构价值维度 | 13 | 7.9 |
| 案例素材价值维度 | 44 | 26.7 |
| 案例文学价值维度 | 29 | 17.6 |
| 案例实用价值维度 | 51 | 31.0 |

四个评价维度中，案例实用价值维度被提到的次数最多，其次是素材价值维度和文学价值维度，提到次数最少的是案例结构价值维度，说明了案例实用性在案例教学过程中的重要性。同样，案例素材价值虽比实用价值提到的次数少，但素材是案例成功的基础与前提，其重要性仍不可低估（表 6-16）。

## 六、讨论和建议

### （一）内容—真实、典型

案例内容指案例说了什么事情。

本次研究着重针对案例内容的真实性、时效性、突发事件的分级分类等问题。

**1. 案例内容的真实性**　国内外大多数学者认为，案例是对管理困境的叙述。这个困境是真实的，一方面必须真实地描述而不能歪曲，另一方面事件必须是真实的，不能杜撰。突发公共事件的公共性决定了卫生应急管理案例的"知名度"，诸如"非典"、甲型 H1N1 流感、芦山地震等事件家喻户晓，其他一些四级事件在网络上也很容易得到证实。本次调查中，有九成以上的案例有真实的地名、人名等专有名词，大多案例有时间、大背景等信息，说明案例中的突发事件基本真实而非杜撰。当然，对于各个环节、各个细节的描述是否真实，难以调查证实。

**2. 案例的时效性**　时效性是指案例中突发事件应当是近几年发生的。调查结果显示（图 6-10），51.04% 的案例是五年以上的；而文献显示，三年或五年内发生的案例比较合适。如果案例比较陈旧，使用者对于当时的社会、经济、政治等大背景（有的学者称之为"间接背景"）可能会不熟悉，从而不利于案例讨论分析；有的案例过于陈旧，比如十年以前的案例，包含的借鉴价值或将大打折扣。因此，卫生应急管理教学案例的编写是不断持续的、不断更新的。

**3. 案例中突发事件的分级分类情况**　四大类突发事件中，突发公共卫生事件所占比例大于 90％；而突发公共卫生事件中，传染病、中毒、不明原因群体疾病、其他严重影响公众健康事件等几类分布比较均匀。其实，各类突发事件的比重多少应该根据需要而定。案例编写者在案例编写之前要做好案例需求调查，确定各类案例的需求。

**4. 案例信息的详细程度**　信息是卫生应急管理的依据，是做出正确分析决策的基础。突发事件具有突发性、不确定性等特点，因此，卫生应急管理者需要应对信息不完整、不及时、不可靠等管理困境。案例需要如实描述这些困境。所谓"详细"，是指围绕主题，按照时间顺序，将各个时点上的相关事件和决策活动有序描述，既不能打折扣，也不能将后来"已知"的写入到先前的"未知"。对于海量信息，要以原始信息为主，对引用的信息一般不考虑。要使用多种证据来源，即针对某一问题可以寻找到相互印证的资料，避免混入不准确信息。

调查中显示（表 6-13），管理权责、时间点、应急处理的基本经过等信息已经基本描述清楚。但是，部分受访谈者表示，目前的案例描述不够详细、应急管理的决策活动描写过于笼统，比如，只说召开了会议，而不说关键会议如何召开、会议决策是怎样的过程和依据等，没有完整地给读者回放管理过程。

因此，笔者建议，一个案例应该围绕某一个主题，广泛收集信息，依据时间顺序，详细描述关键的应急管理活动，使读者有身临其境的感觉。

此外，文献研究和访谈显示，案例内容要具有典型性，突发事件和卫生应急管理应对要能够具有较大范围的普适性。由于案例的典型性难以用比较客观的指标评价，因此，本研究未能针对此项调查。

## （二）结构——完整、规范

案例的结构是案例的基本组成要素的有机集合，应当具有完整性。根据大多数学者的看法，教学案例一般由案例文本和案例的使用说明组成。案例文本部分按行文顺序，分别是标题、篇首注释、摘要、正文、附件 5 个部分。其中篇首注释相当于案例的名片，说明案例的作者、版权等问题。附件是不必要写入正文的但又与案例相关的材料，是案例分析的备用资料。案例的使用说明相当于产品使用说明书，教师在选择案例时，能从案例使用说明里知道案例的适用对象、适用课程、案例问题、案例分析。有的案例甚至包括案例使用建议，即说明案例教学的课时安排、课堂组织形式等内容。

调查结果显示（表 6-11），出版的卫生应急管理案例结构不完整，第一，案例文本部分不完整，绝大多数案例没有篇首注释和摘要。此外，据不完全统计，参与调查的案例基本没有附件。第二，几乎没有案例使用说明。

这些问题影响案例的教学适用性。案例附件缺乏，一方面可能会造成案例正文部分臃肿，一方面可能会使案例信息过于简单，总之会影响案例的讨论和分析。使用说明的缺失、没有参考性问题或没有案例分析等，不利于教师选择案例，不利于案例教学的推广。尤其要指出的是，目前调查的案例大多习惯性的以先叙后论甚至夹叙夹议的方式来写，而没有把案例分析单独拿出来。对于长篇案例而言，摘要很有必要，它能够快速而简要地告诉读者案例说了什么，有助于教师更快地选择合适的案例。

少数受访谈者表示，案例结构是形式问题，不用拘泥于某一种特定的结构。但笔者认为，除了标题、正文外，案例应当具备必要的附件，至少包括案例问题、案例分析的使用说明。

### （三）案例的描述—客观性、趣味性

**1. 表述的客观性**  文献研究和访谈结果显示，案例是真实管理困境的再现，是一种白描，即案例表述过程中，不宜有案例作者的褒贬之词。案例编写者应该以中立的态度，叙而不论，客观表述。案例开发、案例教学过程实际上就是一部电影的拍摄和上映过程。调查显示（表 6-14），72％的案例是夹叙夹议，或者先叙后论，总之难改"论"的毛病。案例是讨论的材料，是为学员提供"是什么"的信息，而不是提供"应是什么"的信息，不需要作者的一家之言，否则与理论学习有什么差异？当然，案例可不可以写议论呢？答案是肯定的。案例可以记叙当时媒体、公众等方面的议论。作者的议论也是可以的，但应该放入案例使用说明的案例分析中去。

**2. 表述的趣味性**  白描不是报告，不是信息的杂乱堆积，而是作者能够有序地将信息用一个故事串起来，这样的案例才会引人入胜，受学员欢迎。调查结果显示（表 6-12），目前的案例缺乏故事性，缺乏主人公，缺乏故事情节，案例难以形成一个比较完整的故事。这样的案例枯燥无味。为了提高案例的可读性，可以适当使用时间结构、叙述结构和说明结构来安排各种事件的顺序，以展开案例故事情节。

总之，针对表述既要中立客观又要诙谐有趣这一对矛盾，案例编写者应该以事实为依据，以客观为前提，采取设置悬念、烘托气氛的故事性描述的方式，尤其是应急管理案例，案例编写者应该利用突发事件的不确定性、突发性、时间的急迫性等特点，提升案例的趣味性。

### （四）案例教学适用性—讨论价值、使用说明

教学案例的价值就是服务教学，案例的教学适用性主要是指案例能够用于课堂讨论。与此同时，为了更好地服务教学和促进案例教学的推广，教学案例在结构上应该具有使用说明等。

讨论是针对某一个问题、某一个矛盾有所争议，各方对解决方案有不同的评

价。因此，案例必须围绕某一个焦点、某一个问题集中体现卫生应急管理的困境。然而，目前的案例大多"记功"而不"记过"，调查的案例以成功型卫生应急管理为主（图 6-9）。仅 13.5％ 的案例针对应急管理的问题提及了多方意见。虽然，成功型案例和失败型案例并非决定案例讨论价值的大小，但是，很多成功型案例并来将"成功"的"英雄事迹"详细说明，读者难以知道为什么"成功"。

案例编写者面对一些争议性问题的确比较为难。卫生应急管理涉及公共部门，利益关系复杂，因此，相关部门并不愿意将一些问题暴露。但是，受访者认为这是可以规避的，比如可以将社会公众、媒体等评论披露写入，即是"借"人之口来写。

此外，教学案例应该有使用说明，这也是教学案例的特点。

## （五）其他建议

在访谈过程中，很多受访者提到卫生应急管理案例应该贴近工作实际，应该具有较强的应用性和实用性。目前在管理类教学案例的相关研究中，不少学者提到推进案例开发的建议：应该利用学员实践经验挖掘素材组织编写案例；通过文件法、访谈法、观察法等加快素材收集，培训机构之间应建立案例共享机制，合理优化和共享资源；筹建案例库等。

# 参考文献

[1] 宁骚. 公共管理学类学科的案例研究、案例教学与案例写作 [J]. 新视野，2006，(1)：34-36.

[2] 王春城，刘玉芝. 公共管理教学案例的功能类型与应用策略 [J]. 石家庄学院学报，2012，14 (4)：106-109.

[3] 于鸣，岳占仁. 本土管理案例的再出发 [J]. 管理案例研究与评论，2012，5 (1)：65-68.

[4] 陆林. 高职专业课教学案例编写的若干问题及应对措施 [J]. 广西广播电视大学学报，2009，20 (3)：93-96.

[5] 张时间. 中国企业管理教学案例 1000 改制工程 [J]. 管理科学文摘，2001 (10)：35.

[6] 任明川. 哈佛案例教学的"形"与"神" [J]. 中国大学教育，2008，(4)：91-92.

[7] 中华人民共和国国家卫生和计划生育委员会. 卫生部办公厅关于印发《全国卫生应急工作培训大纲（2011-2015 年）》的通知 [EB/OL]. (2011·11·21) [2013-4-25]. http：//www. moh. gov. cn/mohwsyjbgs/s3581/201111/53496. shtml.

[8] 李香蕊，关丽征，王亚东，等. 卫生应急管理人员培训方式的需求分析 [J]. 中华疾病控制杂志，2011，15 (11)：923-926.

[9] 宁宁，吴群红，李斌，等. 黑龙江省疾病预防控制机构人员应急培训现状调查与分析 [J]. 中国卫生经济，2008，27 (9)：66-69.

[10] 薛澜，王郅强，彭宗超，等. 我国应急管理人才培训体系的现状与发展 [J]. 社会科学家，2011，(9)：101-105.

[11] 王淑娟，马晓蕾. 我国管理类教学案例撰写的现状分析—首届"百篇优秀教学案例评选"活动综述 [J]. 管理案例研究与评论，2010，03 (4)：266-272.

[12] 史美兰. 体会哈佛案例教学 [J]. 国家行政学院学报，2005，2：84-86.

[13] 杨光富，张宏菊. 案例教学：从哈佛走向世界——案例教学发展历史研究 [J]. 外国中小学教育，2008，(6)：1-5.

[14] 张家军，靳玉乐. 论案例教学的本质与特点 [J]. 中国教育学刊，2004，(1)：48-50.

[15] 乜标，任志敏. MBA 本土化案例开发途径探索与实践 [J]. 教育与职业，2010 (29)：141-143.

[16] 余凯成. 管理案例学 [M]. 成都：四川人民出版社，1987.

[17] 郑绍钰，杨开放，程艳妙. 军事案例编写的思考与实践 [J] 继续教育，2009，(8)：57-59.

[18] 梁周敏. 案例编写与案例教学 [M]. 郑州：河南人民出版社，2007.

[19] 陈德智. 管理案例编写与教学 [M]. 上海：上海交通大学出版社，2005.

[20] Michiel R. Leenders·著，赵向阳，黄磊．译毅伟商学院案例写作（第 4 版）［M］．北京：北京师范大学出版社，2011.

[21] 张丽华，管理案例教学法［M］．大连：大连理工大学出版社，2000.

[22] 冯丽云．营销案例的编写与分析［M］．北京：经济管理出版社，2003-7-1.

[23] 小劳伦斯·E. 列恩．公共管理案例教学指南［M］．郄少健，岳修龙，张建川等，译．北京：中国人民大学出版社，2001.

[24] 聂清德．体育市场营销案例编写研究［J］．体育成人教育学刊，2012，28（3）：79-80.

[25] 赵晓燕．课堂教学案例开发的思考和实践［J］．防灾技术高等专科学校学报，2005，7（1）：102-103.

[26] Andrews. The case Method of Teaching Human Relation and Administration. Harvard University Press，1953.

[27] Malcolm P. McNair and Anita C. Hersum. The case method at the Harvard Business School. McGraw-Hill Book Company，1954.

[28] Christensen CR，Hansen AJ. Teaching and the Case Method［M］. Boston：Harvard Business School，1987.

[29] 朱敏洁，朱文华，倪祖敏，等．案例教学在培养公共卫生专业人才的应用［J］．浙江预防医学，2005，17（6）：66-67.

[30] 许进杰．案例教学法在西方经济学教学中的运用［J］．玉林师范学院学报，2011，32（4）：115-117.

[31] 王光昶，张建炜，陈涛，等．案例教学法在医学物理学教学中的应用［J］．西北医学教育，2008，16（6）：1136-1138.

[32] 冯华艳．案例教学法的具体实施［J］．决策探索月刊，2011，（20）：51-52.

[33] Stolovitch HD，Keeps EJ. Selecting and writing case studies for improving human performance［J］. Performance Impruvement Quarterly，1991，4（1）：43-54.

[34] 李玉军，付英梅，谷鸿喜，等．医学微生物学教学案例的编写及应用体会［J］．基础医学教育，2009，11（4）：399-401．

[35] 戴泰．参与式案例教学中的案例写作——以公共管理学科为例［J］．华南师范大学学报（社会科学版），2008，（4）：145-147.

[36] 殷枫，张晓岚．《基础会计学》案例编写的几点思考［J］．中国农业会计，2009，9：23.

[37] 黄梅．建构主义教学观指导下的教学案例编写探讨［J］．卫生职业教育，2009，27（12）：52-53.

[38] 张晓明．浅谈公共事业管理学课程教学案例的选择与设计［J］．法制与社会，2013，3：228-229.

[39] 梁朝晖．关于投资学案例选取和编写方法的探讨［J］．北方经贸，2009，7：143-144.

[40] 颜海娜，聂勇浩．案例教学中的案例选择与编写——以"行政案例分析"教学为例［J］．行政论坛，2012，19（2）：87-91.

[41] 王淑娟，王晓天．管理案例教学中案例难度适用性的实证研究［J］．管理案例研究

与评论，2008，1（2）：83-88.

[42] 李亚南. 浅析案例编写在案例教学法中的注意事项 [J]. 新一代（下半月），2012（4）：168-169.

[43] 孙翠玲. 师范生信息技术培养中教学案例的开发 [J]. 现代教育技术，2009，19（10）：130-133.

[44] 邵培基，邵云飞. IT-MBA 与案例教学研究 [J]. 电子科技大学学报（社会科学版），2004，6（2）：96-100.

[45] 王迎吉. 教育活动中的案例运用 [J]. 周口师范学院学报，2003，20（6）：103-105.

[46] 范守智. 国际贸易教学案例编写方法探讨 [J]. 重庆科技学院学报（社会科学版），2009，1：214-215.

[47] 罗伯特·K. 周海涛，译. 案例研究：设计与方法 [M]. 重庆：重庆大学出版社，2004. 86-95.

[48] 陈丹. 《市场营销学》课程教学案例选编的探讨 [J]. 天津电大学报，2010，14（1）：27-29.

[49] 鄢游华. 管理学案例教学与案例编写 [J]. 景德镇高专学报，2005，20（3）：84-85.

[50] 史美兰. 案例教学应成为公务员能力培训的重要途径——哈佛和 ENA 案例教学有感 [J]. 中国行政管理，2006，7：70-71.

[51] 张婷婷. 我国教育类课程的案例开发现状 [J]. 四川教育学院学报，2012，28（5）：10-13.

[52] 宋联江. 以军事案例教学为抓手推动任职教育深化发展 [J]. 军队政工理论研究，2011，12（3）：104-106.